全生命周期健康管理丛书

总 主 编　樊金荣
副总主编　赵绵松　梁建涛

快乐成长

主编
陆海燕　陆雅萍

科学技术文献出版社
SCIENTIFIC AND TECHNICAL DOCUMENTATION PRESS

·北京·

图书在版编目（CIP）数据

快乐成长 / 陆海燕，陆雅萍主编. —北京：科学技术文献出版社，2024.1
（全生命周期健康管理丛书 / 樊金荣总主编）
ISBN 978-7-5235-0888-6

Ⅰ.①快… Ⅱ.①陆… ②陆… Ⅲ.①青少年—保健—研究 Ⅳ.① R179

中国国家版本馆 CIP 数据核字（2023）第 206311 号

快乐成长

策划编辑：王黛君　　责任编辑：吕海茹　　责任校对：张吲哚　　责任出版：张志平

出　版　者	科学技术文献出版社
地　　　址	北京市复兴路15号　邮编 100038
编　务　部	（010）58882938，58882087（传真）
发　行　部	（010）58882905，58882870
邮　购　部	（010）58882873
官 方 网 址	www.stdp.com.cn
发　行　者	科学技术文献出版社发行　全国各地新华书店经销
印　刷　者	北京地大彩印有限公司
版　　　次	2024 年 1 月第 1 版　2024 年 1 月第 1 次印刷
开　　　本	710×1000　1/16
字　　　数	297千
印　　　张	18.5
书　　　号	ISBN 978-7-5235-0888-6
定　　　价	49.80元

丛书编委会

总 主 编　樊金荣

副总主编　赵绵松　梁建涛

本书编委会

主　　编　陆海燕　陆雅萍

副 主 编　范三丽　刘　玲　王海丽　王小军

编　　委（按姓氏拼音排序）

　　　　　郭　静　冀煌龙　康　慧　李　莉　李　敏　李春花

　　　　　刘晓琴　任晓娟　孙　帅　王　萌　张　涛　张小红

前　言

"十三五"期间国家提出了《"健康中国 2030"规划纲要》以及健康中国战略，旨在推进健康中国建设，提高人民健康水平。习近平总书记说"人民的幸福生活，一个最重要的指标就是健康。健康是 1，其他的都是后边的 0，1 没有了什么都没有了"。当下，我们比以往任何时代都更加渴望而且更有机会追求全身心的健康，可是，我们却在忙碌的生活中常常忽略了它，总认为健康是明天的事。

人的生命就像奔腾不息的黄河，如果我们不加保护，破坏了上游、中游的生态，大量的泥沙都沉积在下游，形成地上悬河，就会威胁健康，甚至威胁生命安全。目前，我国居民的健康管理意识亟待加强。生命的"上游"——儿童青少年，某些健康问题已不容乐观，初中阶段青少年近视率高达 71%，6 ～ 17 岁的儿童青少年超重肥胖接近 20%、精神障碍总患病率约 17.5%。而生命的"中游""下游"也凸显出一些健康危机。随着生活水平的快速提升以及生活方式的不节制，心脑血管病、糖尿病越来越年轻化。2008 年，我国住院率为 8.7%。到了 2021 年，我国居民年住院率已高达 17.5%。我国高血压患者 2.45 亿，糖尿病患者 1.41 亿，每年新增恶性肿瘤患者 450 万左右，我国慢性病发病率是亚洲某发达国家的 75 倍。2021 年，我国人均医疗费用已达 5348 元。

2019 年，国家卫生健康委在全国 800 个县（区、市）启动了县域紧密型医共体试点工作，县域作为国家治理的基本单元，各种医疗卫生要素齐全，但医疗资源分散，竞争激烈，医防难以全面形成合力。所以，推进县、乡、村医疗卫生一体化管理，建立医防协同新机制，实现医防融合，践行"以人民健康为中心"的目标，成为县域紧密型医共体的核心价值。介休市作为县域紧密型医共体试点之一，通过整合医疗资源、推进分级诊疗、用信息化为乡村医疗赋能等措施，连续 3 年实现县域本土内住院率 90% 以上（百姓看病不用跨县、跨省），基本解决了百姓看病难、看病贵的难题。同时，"不治已病治未病"，我们转身把精力投向了基本公共卫生，尤其是疾病预防和健康教育，努力让人民少得病、不得病。

2021 年，介休市被国家卫生健康委遴选为全国基层卫生健康综合试验区，如何打造一个适合中国国情的健康管理模式，成为我们创新的目标。我们把县级医院的医生、乡村医生都动员起来，组建家庭医生库签约团队；把护士培训成健康管理师，发挥管理员的作用，共同为基层老百姓的健康保驾护航，成为每个家庭全生命周期的守护者。我们组织医护人员，定期到乡村为百姓义诊，乡村小路蜿蜒，一位同行的出版社老师形容我们"已将健康管理下沉到无路可走"。

普及健康知识，参与健康行动，提供健康保障，延长健康寿命，是每一位医务工作者的使命。为了提高百姓的健康素养，让县级医院医生的专业特点和乡村医生基础薄弱的现实生动融合，更好地发挥全科医生的水平，早期及时识别各年龄段不同的疾病，我们萌生了出版"全生命周期健康管理丛书"的想法并积极付诸实践。

本丛书以健康中国战略为出发点，以"2030 人人健康"为目标，关注人的全生命周期，关爱生命个体从孕育到从容老去的各个阶段。本丛书分为四册，分别是《生命早期 1000 天》《快乐成长》《健康相伴》《从容变老》，涵盖了生命的全过程，由介休市医疗集团组织市、省、国家级专家编写。本丛书旨在为基层医者提供医疗信息和技术支持，为普通百姓提供疾病防治的医学知识。

我们从开始编写到出版经历了一年多的时间，多次开展线下、线上研讨会，结合当地门诊、住院患者的疾病谱，了解收集民众的健康需求，最终以一问一答的形式呈现给读者。本丛书得以顺利出版，感谢出版社编辑的建言献策和认真细致的工作。本丛书在反复修改和审校的过程中，还得到了樊代明院士的悉心指导和推介，在此深表感谢。

樊金荣

推荐序

樊金荣院长邀我作序，有三方面原因。一是我和他有两面之缘：第一次是在介休市的"西京消化病医院介休整合医学中心"的授牌仪式上，我在上面讲，他在下面听；第二次是在天津，他在上面汇报，我在下面点评，我对介休市紧密型医共体的建设成效印象深刻。二是全生命周期健康管理的理念，是我所倡导的整合医学要义的一部分。三是这套丛书以一问一答的形式，针对生命不同阶段需要关注的疾病和健康问题进行解答，通俗易懂，其专业性可以作为一般医生普及全科医学知识的读物，其科普性适宜普通民众。

全生命周期包括了人类胚胎、儿童、青少年、成年、老年等人生的各个阶段，由于生命不同阶段生理机能的不同，疾病谱和健康管理的重点自然也有所不同。生命过程犹如一个接一个的齿轮在传动，相互联系、互为因果，也恰似飞机从起飞到降落，中间不能停顿，只有做好了前一个生命阶段的健康管理，才能为下一个阶段的健康发展提供良好保障。

全生命周期健康管理是从时间的维度，用整合医学的思维进行健康管理，构建更全面、更系统、更合理、更符合自然规律、更适合人体健康维护、更有利于疾病防控的新的医学体系。作为国内首套医院牵头策划、统筹、组稿的聚焦全生命周期健康管理的科普丛书，我愿意推荐给基层医务工作者、民众和其他读者。

是为序。

樊代明

中国工程院院士

世界整合医学会名誉主席

美国医学科学院外籍院士

法国医学科学院外籍院士

自 序

《成长快乐》是"全生命周期健康管理系列丛书"第二册，针对的年龄跨度从婴幼儿期到青春期。

本书力求向读者全面地介绍从婴幼儿期到青春期这一年龄段的多发病、常见病。全书共分十二章，分别介绍了小儿常见的传染病、消化系统疾病、呼吸系统疾病、心脏系统疾病、泌尿系统疾病、血液系统疾病、神经系统疾病、内分泌疾病、风湿性疾病、行为发育异常及情绪管理、眼部疾病、耳鼻喉及口腔疾病。

从婴幼儿期到青春期这一阶段涉及的疾病种类繁多，很难一一罗列，所以每一章我们结合介休市门诊、住院疾病谱选取了几种常见且有代表性的疾病。对选出的每种疾病，就患者和普通大众关注度高的内容提炼出相关问题，问题涉及疾病病因、发病机制、临床表现、辅助检查、诊断依据、鉴别诊断、治疗、预防及保健等方方面面。针对提出的问题，我们尽可能采用简洁明了、通俗易懂的语言给予解答。

本书编委均是多年从事临床工作的儿科专业医师、口腔科医师、耳鼻喉科医师及眼科医师，既有扎实的理论基础，同时有着丰富的临床经验。全书内容偏重临床实践，主要围绕具体临床问题，既具有科学性，又兼具科普性，比较接地气。

本书采用一问一答形式，内容深入浅出，不仅适合低年资卫生人员、基层卫生人员及全科医师阅读，也适合普通大众阅读，是一本普通老百姓读得懂的疾病科普宣传读物。

医学既是一个实践学科，又是一个理念不断更新的学科。本书汇聚了很多从婴幼儿期到青春期涉及的大家比较关注的问题，我们进行了针对性的阐述、分享，力求给出现阶段最好的答案，希望做好这场医学知识接力的火炬手。本书旨在给大家提供一些参考，遇到具体情况还需结合当时状况做出判断，必要时建议与专业医师进行沟通交流。

由于编委人员知识水平所限，本书可能存在一定不足及缺陷，希望大家不吝批评、指正。

陆海燕

目　录
Contents

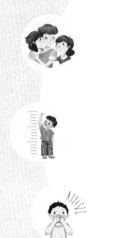

▶▶▶ 第一章

小儿常见
传染性疾病

第一节　幼儿急疹

Q: 什么是幼儿急疹？

幼儿急疹（ES）又称婴儿玫瑰疹，是一种婴幼儿时期的急性出疹性传染病。主要病原体为人类疱疹病毒6型（HHV-6）。其他病原体包括人类疱疹病毒7型（HHV-7）、肠道病毒、腺病毒、副流感病毒。本病多见于6～18个月小儿，90%的病例见于2岁以下小儿，男女发病率相似；3岁以后少见，全年均可发病。这是因为6个月内的小婴儿从母体接收的抗体可以保护他们免于被许多病毒感染，但这种从母体获得的免疫力，6个月后会随着时间的推移而减弱。

Q: 幼儿急疹有哪些典型症状？

幼儿急疹临床表现大致分以下几期：①感染初期：症状不易察觉，通常需要7～15天潜伏期，平均10天左右。②发热期：突起高热，体温39～40℃，持续3～5天，可伴有惊厥。咽部充血，颈部、耳后、枕部浅表淋巴结轻度肿大，流涕，咳嗽及轻微腹泻，全身症状轻。③出疹期：发热3～5天体温骤退，在24小时内体温降至正常，同时出现皮疹，热退疹出是幼儿急疹非常典型的疾病表现。皮疹呈红色斑疹或斑丘疹，很少融合，主要见于面颈部、躯干，可蔓延至四肢近端。皮疹于1～3天消退，无色素沉着，无脱皮。无须特殊处理可自行消退。

Q: 临床医生如何诊断幼儿急疹？

临床医生可以通过发病年龄、发热时限、皮疹特点诊断幼儿急疹。幼儿急疹为回顾性诊断，确诊之前只能依靠临床症状怀疑该病，有经验的医生会建议观察等待。但该病要注意与麻疹等出疹性疾病鉴别，这些疾病均可以表现为发热、前囟膨隆的颅内感染及其他感染性症状。化验血常规，病初白细胞计数增加，中性粒细胞占优势，病后第 2 天白细胞总数下降，淋巴细胞相对增高，部分可出现中性粒细胞减少甚至缺乏。

Q: 幼儿急疹如何治疗？会复发吗？

幼儿急诊无须特殊治疗，主要是对症治疗。高热时给予物理降温或布洛芬、对乙酰氨基酚退热治疗，伴有惊厥者镇静止痉，给予充足的水分。对免疫缺陷患者或者严重的病例，医生需根据具体情况酌情用药，出疹后伴有痒感的患者，可外用炉甘石洗剂。出疹后应注意休息、多饮水，尽量少抓挠，防止交叉感染。幼儿第 1 次急疹后产生了一定免疫，一般不会复发。

第二节　手足口病

Q: 什么是手足口病?

手足口病是由多种肠道病毒引起的发热出疹性疾病,具有传染性,容易出现暴发及短期内较大范围流行。多见于婴幼儿,大多数患儿症状轻微,个别重症患儿病情进展快,可发生死亡。因为皮疹出现在手、脚、皮肤和口腔黏膜,故称作手足口病。全年均可发病,主要好发于每年 4 ～ 7 月。

Q: 手足口病的病原体及流行特点是什么?

引发手足口病的肠道病毒有 20 多种,其中以肠道病毒 71 型(EV-71)和柯萨奇病毒 A16 型(COX-A16)最为常见,发病人群以 5 岁以下儿童为主,同一儿童可因感染不同血清型的肠道病毒而多次发病。由于病毒的传染性强,常常引起流行。人类是已知的人肠道病毒的唯一宿主。手足口病患者和隐性感染者均为传染源,主要通过粪-口途径传播,亦可经接触患者呼吸道分泌物、疱疹液及污染的物品而感染,人群对手足口病普遍易感。我国于 2008 年将手足口病纳入法定报告的丙类传染病。

Q: 手足口病普通病例有什么表现?

急性起病,发热、厌食、流涎、口腔黏膜出现散在疱疹或溃疡,位于舌、颊黏膜及硬腭等处为多,也可波及软腭、牙龈、扁桃体和咽部。手、足、臀部、腿部出现斑丘疹,后转为疱疹,疱疹周围可有炎性红晕,疱内液体较少,不透明,略显混浊,疱疹多分布于指(趾)间,手(脚)掌背部。头面部少见,消退后不留痕迹,无色素沉着,预后良好。

Q: 手足口病的相关检查是什么？

常规检查：末梢血白细胞数减低或正常，重症患者白细胞计数明显升高，C反应蛋白一般可升高；尿、便一般无异常。

可将咽拭子或粪便标本送至实验室检测病毒，检测出阳性或分离出肠道病毒即可确诊。

Q: 普通手足口病如何治疗？

本病如无并发症，预后一般良好，多在1周内痊愈，主要为对症治疗。重症病例要密切观察病情变化，进行必要的辅助检查，有针对性地做好救治工作。患者需做好皮肤护理，避免感染。可服用抗病毒药物及清热解毒中草药，补充维生素B、维生素C等。

Q: 如何预防手足口病？

1. 接种手足口病灭活疫苗（我国研发的疫苗尚缺乏有效的免疫持久性，未纳入儿童计划免疫）。

2. 本病流行期间，不宜带儿童到人群密集，空气流通差的场所。

3. 儿童出现相关症状，及时就医，轻症宜居家隔离以减少交叉感染。

4. 托幼机构履行每日晨检，对儿童所用物品进行消毒清洁。

5. 出现多数病例，有关部门要采取疫情控制措施。

Q: 手足口病重症病例有什么表现？

少数手足口病病例（尤其是<3岁的患儿）病情进展快，短期内会出现如下症状。

1. 持续高热不退。

2. 精神差，呕吐易惊，肢体抖动、无力。

3. 呼吸心率增快。

4. 出冷汗，末梢循环不良。

5. 升高的血压会降低。

6. 外周血白细胞计数，血小板计数明显增多。此类患者来势凶险，病情危重可致死亡，存活者可留有后遗症。

Q: 手足口病会传染成人吗？

手足口病人群普遍易感，各年龄组儿童均会发病，但多见于学龄前儿童，尤其是 3 岁以下婴幼儿。成年人一般不会感染手足口病，但是可以携带病毒，成为传染源，由于没有症状不易发现，很容易造成疾病扩散及流行。建议接触手足口病患儿的成人再接触或照顾较小的婴幼儿时，一定要做好隔离和卫生工作。

第三节　　水痘

Q: 水痘是什么？与带状疱疹有关吗？

　　水痘是由水痘–带状疱疹病毒（VZV）引起的具有高度传染性的儿童期出疹性疾病，经过飞沫或接触传染，在全世界范围内都有传播。其临床特点为皮肤黏膜相继出现和同时存在斑疹、丘疹、疱疹和结痂等各类皮疹，呈向心性分布。与带状疱疹为同一病毒所引起的两种不同表现的临床病症，水痘为原发感染，感染后可获得持久免疫力，病毒可长期潜伏在人体脊神经后根和颅神经的感觉神经节细胞内，当机体免疫力降低时，病毒被激活，即可引起带状疱疹（为复发感染），多发生于老年人。所以，水痘多见于儿童，带状疱疹多见于成人。

Q: 水痘是如何传染的？传染期是多久？结痂后还会传染吗？

　　水痘患者为本病的唯一传染源。该病传染性极强，人群普遍易感，水痘–带状疱疹病毒存活于患者疱疹的疱浆、血液及口腔分泌物中，通过呼吸道飞沫或直接接触感染者的皮肤损伤处传播。出疹前 1 ~ 2 天至病损结痂为传染期，共 7 ~ 8 天。水痘全部结痂后无传染性，该病毒在体外抵抗力弱，对热、酸和各种有机溶剂敏感，不能在痂皮中存活。

Q: 典型水痘的临床表现和皮疹特点是什么？

　　出疹前可出现前驱症状，如发热、不适和厌食等。24 ~ 48 小时出现皮疹。皮疹特点：①首发于头、面和躯干受压部位，继而扩展到四肢，末端稀少，呈向心性分布。②最初的皮疹为红色斑疹和丘疹，继之变为透明饱满的水疱，24 小时后水疱混浊并中央凹陷，水疱易破溃，2 ~ 3 天迅速结痂。③皮疹陆续分批出现，伴明显痒感，在疾病高峰期可见到斑疹、丘疹、疱疹和结痂同时存在。④黏膜皮疹还可出现在口腔、眼结膜、生殖器等处，易破溃形成浅溃疡。水痘为自限性疾病，疾病到一定阶段，皮疹会自然结痂、脱落（无传染性），水痘便会痊愈。

Q: 重症水痘的临床表现是什么？有哪些并发症？

重症水痘多发生在恶性疾病或免疫功能低下患儿，也称"进行性播散性水痘"。其临床表现为持续高热和全身中毒症状明显，皮疹多且易融合成大疱型或呈出血性，可继发感染或伴血小板减少而发生暴发性紫癜。重症水痘最常见并发症为皮肤继发感染，如脓疱疮、丹毒、蜂窝织炎，甚至由此导致脓毒症等；约 30% 重症水痘病例病毒可感染播散至各个脏器，可发生水痘肺炎、肝炎、脑炎、胰腺炎等，尤以肺炎最为严重。

Q: 临床医生如何诊断水痘？确诊需要做哪些相关检查？

典型水痘临床诊断不困难，根据皮疹特点即可确诊。对非典型病例可选用实验室检查帮助确诊。

患水痘时血常规检查多表现为白细胞总数正常或稍低。确诊可做下列检查。

1. 疱疹刮片：刮取新鲜疱疹基底组织和疱疹液涂片，瑞氏染色见多核巨细胞；苏木精 – 伊红染色可查到细胞核内包涵体。亦可取疱疹液直接荧光抗体染色查病毒抗原，简捷有效。

2. 病毒分离：取水痘疱疹液、咽部分泌物或血液进行病毒培养分离。

3. 血清学检查：血清水痘病毒特异性 IgM 抗体检测，可帮助早期诊断；双份血清特异性 IgG 抗体滴度 4 倍以上增高也有助诊断。

Q: 患水痘日常管理需要注意什么？

水痘传染性极强，应隔离管理，加强护理。患者咳嗽、打喷嚏时，应以手帕或上臂遮掩口鼻；患者应修剪指甲，避免因抓破水疱而提高传染概率；勤洗手，避免病毒残留；被患者水疱污染过的用具等采用日晒或煮沸等方式消毒。皮肤瘙痒可口服抗组胺药，若疱疹未破裂可局部涂擦炉甘石洗剂止痒；疱疹破裂可使用抗生素软膏涂抹。

Q: 水痘选用什么药物？如何治疗？

阿昔洛韦及其衍生物是目前治疗水痘的首选药物，应尽早使用。同时早期使用：α – 干扰素能较快抑制皮疹发展，加速病情恢复。肌注维生素 B_{12} 有缩短病程的作用。一般忌用糖皮质激（可导致病毒扩散）和阿司匹林（有诱导 Reye 综合征的风险）。继发细菌感染时应给予抗生素治疗。还可服用小儿豉翘清热颗粒、双黄连口服液、黄栀花口服液等清热解毒剂协助治疗。

Q: 水痘怎么预防？预后怎样？

对于水痘的预防，最有效的方式是接种水痘疫苗。

儿童水痘预后一般良好，但 T 细胞免疫功能缺陷患者（如淋巴细胞性恶性疾病）、接受皮质类固醇治疗或化疗患者预后严重，甚至可致命。

第四节 百日咳

Q: 百日咳是什么病?

百日咳是由百日咳鲍特菌引起的急性呼吸道传染病，其特征为阵发性、痉挛性咳嗽，咳嗽末伴有深长的鸡鸣样吸气性吼声，病程长达 2 ~ 3 个月，故称为"百日咳"。患者发病前 1 ~ 3 周有与百日咳患者接触史。百日咳患者是唯一的传染源。该病主要通过飞沫传播，发病在冬、春季较多。6 岁以下小儿易感染，新生儿无被动免疫也可患病。虽然在三联疫苗（百白破）列为我国计划免疫之后，发病率已明显降低，但近年由于成人隐性感染，易传染给婴幼儿，所以发病率还有一定增加。

Q: 百日咳有哪些典型的临床表现?

本病主要表现为阵发性、痉挛性咳嗽以及咳嗽末伴有鸡鸣样吸气性的吼声，典型病例病程长，临床可分为三期。①卡他期，从发病至阵发性、痉挛性咳嗽的出现，表现为低热、流涕、乏力，起初为单咳，随后咳嗽加重，夜间明显，此时传染性最强，若及时治疗，能有效控制病情。②痉咳期，主要症状为特征性的阵发性、痉挛性咳嗽，持续 2 ~ 6 周或更长，发作时连续咳嗽 10 多声至 20 ~ 30 声，短促的咳嗽继而出现深长的吸气，吸气时发出鸡鸣样的吼声，痉挛性咳嗽频繁时可出现颜面水肿，球结膜下出血，鼻出血，痉咳时舌外伸可引起舌系带溃疡，症状反复发作，患儿出现表情痛苦，面红耳赤，部分患者颈静脉怒张，可导致大小便失禁。小婴儿由于声门较小，无典型痉咳，往往咳嗽几声后可发生窒息、发绀，甚至惊厥，如抢救不及时可致死亡。③恢复期，阵咳次数减少，咳嗽减轻并逐渐消失。一般持续 2 ~ 3 周转痊愈，若并发肺炎、肺不张可迁延不愈持续数月。

Q: 诊断百日咳需做哪些检查？

1. 血常规检查：卡他期末期和痉咳期，白细胞总数升高至（$20×10^9$）~（$50×10^9$）/L，淋巴细胞可高达 0.60 ~ 0.80（60% ~ 80%），但无幼稚淋巴细胞。

2. 聚合酶链反应（PCR）：检测患者鼻咽分泌物的百日咳鲍特菌 DNA，具有快速、敏感、特异的价值。

3. 细菌培养：取鼻咽分泌物，进行百日咳鲍特菌培养，卡他期阳性率高。

4. 血清学检查：主要用于回顾性诊断和流行病学研究。在无并发症的百日咳患者中，胸片检查可能正常或者轻度异常。

Q: 百日咳需要和哪些疾病鉴别？

百日咳常与肺门淋巴结核、支气管炎、支气管肺炎、支气管异物相鉴别。以上疾病临床症状均可有痉咳，但均无咳嗽末鸡鸣样回声。肺门淋巴结核起病慢，红细胞沉降率快，结核菌素试验（PPD）阳性，肺部 X 线检查有结核病灶。支气管炎、肺炎可伴有发热，咳嗽，痰喘，气促等症状，肺部有固定的干湿啰音，胸部 X 线有炎性改变。支气管异物有异物吸入史，突发阵发性呛咳，X 线检查可见纵隔摆动，阶段性肺不张，支气管镜可以确诊。

Q: 确诊百日咳后该如何治疗？

1. 一般治疗：按呼吸道传染病进行隔离，保持室内安静、空气流通。鼓励进食营养丰富、易消化食物。

2. 药物治疗：剧烈咳嗽、阵咳、痰液黏稠进行雾化治疗，必要时给予镇静药，避免诱发痉咳，保证睡眠。抗菌治疗首选大环类酯类（红霉素、阿奇霉素、克拉霉素）治疗。

Q: 如何预防百日咳？

百日咳为传染性疾病，预防疾病发生需做到以下三点：①控制传染源，隔离患者，对密切接触的易感者检疫3周。②保护易感者，主动免疫：用百日咳-白喉-破伤风的三联（百白破）疫苗于婴儿 3 个月、4 个月、5 个月时各肌内注射 1 次，在 1.5 ~ 2 岁再加强 1 次。必要时对新生儿亦可接种。未接种过疫苗的 7 岁以下儿童，接触患者后应加强免疫 1 次。③切断传播途径：避免到人群密集场所，传染病流行季节戴口罩，避免与感染者接触。

第五节　流行性感冒

Q: 什么是流行性感冒？

流行性感冒简称流感，是由流感病毒引起的急性呼吸道传染病，属于丙类传染病。流感可分为甲、乙、丙、丁 4 型。

流感在中国以春冬季多见，以高热、乏力、头痛、咳嗽、全身肌肉酸痛等症状为主。

Q: 流感的流行病学特征是什么？

1. 传染源主要为患者和隐性感染者。患者发病后 1 ～ 7 天有传染性，病初 2 ～ 3 天传染性最强。

2. 传播途径：主要经飞沫传播。以打喷嚏、咳嗽为主。

3. 人群易感性：人群对流感普遍易感。

4. 流行特征：流感传播迅速，每年可引起季节性流行。所有 5 岁以下的儿童都被认为是重症流感的高危人群，但 2 岁以下儿童风险最高，6 个月以下的婴儿，住院率和死亡率最高。

Q: 流感有哪些典型症状？

潜伏期为 1 ～ 3 日（数小时至 4 日）。轻型流感起病急，发热不高，全身表现与呼吸道症状都较轻，病程为 2 ～ 3 日。典型流感急性起病，患者畏寒高热、显著乏力、全身酸痛、头痛、轻度咽干痛、胸骨下烧灼感、多无鼻塞流涕，可有鼻出血、腹泻水样便。急性热病容，面颊潮红、结膜外眦充血、咽部充血、肺部可有粗糙呼吸音。发热 1 ～ 2 日达高峰，3 ～ 4 日热退。乏力可持续 2 周以上。

肺炎型流感（流感病毒性肺炎）主要发生于老年、幼儿或原有较重的基础疾病与采用免疫抑制剂治疗者。初起如典型流感，1 ~ 2 日之后病情迅速加重，出现高热、器官衰竭、剧咳、血性痰，继之呼吸急促、口唇发绀。双肺布满湿啰音，无肺实变征。X 线检查双肺有弥漫性、结节性阴影，近肺门处较多。痰培养无病原菌生长，易分离出流感病毒。抗生素治疗无效，多于 5 ~ 10 日发生呼吸衰竭与循环衰竭而死亡。

Q: 临床医生如何诊断流感？

流感的散发病例与轻型病例不易确诊，医生通常通过前述发热等全身中毒症状较重而呼吸道症状较轻，以及流感疫情与流行特征，来判断为流感，但还不能排除其他病毒性呼吸道感染。确诊需结合实验室检查。

发病初期即可出现白细胞总数减少，重症可出现淋巴细胞计数减少。流感病毒核酸检测和流感抗原检测均阳性；流感病毒培养分离阳性。急性期和恢复期双份血清的流感病毒特异性 IgG 抗体水平成 4 倍或 4 倍以上升高。

Q: 流感如何与普通感冒鉴别？

流感和普通感冒要从三个方面进行鉴别。

1. 流行病学史。流感在无个人防护下有明确与疑似或确诊流感患者接触史，普通感冒没有流行病学史。

2. 临床表现。流感有明显的全身中毒症状，高热、寒战、头痛、全身酸痛、乏力等，可伴有流涕、咽痛等局部症状。普通感冒全身症状较轻，以喷嚏、流涕为主要表现。

3. 病原学检查。流感病毒核酸检测阳性，抗原检测亦阳性，或病毒分离培养阳性。普通感冒病原学检查阴性。

Q: 患流感后如何治疗？

1. 一般治疗：隔离、充分休息、多饮水、注意清淡饮食。如有发热，合理使用解热镇痛剂。

2. 抗病毒治疗：代表药物如磷酸奥司他韦。该药一般是在流感症状出现 48 小时内服用较好，疗程一般 5 天。症状重者可适当延长用药时间。3 个月内婴儿不推荐用此药。

Q: 流感如何预防？流感疫苗的分类有哪些？

在流感流行期间，公共场所应加强通风，喷洒漂白粉液。个人做好防护，戴口罩、勤洗手，避免到人群密集的密闭场所聚集。

有些人选择接种流感疫苗。

流感疫苗分 2 种：①流感灭活疫苗：有单价疫苗与多价疫苗。皮下注射，反应较轻，效果较好，血清抗体水平高，呼吸道局部抗体较少。接种对象主要是老年人、婴幼儿、孕妇，患有较严重慢性基础疾病和接受免疫抑制剂治疗的患者。基础免疫为皮下注射 2 次，间隔 6 ~ 8 周，成人每次 1 mL，在秋季进行，以后每年秋季再加强免疫 1 次，皮下注射 1 mL。如换用亚型疫苗应重新做基础免疫。灭活疫苗选种较易，但生产较复杂，不易大量生产。②流感减毒活疫苗：为单价疫苗。经鼻腔喷雾引起上呼吸道轻度感染而产生免疫力。其血清抗体水平不高，但呼吸道局部抗体较多。接种对象为健康成人与少年儿童，禁用于前述灭活疫苗的接种对象。用鼻腔喷雾法，即双侧鼻腔各 0.25 mL。面临大流行时，在城市及其近郊区人群，除有禁忌者外，进行全面接种。面临中小流行时，只在重点人群中使用，如交通运输、海港、民航、保育、炊事、服务行业和医务防疫人员等。减毒活疫苗选育毒种较难，但可大量生产，我国目前主要采用这种疫苗。

第六节　麻疹

Q: **什么是麻疹？流行病学特征是什么？**

麻疹是由麻疹病毒引起的急性出疹性传染病。临床以发热、流涕、咳嗽、科氏斑和全身斑丘疹，疹退后脱屑，留有棕色色素沉着为特征。

麻疹患者是唯一的传染源，在潜伏期末 2 ~ 3 天至出疹后 5 天均有传染性，如并发肺炎，则延至出疹后 10 天。麻疹病毒可通过喷嚏、咳嗽和说话等飞沫传播。人类对麻疹普遍易感，6 个月以内的婴儿因从胎盘得到母亲抗体具有被动免疫力，一般没有或很少感染。麻疹活疫苗使用后，发病率下降，但免疫力不持久，故发病年龄后移，大年龄组儿童和成人发病增多。

Q: **典型麻疹的临床表现是什么？**

典型麻疹临床上可分为以下几个时期。

1. 潜伏期：6 ~ 18 天，平均为 10 ~ 11 天，接受过被动免疫的患者可延至 4 周。表现为低热、精神萎靡和烦躁不安。

2. 前驱期：①发热，热型不定，渐升或骤升。②上呼吸道感染症状，干咳、流涕、喷嚏、咽部充血、结膜充血、畏光流泪。③科氏斑，为早期诊断的重要依据，是麻疹早期特异性体质。出疹前 1 ~ 3 天，在两侧颊黏膜上，相对于下磨齿处，可见到直径为 0.5 ~ 1 mm 灰白色小点，外有红色晕圈，量少，但在一天内很快增多，可累及整个颊黏膜和唇黏膜，出疹后逐渐消失。④其他可有食欲减退、呕吐、腹泻，偶见皮肤有荨麻疹或猩红热样皮疹。

3. 出疹期：发热 3 ~ 4 天后，体温骤然升高至 40 ~ 40.5 ℃开始出疹，持续 3 ~ 5 天。皮疹先见于耳后发际，渐波及面部、颈部，然后自上而下延至躯干和四肢，甚至手掌和足底。皮疹为玫瑰色斑丘疹，略高出皮面，初发时皮疹稀疏，疹间皮肤正常，其后逐渐融合成片。此期咳嗽加剧，出现烦躁或嗜睡，颈淋巴结和脾脏轻度肿大，肺部可闻及湿啰音，胸部 X 线检查可见肺纹理增多。

4. 恢复期：出疹 3 ~ 4 天之后皮疹按出疹顺序消退，疹退后皮肤留有糠麸样脱屑及棕色色素沉着。1 ~ 2 周之后完全消失。随着皮疹消退，体温下降，精神、食欲好转，上呼吸道感染症状消失。

Q: 其他类型麻疹各有什么典型临床表现？

1. 轻型麻疹：见于感染病毒量小、潜伏期内接受过丙种球蛋白或成人血注射的人群。此型发热低，上呼吸道症状轻，科氏斑不明显，皮疹稀疏，病程约 1 周，无并发症。

2. 重症麻疹：见于病毒毒力过强、患者身体虚弱和原有严重疾病。此型中毒症状严重，发热高达 40 ℃以上，伴有惊厥、昏迷。皮疹密集或融合成片，有时疹出不透或突然隐退。皮疹呈紫蓝色，伴随有消化道出血、鼻出血、血尿、血小板减少，严重时会发生休克、心功能不全。此型死亡率高。

3. 无皮疹型麻疹：全程不见皮疹，不易诊断，只有根据前驱期症状及血清中麻疹抗体滴度增高才能诊断。

4. 异型麻疹：为接种灭活麻疹疫苗后引起，表现为高热、头痛、肌痛，无口腔黏膜斑，出疹顺序先为四肢远端，后向躯干、面部发展。皮疹为多形性，有斑丘疹、荨麻疹、水疱和紫癜等。常并发手足水肿、肺炎、肝炎和胸腔积液等。

Q: 麻疹有可能出现的并发症是什么？

1. 喉、气管、支气管炎：麻疹病毒本身可引起呼吸道炎症。如继发性细菌感染，可造成呼吸道阻塞。表现为声嘶、犬吠样咳嗽、吸气性呼吸困难及三凹征。重者可窒息死亡。

2. 肺炎：麻疹病毒引起的间质性肺炎，随出疹及体温下降后好转，如继发性细菌感染引起的支气管肺炎，易并发脓胸或脓气胸。常见的致病菌有金黄色葡萄球菌、肺炎球菌、链球菌及流感嗜血杆菌等。此类肺炎可发生于麻疹过程的各个时期。中毒症状重，死亡率高。

3. 麻疹脑炎：多见于婴幼儿，发生于出疹后第 2 ~ 6 天。发病率为 1% ~ 2%。临床表现和脑脊液变化与其他病毒性脑炎相似。病死率高，存活者留有运动、智力和精神上的后遗症。

4.营养障碍：多见于病程中持续高热、胃肠功能紊乱及护理不当、营养供给不足的患者，易发生营养不良性水肿、维生素 A 缺乏引起的干眼症等。

Q: 麻疹如何诊断？

典型麻疹根据流行病学资料、典型临床表现诊断不难。非典型麻疹的诊断或典型麻疹的早期诊断可借助以下实验室检查。

1.鼻咽部、眼分泌物或尿沉渣涂片染色查找多核巨细胞（含核 5 ~ 80 个）有早期诊断价值：①前驱期及出疹期均可发现。②出疹前两日阳性率最高。③尿沉渣镜检可发现单核细胞浆内包涵体。

2.抗原检测：取鼻、咽、眼分泌物及尿沉渣涂片，以荧光抗体染色，可在脱落细胞内查及麻疹病毒抗原，阳性率更高。有早期诊断价值。

3.血清学检查：出疹一两天用酶联免疫吸附试验或免疫荧光技术检测患者血清抗麻疹 IgM 可确诊；以血凝抑制试验、中和试验、补体结核试验检测麻疹抗体 IgG，急性期和恢复期血清呈 4 倍升高，均有诊断价值。

4.病毒分离：早期从鼻咽部及眼分泌物和血液白细胞中分离到麻疹病毒可肯定诊断。

Q: 麻疹与荨麻疹的区别？

二者病因不同、症状不同、治疗不同。

麻疹主要是由病毒导致的疾病，传染性较强，发病时患者会出现咳嗽、发热、流鼻涕等症状，同时还会出现口腔科氏斑和皮肤斑丘疹。麻疹的传染性较高，主要通过呼吸道传播，常见于青少年人群。因为目前没有对麻疹病毒有效的药物，所以该疾病患者需要采用支持疗法。

荨麻疹的病因比较复杂，与感染因素、食物因素、药物因素，以及生理因素、心理因素和内分泌因素等都有一定关系。通常无法找到确切的病因。发病时，患者的皮肤和黏膜血管通透性暂时增加，会引发局限性水肿，并伴有不同程度的皮肤瘙痒。荨麻疹通常没有传染性，患者可使用抗组胺药进行治疗，一般恢复较快。

无法自行区分二者时建议患者及时去医院完善相关检查，明确疾病后，在医生的指导下积极治疗。

Q: 麻疹治疗措施有哪些?

麻疹治疗措施包括：①一般治疗，卧床休息，房间内保持适当的温度、湿度，空气新鲜，口腔及眼睛经常清洗。给予易消化富于营养的食物，补充足够的水分。②对症治疗，高热时可用小剂量的退热剂，烦躁可给予苯巴比妥等镇静药。剧咳时用祛痰镇咳剂。继发性细菌感染可用抗生素，患麻疹时应给予维生素 A，< 1 岁的小儿每日给 10 万 U，年长儿每日给 20 万 U，共 2 日。有干眼症者，1 ~ 4 周后应重复给予维生素 A 制剂。③中医药治疗，中医认为麻疹属于温热病，前驱期以辛凉解表为主；出疹期以清热解毒透疹为主，恢复期养阴清余热，调理脾胃。

Q: 麻疹如何预防?

预防麻疹要做到：①控制传染源。早发现、早隔离、早治疗。隔离患者至出疹后 5 天，合并肺炎者延长至 10 天。接触麻疹易感者检疫观察 3 周。②切断传播途径。麻疹流行季节，易感儿尽量少去公共场所。患者曾住过的房间要通风，并用紫外线照射，患者的衣物在阳光下曝晒或肥皂水清洗。③被动免疫。接触麻疹后 5 天内立即给予血清免疫球蛋白 0.25 mL/kg，可预防麻疹；0.05 mL/kg 仅能减轻症状，超过 6 天则不能达到上述效果。使用免疫球蛋白者如患麻疹可使潜伏期延长，临床症状不典型，且有潜在的传染性。被动免疫只能维持 8 周。④主动免疫。采用麻疹减毒活疫苗是预防麻疹的重要措施。按我国规定的儿童免疫程序，初种年龄为 8 个月。鉴于疫苗的免疫期不长，当儿童 4 ~ 6 岁进幼儿园或小学时应再次接种麻疹疫苗；进入大学的青年也应复种麻疹疫苗。有急性结核感染者注射麻疹疫苗的同时应给予抗结核治疗。

第七节　传染性单核细胞增多症

Q: 什么是传染性单核细胞增多症？

传染性单核细胞增多症（IM）是由 EB 病毒（EBV）所致的急性感染性疾病，主要侵犯儿童和青少年，临床上以发热、咽喉痛、肝脾和淋巴结肿大、外周血中淋巴细胞增多并出现异型淋巴细胞等为特征。由于其症状、体征的多样化和不典型病例在临床上逐渐增多，所以诊断、治疗有一定困难。

Q: 传染性单核细胞增多症的流行病学特征是什么？

EB 病毒是传染性单核细胞增多症的病原体，带毒者即患者，为本病的传染源。80% 以上患者鼻咽部有 EB 病毒存在。口鼻密切接触为主要传播途径，也可以经飞沫及输血传播，人群普遍易感。本病在世界各地均有发生，多呈散发性，但也不时出现一定规模的流行。

Q: 传染性单核细胞增多症的临床表现是什么？

传染性单核细胞增多症潜伏期 5 ~ 15 天，起病急缓不一，症状呈多样性，多数患者有乏力、头痛、畏寒、鼻塞、恶心、食欲减退、轻度腹泻等前驱症状。症状轻重不一，年龄越小，症状越不典型。发病期典型表现如下。

1. 发热：一般均有发热，体温 38 ~ 40 ℃，无固定热型，热程大多 1 ~ 2 周，少数可达数月，中毒症状多不严重。

2. 咽峡炎：绝大多数患儿可表现为咽部、扁桃体、腭垂充血、肿胀，可见出血点，伴有咽痛，部分患儿扁桃体表面可见白色渗出物或假膜形成。咽部肿胀严重者可出现呼吸及吞咽困难。

3. 淋巴结肿大：为本病特征性表现，全身淋巴结均可肿大，在病程第 1 周就可出现。以颈部最为常见。肘部滑车淋巴结肿大常提示有本病的可能。肿大淋巴结直径很少超过 3 cm，中等硬度，无明显压痛和粘连，肠系膜淋巴结肿大时，可引起腹痛。肿大淋巴结常在热退后数周才消退，亦可数月消退。

4. 肝大、脾大：肝大者占 20% ~ 62%，大多数在肋下 2 cm 以内，肝区有压痛，可出现肝功能异常，并伴有急性肝炎的上消化道症状，部分有轻度黄疸。约半数患者有轻度脾大，伴疼痛及压痛，偶可发生脾破裂。

5. 皮疹：部分患者在病程中出现多形性皮疹，如丘疹、斑丘疹、荨麻疹、猩红热样斑疹、出血性皮疹等。多见于躯干。皮疹大多在 4 ~ 6 日出现，持续 1 周左右消退。消退后不脱屑，也无色素沉着。

本病病程一般为 2 ~ 3 周，也可长至数月。偶有复发，但病程短，病情轻。婴幼儿感染常无典型表现，但血清 EBV 抗体可阳性。

Q: 传染性单核细胞增多症有哪些并发症？

该病多数患者呈良性过程，无并发症，重症患者可并发神经系统疾病，如吉兰 - 巴雷综合征、脑膜脑炎或周围神经炎等。全身并发症有自发性脾破裂引起内出血、肝功能衰竭、粒细胞缺乏症、血小板减少、溶血性贫血等。

Q: 诊断传染性单核细胞增多症要做哪些检查？

诊断传染性单核细胞增多症需做下列检查。

1. 血常规：外周血象改变是本病的重要特征。早期白细胞总数可正常或偏低，以后逐渐升高 > 10×10^9/L，高者可达（30 ~ 50）× 10^9/L。白细胞分类早期中性粒细胞增多，以后淋巴细胞数可达 60% 以上，并出现异型淋巴细胞。异型淋巴细胞超过 10% 或其绝对值超过 1.0×10^9/L 时具有诊断意义。部分患儿可有血红蛋白降低和血小板计数减少。

2. 血清嗜异性凝集试验（HAT）：5 岁以下小儿试验多为阴性。

3. EBV 特异性抗体检测：检测血清中 VCA-IgM、低亲和力 VCA-IgG 和 EA-IgG。VCA-IgM 阳性是新近 EBV 感染的标志，低亲和力 VCA-IgG 阳性是急性原发感染标志，EA-IgG 一过性升高是近期感染或 EBV 复制活跃的标志，均具有诊断价值。

4. EBV-DNA 检测：采用实时定量聚合酶链反应（RT-PCR）方法能快速、敏感、特异地检测患儿血清中含有高浓度 EBV-DNA，提示存在病毒血症。

5.其他：部分患儿可出现心肌酶升高、肝功能异常、肾功能损害、T淋巴细胞亚群 CD4/CD8 比例降低或倒置。

Q: 临床医生如何诊断传染性单核细胞增多症？

根据流行情况、典型临床表现（发热、咽痛、肝脾及淋巴结肿大）、外周血异型淋巴细胞 10%、嗜异性凝集试验阳性、EBV 特异性抗体（VCA-IgM、低亲和力 VCA-IgG、EA-IgG）和 EBV-DNA 检测阳性可做出临床诊断，特别是 VCA-IgM 阳性，和（或）低亲和力 VCA-IgG 阳性，和（或）急性期及恢复期双份血清 VCA-IgG 抗体效价呈 4 倍以上增高是诊断 EBV 急性感染最特异和最有价值的血清学试验，阳性即可确诊。

Q: 传染性单核细胞增多症应与哪些疾病鉴别？

传染性单核细胞增多症血常规多表现为白细胞增高，以淋巴细胞及单核细胞增高为主，故需与巨细胞病毒（CMV）、腺病毒、肺炎支原体、甲肝病毒、风疹病毒等感染所致的淋巴细胞和单核细胞增多性疾病相鉴别。其中巨细胞病毒所致者最常见，有学者认为在嗜异性抗体阴性的类传染性单核细胞增多症中，几乎半数与 CMV 有关。同时也要与急性白血病、慢性活动性 EBV 感染、淋巴增殖性疾病及噬血细胞综合征进行鉴别。

Q: 传染性单核细胞增多症如何治疗？

临床上无特效的治疗方法，主要采取对症治疗。由于轻微的腹部创伤就有可能导致脾破裂，因此有脾大的患者 2 ~ 3 周应避免做与腹部接触的运动。抗菌药物对本病无效，仅在继发性细菌感染时应用。抗病毒治疗可用阿昔洛韦、更昔洛韦及伐昔洛韦等药物，但其确切疗效尚存争议。静脉注射免疫球蛋白可使临床症状改善，缩短病程，早期给药效果更好。α-干扰素亦有一定治疗作用。重型患者短疗程应用肾上腺皮质激素可明显减轻症状。发生脾破裂时，应立即输血，并进行手术治疗。

Q: 传染性单核细胞增多症如何预防？预后怎样？

传染性单核细胞增多症多由 EBV 感染所致，EBV 可通过唾液传播，故应避免口对口亲吻孩子。由于除了传染性单核细胞增多症以外，一些恶性疾病，包括鼻咽癌、霍奇金淋巴瘤等也与EBV感染有关。因此近年来国内外正在研制EBV疫苗，除可用以预防本病外，尚考虑用于与EBV感染相关的儿童恶性淋巴瘤和鼻咽癌的免疫预防。传染性单核细胞增多症系自限性疾病，预后大多良好，自然病程2～4周。少数恢复缓慢，可达数周至数月。病死率为1%～2%，多由严重并发症所致。

第八节　　肠道寄生虫病

Q: 什么是肠道寄生虫病?

寄生虫在人体肠道内寄生而引起的疾病统称为肠道寄生虫病。常见的有原虫类和蠕虫类（包括蛔虫、钩虫、蛲虫、鞭虫、阿米巴、蓝氏贾第鞭毛虫、滴虫等）。肠道寄生虫的种类多，在人体内寄生过程复杂，引起的病变并不限于肠道。依据感染寄生虫的种类和部位及人体宿主的免疫状况，临床症状和体征各异。由于健康意识的提高，此类传染病发病率较前下降，但临床仍有发生，如蛔虫病、阿米巴痢疾等。

Q: 肠道寄生虫病的流行特点有哪些?

寄生虫病是儿童时期最常见的一类疾病，对儿童的健康危害大，轻者出现消化不良、营养不良等症状，重者可致生长发育障碍，甚至致残或致命。人体寄生虫病对全球人类健康危害严重，特别是在热带和亚热带地区，寄生虫病广泛流行；在经济发达的国家，寄生虫病也是重要的公共卫生问题。1988—1992年我国首次寄生虫病流行病学调查显示，我国寄生虫平均感染率为62.5%，0～15岁儿童寄生虫感染率为55.3%～73.3%，说明我国广大儿童的寄生虫病是一个不可忽视的重要问题。

Q: 蛔虫病和蛲虫病各有哪些临床症状?

蛔虫病为人体肠道常见寄生虫病。患者可不产生任何症状，但儿童、体弱或营养不良者症状出现机会多。若成虫寄生于肠道致大量蛔虫感染便会出现反复发作的脐周痛，有时伴食欲不振、恶心、呕吐、腹泻及便秘。严重感染者，特别是儿童，常可引起营养不良，智能发育障碍。有时尚可出现精神不安、烦躁、磨牙、瘙痒、惊厥等。部分患者可出现过敏反应，如血管神经性水肿、顽固性荨麻疹等。除以上症状外，有时可引起严重的并发症，如胆道蛔虫病、肠梗阻、肠穿孔和腹膜炎等。

蛲虫是寄生在肠道内的小型线虫，蛲虫感染可引起局部或全身症状，最常见的症状是肛门和会阴部瘙痒，局部皮肤可因抓挠而发生皮炎和继发感染，患者常有睡眠不安或失眠，夜惊、食欲减退等表现。

Q: 钩虫病有哪些表现?

钩虫病为人体常见且危害较严重的肠道寄生虫病。感染初期钩虫入侵的皮肤处有奇痒和烧灼感，继而出现小出血点、丘疹或小疱疹，数日内可消失。抓痒可出现继发性细菌感染、局部淋巴结肿大。受感染后 3 ~ 5 天，钩虫移行至肺部，患者常有咳嗽、喉痒、声哑等，重者有剧烈干咳和哮喘等呼吸系统症状，大多持续数日自行消失，长者可达 1 ~ 2 个月。患病初期尚有上腹部不适、隐痛等，后期常因贫血出现恶心、呕吐、腹痛、腹泻、顽固性便秘或大便隐血等消化系统症状。有些患者喜食生米、生豆，甚至泥土、碎纸等，通常称为"异嗜症"。贫血为钩虫病成虫引起的主要症状，重度贫血患者皮肤蜡黄，黏膜苍白，并可导致头晕、乏力、心悸、水肿等心功能症状。儿童重症患者可致发育障碍。

Q: 如何治疗蛔虫病?

建议到正规医院查清病源，根据病源使用相对应的驱虫药治疗。需注意孕妇不宜服用驱虫药。幼童需根据医生的指示进行治疗。可选择下列药物治疗。

1. 甲苯咪唑：是治疗蛔虫病的首选药物之一，为广谱驱虫药，能杀灭蛔虫、蛲虫、钩虫、鞭虫等，可直接抑制虫体对葡萄糖的摄入，导致糖原和腺嘌呤核苷三磷酸（ATP）生成减少，使虫体无法生存。在杀灭幼虫、抑制虫卵发育方面亦起作用。虫卵转阴率为 90% ~ 100%。不良反应轻微，偶见胃肠不适、腹泻、呕吐、头痛、头晕、皮疹、发热等。

2. 枸橼酸哌嗪：是安全有效的抗蛔虫和蛲虫药物。能阻断虫体神经肌肉接头冲动传递，使虫体不能吸附在肠壁而随粪便排出体外，麻痹前不兴奋虫体，适用于有并发症的患儿。不良反应轻微，大量服用时偶有恶心、呕吐、腹痛、荨麻疹、震颤、共济失调等，肝肾功能不良及癫痫患儿禁用。有肠梗阻时，最好不用，以免引起虫体骚动。

3.左旋咪唑：是广谱驱肠虫药，可选择性抑制虫体肌肉中琥珀酸脱氢酶，抑制无氧代谢，减少能量产生，使虫体肌肉麻痹随粪便排出。本药口服吸收快，由肠道排泄，无蓄积中毒。驱蛔虫效果达 90% ~ 100%，对钩虫、蛲虫也有效，同时也是一种免疫调节剂，可恢复细胞免疫功能。不良反应轻微，可有头痛、呕吐、恶心、腹痛，偶有白细胞减少、肝功能损害、皮疹等，肝肾功能不良者慎用。

4.阿苯达唑：是广谱杀虫剂。能抑制虫体对葡萄糖的摄取，导致糖原和 ATP 生成减少，使虫体失去能量供应而死亡，能有效抑制虫卵发育。不良反应轻微，可有口干、乏力、头晕、头痛、食欲减退、恶心、腹痛、腹胀等。< 2 岁者慎用。

Q: 如何治疗蛲虫病？

1.驱虫治疗。①恩波吡维铵：是治疗蛲虫感染的首选药物。可干扰虫体的呼吸酶系统，抑制呼吸，并阻碍虫体对葡萄糖的吸收。睡前 1 次顿服，2 ~ 3 周后重复治疗 1 次。不良反应轻微，少数有腹痛、腹泻、恶心、呕吐，偶有感觉过敏、肌肉痉挛。口服本品可将粪便染成红色。②噻嘧啶：为广谱高效驱虫药。可抑制虫体胆碱酯酶，阻断虫体神经肌肉接头冲动传递，麻痹虫体，使其安全排出体外。口服很少吸收，睡前 1 次顿服，2 周后重复治疗 1 次。不良反应轻微，有恶心、眩晕、腹痛等，严重溃疡病者慎用。③甲苯咪唑：用法与驱蛔虫治疗相同，2 周后重复治疗 1 次。

2.局部用药。每晚睡前清洗会阴和肛周，局部涂擦蛲虫软膏（含百部浸膏 30%、甲紫 0.2%）杀虫止痒；或用噻嘧啶栓剂塞肛，连用 3 ~ 5 日。

Q: 如何治疗钩虫病？

1.驱虫治疗。苯咪唑类药物是一类广谱驱肠线虫药，具有杀死成虫和虫卵的作用。因其能选择性及不可逆地抑制寄生虫对葡萄糖的利用，影响虫体能量代谢而达驱虫目的。但驱虫作用缓慢，治疗 3 ~ 4 日才排出钩虫。常用剂型有：①甲苯咪唑（甲苯达唑）：治愈率达 90% 以上。不良反应轻而短暂，少数患者有头痛、恶心、腹痛等，严重肝、肾疾病者及 < 2 岁儿童慎用。②阿苯达唑：单剂有效，严重心功能不全、活动性溃疡病患儿慎用。③噻嘧啶：也是一类广谱驱肠线虫药，为神经肌肉阻滞剂，可使虫体麻痹而被排出。驱虫作用快，服

药 1 ~ 2 日排虫。不良反应轻，可见恶心、腹痛、腹泻等。急性肝炎、肾炎者暂缓给药。④左旋咪唑：是广谱驱肠虫药，睡前 1 次顿服，连用 3 日为 1 个疗程，不良反应轻微，可有头痛、呕吐、恶心、腹痛，偶有白细胞减少、肝功能损害、皮疹等。肝肾功能不良者慎用。⑤联合用药：左旋咪唑和噻嘧啶合用可提高疗效。

2.对症治疗。纠正贫血，给予铁剂和充足营养，严重贫血可少量多次输血。

ⓠ 如何预防肠道寄生虫病？

预防肠道寄生虫病建议做到以下几点。

1.加强卫生宣教，注意饮食卫生。不喝冷水，不吃生食和不洁瓜果。彻底煮熟食物，尤其是烧烤或进食火锅时。

2.饭前便后要洗手、勤剪指甲。

3.定期清洗玩具，或用 0.05% 的碘液擦洗玩具。

4.加强水源管理，避免水源污染。

5.加强粪便无害化处理，不用新鲜粪便施肥。

6.在寄生虫病流行区定期普查普治，注意个人防护，防止感染。

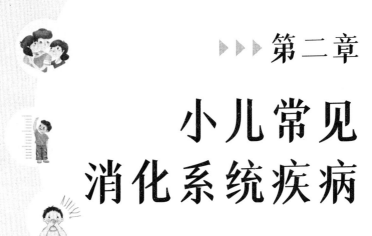

▶▶▶ 第二章

小儿常见
消化系统疾病

第一节　腹痛

Q: 儿童腹痛是什么病？

儿童腹痛是临床上常见的一个症状，引起腹痛的原因很多，随年龄大小其好发疾病不同。大致分以下 3 类：①由肠道外疾病引起，如呼吸道感染、胸膜炎、泌尿系统疾病均可引起腹痛。一般原发病控制后，腹痛随之缓解。②消化道器质性疾病，如消化性溃疡、急慢性胃炎、过敏性腹痛、肠道感染、阑尾炎、胰腺炎、腹膜炎、肠套叠、肠梗阻、炎症性肠病等。③消化道功能性疾病，最多见的是饮食不当、消化功能紊乱引起的腹痛，另外与小儿精神紧张、情绪低落、学习压力、心理因素障碍也有一定的关系。

Q: 如何判断孩子是不是功能性腹痛？

功能性腹痛的临床表现多为脐周隐痛或钝痛，少数呈痉挛性疼痛；持续时间短，大多患儿可自行缓解；对食欲、睡眠、发育、营养状况无影响，但有时呈神经质型，伴随自主神经症状，如面色苍白、心率加快、手心多汗、四肢发冷。腹部触诊时触痛部位不固定或无明确压痛点。注意功能性腹痛一般无以下伴随症状：持续性腹痛、持续呕吐、吞咽困难、呕血、便血、脓血便、夜间腹痛、腹泻、乳糜泻、关节炎、肛周疾病、体重下降、生长发育迟缓、发热等表现。

Q: 患儿为何会出现功能性腹痛？

功能性腹痛就是一种没有器质性病变且主要与心理因素相关的腹痛，目前病因及发病机制不是十分明确，普遍认为可能与内脏敏感性增高、脑-肠互动致中枢疼痛调控异常、心理异常状态有关。内脏敏感性增高通俗地讲就是胃肠道对各种刺激比正常人敏感。患儿对生理性刺激会出现不适感，是内脏自主神经紊乱的结果，稍有刺激就会有明显腹痛，并持续时间长、易反复发作。功能性腹痛与心理因素有很大关系，长期情绪不良会引起胃肠道内脏敏感性增高，胃肠道就变得很敏感。功能性腹痛患者往往伴有抑郁、焦虑等心理因素，长期不良情绪、内脏敏感性增高、脑-肠互动异常互为因果、互相影响。

Q: 幽门螺杆菌是什么?

幽门螺杆菌是一类革兰阴性、微需氧的细菌，生存于胃部及十二指肠各区域内。幽门螺杆菌感染了全球半数以上人口，在发展中国家感染率甚至更高，在中国 70 岁以上人群感染率高达 78.9%，在中国 20～40 岁的人群感染率为 45.4%～63.6%。大多数感染者是没有明显症状的，部分患者可能会有腹痛、早饱、口臭、恶心呕吐、腹胀、食欲不振、呕血、黑便、营养不良、贫血等症状。患者往往因慢性胃炎、消化性溃疡就诊。

Q: 幽门螺杆菌是怎样感染上的?

一般来说幽门螺杆菌可通过口-口途径、粪-口途径传播。口-口传播是指感染者的口腔中也可能存在细菌，或者胃内细菌反流至口腔，一起吃饭、使用不卫生餐具、唾液传播等都有可能传染幽门螺杆菌。对小孩来说，口对口喂食、亲小孩嘴巴及共用餐具都容易将病菌传染给小孩。粪-口传播是指感染者的粪便中存在幽门螺杆菌，健康人饮用了含幽门螺杆菌的水和接触被污染的环境，都可以被传染。

Q: 功能性腹痛需要做哪些检查?

功能性腹痛多无须做检查，一旦出现一些报警症状（发热、腹痛剧烈、持续呕吐、吞咽困难、呕血、脓血便、生长发育迟缓等）就需要做相关检查。根据患儿腹痛的不同情况，选择做一些相关检查：血常规、尿常规、粪常规、血沉、肝功能、尿培养、大便虫卵及隐血试验、腹部彩超等，如果结果正常则 95% 可除外器质性病因。疑有腹部肿块、腹水、泌尿系统畸形时做盆腔及泌尿系统彩超，必要时亦可选 CT 或磁共振成像。有腹痛、腹泻、便秘、便血，首选消化内镜检查，对怀疑有幽门螺杆菌感染者，行 ^{13}C 呼气试验。有腹痛伴血便还需要进一步行胶囊小肠镜检查排除小肠病变。腹痛伴呕吐、头痛者需做脑电图及头颅 CT。高度怀疑腹腔内器质性病变，而其他检查未提示病变者可选择腹腔镜探查，此项检查一般为最后选择。

Q: 哪些儿童需要检查和根除幽门螺杆菌？

根据 2018 年《儿童幽门螺杆菌感染处理指南与共识进展》，如果有以下几种情况：消化性溃疡、胃黏膜相关淋巴组织淋巴瘤、慢性胃炎、一级亲属有胃癌的患儿、不明原因的难治性缺铁性贫血、计划长期服用非甾体类抗炎药（包括低剂量阿司匹林）可以考虑行幽门螺杆菌检测和（或）治疗。对于功能性腹痛患儿，不建议行幽门螺杆菌检测。

Q: 幽门螺杆菌有哪些检测方法？

幽门螺杆菌检测方法分为侵入性及非侵入性两类。侵入性检查是通过胃镜下取黏膜组织做检查，这是检查幽门螺杆菌的金标准。非侵入性检查目前最便捷的方法就是 ^{13}C 呼气试验（通俗称为"吹气试验"）。大概过程就是空腹时先吹一口气，然后口服一片标记 ^{13}C 尿素药片，30 分钟后再吹口气，两袋气体进行检测对比就可以了。3 岁以上会吹气球的儿童均能配合，3 岁以下无法配合吹气试验的儿童还可以考虑做粪便幽门螺杆菌抗原检测或者血清幽门螺杆菌抗体检测。粪便幽门螺杆菌抗原检测简单方便，但需要选择孩子排便的时间，准确性同呼气试验。抽血查血清幽门螺杆菌抗体不能作为近期感染指标，多考虑既往感染，可作为流行病学调查。

Q: 功能性腹痛如何治疗？

功能性腹痛和心理因素有很大关系，首选给予情绪舒缓治疗，成功的治疗必须是建立在患儿家庭和医生之间良好的互相信任关系之上，解除患儿和家长的心理负担，了解是否有焦虑、抑郁情况，了解患儿与父母、老师、同学的关系，请心理医生会诊，必要时给予心理治疗。其次是对患儿及其家长的认知-行为治疗，可降低腹痛程度，尤其是对家长的治疗，甚至可以完全缓解腹痛。如果上述治疗效果不明显，可考虑药物治疗。苯噻啶是 5- 羟色胺受体拮抗剂，可用于功能性腹痛，特别是伴偏头痛患儿的治疗，可以使腹痛减轻或完全缓解，且其不良反应小，部分患儿开始服用时会有倦怠、头晕、食欲增加的不良反应，后逐渐耐受。

Q: 如何根除幽门螺杆菌？

根据孩子的年龄及个体情况选择用药方案：两种抗生素（阿莫西林、克拉霉素、甲硝唑、呋喃唑酮）+ 抑酸药（奥美拉唑）+ 铋剂。一般疗程为 10 ～ 14 天。给予规范化、足疗程治疗，一旦用药就不能随便停药，否则易引起菌群耐药性，为以后根治带来更大的困难。抑酸药需要空腹服用；严格按疗程服药；注意药物的不良反应。建议在停药 1 个月后复查 ^{13}C 呼气试验，有消化性溃疡的孩子经正规治疗后需要复查胃镜。

Q: 如何预防幽门螺杆菌感染？

幽门螺杆菌可经过口-口及粪-口途径传播，预防此菌感染建议：①尽量不去不卫生的地方用餐，特别是路边摊、无经营执业执照的餐饮店。公共进餐时使用公筷。②不将食物嚼碎了喂孩子。不要嘴对嘴亲吻孩子。特别是未经治疗的有幽门螺杆菌感染的大人，需要单独使用餐具。③个人的生活用品分开使用，不要共用牙刷。④少吃辛辣刺激的食物，饮食清淡易消化，多吃新鲜蔬菜、水果。多进行户外运动，提高自身免疫力是很重要的。⑤如果有反复消化道症状，及时就医，不要随便给孩子口服药物，以免延误或加重病情。

第二节　腹泻

Q: 什么是小儿腹泻？

小儿腹泻病是由多种病原、多种因素引起的以大便次数增多和（或）大便性状改变为特点的一组疾病。根据病因分为感染性和非感染性两类。发病人群多在6个月~2岁的婴幼儿，1岁以内患儿占50%。本病是引起小儿营养不良、生长发育障碍的常见原因之一。随着我国经济的发展、环境卫生的改善、母乳喂养率的提高、儿童营养状况及医疗条件的好转、普通群众对腹泻病的认知提高，本病死亡率已经显著下降，但其发病率仍很高，仍是我国儿童常见病及5岁以下儿童的主要死亡原因之一。

Q: 婴幼儿为什么易患腹泻病？

婴幼儿易患腹泻病和下列因素有关：①消化系统发育尚未成熟，表现为胃酸和消化酶分泌较少；消化酶活力低下；对食物的耐受力较差；不能适应食物质和量的较大变化。②生长发育快，所需的营养物质相对较多，胃肠道负担重，加之婴儿时期神经调节功能差，容易发生肠道功能紊乱。③机体防御功能差，婴儿胃内酸度低；血清免疫球蛋白（尤其是IgM、IgA）和胃肠道sIgA均较低；正常肠道菌群未建立或肠道菌群失调。人工喂养发病率高。

Q: 小儿腹泻病的分类？

小儿腹泻病分类方法有很多。按病因分为感染性腹泻病、非感染性腹泻病。按病程：病程<2周为急性腹泻病，病程2周~2个月为迁延性腹泻病，慢性腹泻病病程为>2个月。按病情：轻型，仅有大便改变，无脱水及电解质改变或全身症状；重型，腹泻伴有脱水和电解质改变和（或）全身感染中毒症状。接诊腹泻患者时要从以上这3个方面诊断，识别重症病例，积极查找病因。

Q: 小儿腹泻病的病因有哪些？

小儿腹泻病病因分为感染性和非感染性。

感染性因素包括：①肠道内感染，如病毒、细菌、真菌、寄生虫，其中轮状病毒是婴幼儿腹泻最常见的病原，近几年随着卫生条件的改善、疫苗的接种，感染率较前明显下降。②肠道外感染，如急性中耳炎、上呼吸道感染、肺炎、尿路感染、皮肤感染或急性传染病时。③肠道菌群紊乱，抗生素相关性腹泻（难辨梭状芽孢杆菌、金黄色葡萄球菌等）。

非感染性因素包括：①饮食因素，如喂养不当、过敏、双糖酶缺陷。②气候因素，如气温过高、过低、突然变化。

Q: 小儿腹泻病的临床表现有哪些？

小儿腹泻病临床表现分为消化道症状、全身症状及水、电解质、酸碱平衡紊乱。消化道症状主要是大便性状改变，如稀糊便、水样便、黏液便、脓血便；大便次数增多，每日3次以上，甚至10～20次/日；可有恶心、呕吐、腹痛、腹胀、食欲不振等。部分患者会出现全身症状，如发热、烦躁、精神萎靡、嗜睡，甚至惊厥、昏迷、休克，可伴有心、脑、肝、肾等其他器官系统受累表现。水、电解质及酸碱平衡紊乱包括不同程度的脱水、代谢性酸中毒、低钾血症、低钠血症或高钠血症，也可有低钙血症、低镁血症。脱水依据丢失体液量、精神状态、皮肤弹性、黏膜、前囟、眼窝、肢端、尿量、脉搏及血压的情况进行脱水程度的评估，脱水程度分为轻度、中度、重度。根据血清钠水平分为等渗性脱水、低渗性脱水和高渗性脱水，以前两者多见。代谢性酸中毒表现为呼吸深快、频繁呕吐、精神萎靡、嗜睡，甚至昏迷等。低钠血症和高钠血症可有恶心、呕吐、精神萎靡、乏力，严重者可出现意识障碍、惊厥发作等。低钾血症可引起精神不振、无力、腹胀、心律失常等。低钙血症和低镁血症主要表现为手足搐搦和惊厥，营养不良患儿更易发生。脱水、酸中毒纠正过程中或纠正后出现上述表现时，应考虑低钙血症可能，补钙治疗无效时应考虑低镁血症。

Q: 为什么营养不良的婴幼儿容易发生迁延性腹泻和慢性腹泻？

迁延性腹泻和慢性腹泻病因复杂，以急性腹泻治疗不当、迁延不愈最为常见。营养不良的婴幼儿患病率高，其原因为：①重症营养不良时胃肠黏膜变薄、萎缩，胃液酸度降低，胃部杀菌屏障作用减弱，使胃内细菌大量繁殖。同时肠道内酶活性降低，有效吸收面积减少，引起各种营养物质的消化、吸收不良。重症营养不良患儿腹泻时小肠上段细菌显著增多，并且常伴有肠动力的改变而导致大便次数增多。②长期滥用抗生素引起肠道菌群失调。③重症营养不良患儿伴有免疫功能缺陷，体内抗体和补体水平均降低，因而增加了对病原的易感性。故营养不良患儿腹泻时易迁延不愈反复腹泻，继而导致营养不良进一步加重，最终形成恶性循环，导致多脏器功能异常。

Q: 腹泻病需要做哪些检查？

粪便常规＋轮状病毒、腺病毒、诺如病毒检测为急性感染性腹泻病的常规检查。黏液脓血便或大便镜检有较多白细胞者，应行粪便细菌培养。对于病程迁延、病情危重者可用其他病原学检测方法，如酶免疫分析、直接免疫荧光分析、核酸扩增技术或分子序列分析检测等查找病原。疑似脓毒症或肠源性发热、有全身感染中毒症状、原发性或继发性免疫功能低下、3个月以下婴儿及有某些高危因素或有基础疾病者，要做血培养检查。其他酌情需完善检查，如血常规、血生化、血气分析及心电图等。意识改变或惊厥患儿需注意合并颅内疾病，可酌情完成脑脊液、头颅 CT 或磁共振成像检查。有呕吐、腹胀、腹痛等急腹症表现者，应行腹部 B 超和（或）腹部立位 X 线片等检查。

Q: 如何诊断小儿腹泻病？

大便性状改变，大便次数比平时增多，即可诊断腹泻病。有发热等感染表现者，应首先考虑感染性腹泻病。根据大便性状和镜检所见，结合发病季节、年龄及流行情况可初步估计病因，病原学检查可协助明确致病原。小儿腹泻常常会伴有发热、呕吐、腹胀、腹痛、食欲差等，容易出现不同程度的脱水、酸碱失衡、电解质紊乱、休克、营养不良、脏器功能受损等并发症。需同时完善血气分析和血生化，评估有无脱水及脱水程度、脱水性质，以及有无酸碱失衡和电解质紊乱。

Q: 小儿腹泻病如何做鉴别诊断？

是否为小儿腹泻病可以根据大便性状进行鉴别。水样便考虑：①导致小肠消化吸收功能障碍的疾病。如乳糖酶缺乏、遗传代谢性疾病等，可根据不同疾病特点选择大便酸碱度、尿半乳糖检测、基因检测等检查方法加以鉴别。②食物蛋白诱导的肠病，是与食物蛋白过敏相关的一种疾病。最常见过敏原是牛奶蛋白、鸡蛋等。症状多在婴儿期出现，临床表现为呕吐、腹泻，以水样便为主，可伴有贫血、低蛋白血症等。根据食物激发试验和小肠黏膜活检可诊断。脓血便多系细菌感染所致，具体病原仅凭临床表现难以区别，需行便培养检测。

还需与下列疾病鉴别：①急性坏死性小肠结肠炎。中毒症状重，表现为高热、呕吐、大便初为水样便，继而转为暗红色、果酱样或赤豆汤样血便，腹胀重，常伴休克。腹平片和腹部 B 超可见小肠局限性充气扩张、肠间隙增宽、肠壁积气等。②食物蛋白诱导的直肠结肠炎，是与食物蛋白过敏相关的一种疾病。多见于纯母乳喂养的 6 个月以内婴儿。主要表现为腹泻，大便性状多变，可呈稀便或稀糊便，常见黏液便和血便。患儿一般状态好。食物激发试验有助于确诊。③食物蛋白诱导的小肠结肠炎综合征，是与食物蛋白过敏相关的一种疾病。常见过敏原是牛奶蛋白、鸡蛋等。呕吐、腹泻是常见临床表现，呈水样便或稀便，如病变累及结肠可出现血便。食物激发试验有助于诊断。④炎症性肠病，是一组原因尚不清楚的非特异性慢性肠道炎症性疾病，包括溃疡性结肠炎、克罗恩病，主要表现为腹泻，多为黏液血便，伴腹痛、体重减轻、发热、贫血、生长发育迟缓等全身表现及部分其他肠外表现。需综合病史、体检、内镜、影像学及病理学检查明确诊断。

Q: 小儿腹泻病饮食治疗有哪些？

小儿腹泻期间如果无呕吐应该继续适量饮食，如果有呕吐则在呕吐缓解后应尽早进食。尽量不要摄取高糖、高脂和高粗纤维食物。婴幼儿母乳喂养者建议继续母乳喂养，母亲则需要清淡易消化饮食；配方奶喂养者伴有乳糖不耐受时可选择低乳糖或无乳糖配方，疾病恢复后可继续原配方奶喂养；年长儿无需严格限制饮食；尽可能保证水分和热量供给。急性腹泻病治愈后，应多多补充一些营养素，以弥补疾病期间的营养缺失，尽量选择易消化的高蛋白类食物。

Q: 小儿腹泻病什么情况下需要抗感染治疗？

小儿急性感染性腹泻病多由病毒引起，常为自限性，无特效抗病毒药物，故无需抗病毒治疗，若无证据支持合并细菌感染，也不应使用抗菌药物。临床上水样便腹泻者（排除霍乱后）多为病毒或非侵袭性细菌感染引起，一般不用抗菌药物。伴高热、腹痛、精神萎靡、休克等中毒症状，尤其是有脏器受损的重症患儿、早产儿、6个月以下小婴儿和免疫缺陷患儿，应酌情使用抗菌药物。黏液脓血便者，多为侵袭性细菌感染引起，应给予抗菌药物；病原菌尚未明确时，应根据本地流行病学情况经验性选择抗菌药物；病原菌明确后，根据药敏结果和病情给予敏感药物抗感染治疗。寄生虫所致腹泻病少见。根据大便的化验结果选择药物治疗。真菌性肠炎应根据病情酌情停用原用抗菌药物，并结合临床情况考虑是否应用抗真菌药物。

Q: 小儿腹泻病辅助治疗有哪些？

小儿腹泻病辅助治疗包括黏膜保护剂、蒙脱石散餐前口服。补锌治疗：在锌缺乏高发地区和营养不良患儿中，补锌治疗可缩短6个月~5岁患儿的腹泻持续时间，服用疗程为10~14天。微生态制剂：益生菌有可能缩短腹泻病程及住院时间，可酌情选用。

Q: 腹泻脱水时如何补液治疗？

小儿脱水的补液方式多为口服补液和静脉补液，少数情况下可鼻饲管补液。口服补液在临床上多见，可居家治疗，是预防和治疗轻度、中度脱水的首选方法，目前采用低渗口服补液盐（ORS Ⅲ）。患儿自出现腹泻症状就应使用口服补液盐以预防脱水，也可予小米汤加盐来代替［每500 ml加细盐1.75 g（约为1/2啤酒瓶盖）］。静脉补液多用于院内患儿，适用于重度脱水及不能口服补液的中度脱水患儿。静脉补液的成分、量和滴注持续时间须根据脱水程度和性质决定。静脉补液原则为"先浓后淡，先盐后糖，先快后慢，见尿补钾"。鼻饲管补液比较少见，推荐应用于无静脉输液条件，且无严重呕吐的脱水患儿，边补液边观察，评估病情加重者尽快建立静脉通路或转至上级医院。

Q: 如何纠正电解质紊乱和酸碱失衡？

小儿腹泻多会引起电解质紊乱和酸碱失衡，比较常见的电解质紊乱包括低钠血症、高钠血症、低钾血症、低钙血症及低镁血症，酸碱失衡以代谢性酸中毒常见。以下为相关的治疗措施

1. 低钠血症。当血钠 > 130 mmol/L 时，多随脱水的纠正而恢复正常，不需

特殊处理。当 120 mmol/L ＜血钠＜ 130 mmol/L 时，可用 0.9%NaCl 注射液纠正。当血钠＜ 120 mmol/L 时，可用高渗盐水如 3%NaCl 注射液纠正。

2. 高钠血症。一般高渗性脱水不需特殊处理，随脱水纠正血钠水平可逐渐恢复。严重高钠血症（血钠＞ 155 mmol/L）时应避免血钠水平降低过快，以免脑水肿出现抽搐，不能一开始就输注低张力液体，应以每小时血钠下降速度 ≤ 0.5 mmol/L 为宜。

3. 低钾血症。可以经口进食后，多吃一些含钾丰富的饮食；轻者可分次口服枸橼酸钾颗粒 100 ～ 200 mg/（kg·d）；重症或不能经口服补钾者，需静脉补充，时间 6 ～ 8 小时，2 ～ 4 天补足。注意见尿补钾，缓慢静脉点注射，切记不可静脉推注。

4. 低钙和低镁血症。如在补液治疗过程中出现抽搐，需考虑低钙，可予 10% 葡萄糖酸钙 0.5 ml/kg，最大不超过 10 ml，10 ～ 20 分钟静脉缓注，必要时重复使用。如果补钙后患儿抽搐不缓解需考虑低镁血症，可予 25% 硫酸镁，每次 0.2 ml/kg，每天 2 ～ 3 次，深部肌内注射，疗程 2 ～ 3 天，症状消失后停药。

5. 代谢性酸中毒。轻、中度代谢性酸中毒经补液治疗即可纠正，无需额外补充碱性药物。严重代谢性酸中毒需予碱性液纠酸。碱性液的补充根据血气分析的 BE 值计算，公式为碱性液（mL）=BE 值 × 体重（kg）× 1/2，一般先给算出值的半量，宁酸勿碱。纠酸治疗后多出现低钾血症，故酸中毒纠正后应注意补充钾。

Q: 迁延性腹泻和慢性腹泻的综合治疗措施有哪些？

因迁延性腹泻和慢性腹泻病情较为复杂，好多患儿伴有营养不良和其他并发症，必须积极寻找引起病程迁延的原因，针对病因采取综合治疗措施。①预防和治疗脱水，纠正电解质及酸碱平衡紊乱。切忌滥用抗生素，因其会进一步导致肠道菌群失调。②调整饮食，补充维生素和微量元素，应用微生态调节剂和肠黏膜保护剂。③抗生素仅用于分离出特异病原的感染患儿，并根据药物敏感试验选用。④中医辨证论治有良好的疗效，可以配合中药、推拿、捏脊等治疗。

Q: 感染性腹泻病如何预防？

急性感染性腹泻病为可预防疾病，适当的预防措施可明显降低该类疾病的发病率。预防措施包括培养良好的卫生习惯，如个人卫生和环境卫生；提倡母乳喂养；积极防治营养不良；防止滥用广谱抗生素；疫苗接种；患者、接触者及其直接接触环境的管理。感染性腹泻的患者应及时到医疗机构治疗。在医院病房发现病毒性腹泻、沙门菌肠炎等时，应注意隔离、治疗患者，对污染的环境进行严格消毒。做好相关法定传染病报告工作，包括病毒性腹泻、霍乱、细菌性肠炎、伤寒和副伤寒、其他感染性腹泻。

Q: 非感染性腹泻怎么预防？

非感染性腹泻的预防包括以下3点：①合理喂养，提倡母乳喂养，添加辅食时遵循由少到多、由稀到稠，由一种到多种的原则，逐步增加，适时断奶。人工喂养者应根据具体情况选择合适的代乳品。②生理性腹泻的婴儿生长发育不受影响，添加辅食后，大便即逐渐转为正常，应避免不适当的药物治疗，按时添加辅食。③养成良好的卫生习惯，注意奶具、食具、玩具等日用品的定期消毒。

第三节　小儿便秘

Q: 什么是小儿功能性便秘？

小儿便秘非常普遍，那么什么情况下诊断为功能性便秘呢？根据罗马Ⅳ标准：每周排便≤2次；有大便潴留史；有排便疼痛或困难史；有排出大块粪便史；直肠内存在大粪块。以上症状包括两项以上，症状持续1个月以上，可考虑小儿功能性便秘。90%儿童便秘的潜在原因是功能性的和多因素的。根据Bristol大便分型量表，大便形态可以分为7型（1型，半粪球状；2型，麻花状；3型，香肠状；4型，香蕉状；5型，棉花糖状；6型，软稠状；7型，液态状），便秘儿童的大便可表现为1型、2型和3型，往往以1型和2型居多。

Q: 哪些情况会引起小儿便秘？

小儿出现便秘的因素有很多，包括器质性因素、功能性因素、动力性因素。以下主要是从功能性因素分析。

1. 饮食方面。在婴儿期，由于逐渐引入辅食，饮食结构的改变可引起急性便秘；奶粉喂养的宝宝，由于奶粉的调配、蛋白质的构成比例等也可导致便秘。幼儿期普食后，宝宝食物中所含的膳食纤维少、挑食、饮食量少等膳食结构不当也可导致便秘。

2. 环境方面。居住地的突然改变、饮食习惯的改变、气候的改变、周围人的改变及心情情绪的波动等都会影响宝宝的大便性状及排便习惯，易引起便秘。

3. 排便训练。培养宝宝定时排便，帮助宝宝建立条件反射，从而使其逐渐学会自己排便；但也不能过早或盲目地进行排便训练，不恰当的训练易适得其反引起便秘。

Q: 小儿便秘有哪些症状?

小儿便秘多数是由饮食、环境改变等诱发,导致不良的排便体验,经反复憋便而引起。憋便使得大便干硬,导致排便困难、排便疼痛、排便次数减少、排粗大粪便、排便出血,甚至发生痔疮、无便意、排便失禁,引起食欲下降、腹痛、腹胀、口臭等症状,长期便秘还会引起泌尿系统疾病,如尿频、尿不尽、泌尿系统感染等。严重影响孩子的社会活动、生活质量、学习成绩、身心健康和家庭成员的日常生活。

Q: 如何排除小儿便秘是器质性的?

小儿便秘多为功能性的,但如果出现以下临床表现就需要注意器质性原因:刚出生的新生儿胎粪排出时间超过2天、新生儿期出现大便干硬、黄疸消退慢、有肉眼血便、呕吐黄色液体、腹胀、无肛门、从阴道口排出大便、骶骨窝/脊椎后背有异常凹陷或隆起等、体重不增、有角弓反张、运动发育落后、有先天性巨结肠家族史、喂养困难、过度哭闹、异常安静等,要注意器质性的原因,需及时就诊行相关检查明确诊断。特别需要与先天性巨结肠、脊髓疾病、直肠阴道瘘、甲状腺功能疾病、肛门闭锁、肠梗阻等疾病相鉴别。

Q: 小儿便秘需要做哪些检查?

小儿便秘大多为功能性的,如果没有报警征象,符合罗马Ⅳ诊断标准的,不用检查也可以诊断为功能性便秘。经排便训练、饮食干预、药物干预、心理疏导4周以上,便秘未缓解,要排除器质性因素,可以进行胃肠道彩超、大肠造影、肛门直肠高分辨率压力检查;如果还未能明确诊断的,可进一步做腰骶椎磁共振、过敏性检测、甲状腺功能检测、直肠黏膜活检加病理检测,明确诊断。

Q: 小儿便秘的治疗有哪些?

小儿便秘多是功能性的,越早干预,治疗效果越好。便秘的治疗包括基础治疗和药物治疗。基础治疗包括健康宣教、饮食干预、排便训练等。饮食干预是最基本也是最易操作的,大多数孩子通过调整饮食结构,便秘就可以明显改善。尽量多吃粗纤维的食物,如水果、蔬菜、面条、全麦馒头、玉米等,要多补充水分。

药物治疗分两个阶段：通便治疗和维持治疗。

通便治疗：一般第一周可用开塞露通便，或温盐水灌肠；或口服软化大便药物，如乳果糖或聚乙二醇、番泻叶，保障每天大便，排软便。无排便困难。

维持治疗：排便通畅后不能直接停药物，大多数孩子停药后很快又出现便秘，因此需要进一步维持治疗，无排便困难后，再缓慢减量停药，总疗程可达3 ~ 4个月，甚至半年。

Q: 关于小儿便秘家长需要知道什么？

家长应该多了解一些关于便秘的知识宣教，减少对婴幼儿功能性便秘的误解和担忧。例如，知道婴幼儿功能性便秘在儿科是常见的，对于幼儿应对其有充分的沟通，了解孩子的排便习惯，是否存在憋便、害怕排便的情况。调整饮食结构，荤素均衡，适当食用富含纤维素的食物。适当的运动可促进肠蠕动，利于幼儿排便。幼儿的排便训练是为了养成良好的排便习惯，最好能固定排便时间，一般选择饭后，让幼儿有轻松排便的环境，尽量使用儿童专用便桶。每次排便时间不超过15分钟。不要催促、责骂，要积极鼓励幼儿。

第四节　　牛奶蛋白过敏与乳糖不耐受

Q: 牛奶蛋白过敏是什么？

牛奶蛋白过敏多见于婴幼儿，为牛奶蛋白引起的异常或过强的免疫反应；常可累及多器官系统，甚至发生严重过敏反应。临床上多表现为湿疹、呕吐、腹泻、呕血、便血、便秘、鼻炎、呼吸困难、哭闹不安等。牛奶蛋白过敏需要早诊断、早干预，早期多表现为低体重、消瘦、生长迟缓；如果不积极干预后期多出现过敏性鼻炎、哮喘、持续牛奶蛋白过敏等。

Q: 牛奶蛋白过敏的分类？

通过发病机制的不同，将牛奶蛋白过敏分为 IgE 介导、非 IgE 介导、IgE 和非 IgE 混合介导。临床上，IgE 介导和非 IgE 介导的牛奶蛋白过敏从接触后出现症状的时间、症状上均有不同。IgE 介导的牛奶蛋白过敏多为急性过敏反应，大多数在摄入后几分钟内发作，皮肤症状最突出，表现为瘙痒、红斑、荨麻疹、血管性水肿等，重度过敏可出现喉头水肿，引起窒息、休克等，危及生命，主要见配方喂养或混合喂养时。非 IgE 介导，大多数在摄入后 2 ~ 72 小时发作，胃肠道症状最突出，表现为肠痉挛、呕吐、腹泻、少量便血等，重度过敏可出现大量血便、生长障碍，症状进展迅速也可出现血压下降及心律失常等表现，甚至发生过敏性休克，配方喂养、纯母乳喂养或混合喂养均可见。

Q: 什么是乳糖不耐受？

乳糖不耐受是由患儿体内的一种叫作"乳糖酶"的物质缺乏或分泌不足，导致患儿无法消化或吸收食物中的乳糖，从而出现的一系列不适表现。临床上多表现为吐奶、打嗝、腹胀、腹部痉挛、腹泻、排气多、大便酸臭且泡沫多。原发性乳糖不耐受是由于孩子小肠分泌的乳糖酶不足或活性低；继发性乳糖不耐受多是由于肠道的疾病，如病毒性肠炎、炎症性肠病等，影响了肠道的正常功能，导致乳糖不耐受；先天性乳糖不耐受比较罕见，是由于小肠缺乏合成乳糖酶的能力而引起。

Q: 乳糖不耐受与牛奶蛋白过敏有什么区别？

乳糖不耐受与牛奶蛋白过敏的发病机制不一样，临床表现也多不一样，偶有少数患儿不易区别，有时两者可以同时发生。乳糖不耐受是消化不良的表现，多表现为排便次数多、大便酸臭、腹胀等，很少会出现便血，多可以自愈，部分患儿会出现腹泻迁延不愈或反复腹泻；牛奶蛋白过敏是一种异常免疫反应，多表现为反复腹泻、肉眼血便、生长发育迟缓、湿疹、贫血等。在实际生活中，轻度牛奶蛋白过敏与乳糖不耐受不易区分，可以通过尿半乳糖检测、食物过敏原试验、食物激发试验来鉴别。

Q: 什么情况下考虑牛奶蛋白过敏？

考虑牛奶蛋白过敏要综合以下情况：首先是有无家族史，父母或兄弟姐妹有无过敏病史（如湿疹、哮喘、鼻炎或食物过敏）。其次是牛奶蛋白来源及摄取的量，如果过敏宝宝是纯母乳喂养，则要注意母亲的饮食，源自母乳的临床过敏风险低；如果宝宝是配方喂养或混合喂养，这种情况下，更倾向于诊断为牛奶蛋白过敏。最后是从过敏症状上来看，首次发病年龄1岁以内的宝宝如果发生食物过敏，则考虑牛奶蛋白过敏的发生率更高；摄入后出现症状的时间，IgE介导通常在数分钟内发生，可长达2小时，非IgE介导则通常≥2小时甚至数天后；反复暴露的再现性，实际就等于是食物激发试验，如果接触牛奶蛋白后症状出现，回避后症状消失，再次接触症状又出现，则很可能是牛奶蛋白过敏。

Q: 母乳喂养也会发生牛奶蛋白过敏吗？ 如何诊断牛奶蛋白过敏？

母乳喂养宝宝也会有牛奶蛋白过敏，主要和母亲饮食有关。根据喂养方式的不同，一般将牛奶蛋白过敏分为两种情况来分析：一种是纯母乳喂养，另一种是配方喂养或混合喂养。

纯母乳喂养：母亲饮食严格回避含牛奶的食物，需要每日补充钙和维生素D；如果不能除外其他过敏食物或有重度过敏表现，应考虑回避鸡蛋，回避性试验时间为2～4周。看看宝宝症状是否有缓解，如果没有缓解，基本排除牛奶蛋白过敏；如果宝宝症状有明显缓解，就需要做食物激发试验，母亲恢复含牛奶的正常饮食，持续 1 周，若无症状复发，为非牛奶蛋白过敏，则继续正常喂养；若症状复发，母亲再次回避含牛奶食物，如果症状明显改善，则确诊为牛奶蛋白过敏。

配方喂养或混合喂养：宝宝回避牛奶蛋白，首选深度水解配方奶粉，回避性试验时间为 2 ～ 4 周。看看宝宝症状是否有缓解，如果没有缓解，基本排除牛奶蛋白过敏；如果宝宝症状有明显缓解，就需要再引入牛奶蛋白，看看症状是否再现。如果再现，则确诊为牛奶蛋白过敏。

Q: 牛奶蛋白过敏的宝宝什么时候可以转奶？

确诊为牛奶蛋白过敏后，无敏或低敏配方奶粉喂养 6 个月或至宝宝 9 ～ 12 月龄，可考虑转奶。再引入牛奶蛋白前需要注意以下 2 个问题：宝宝目前是否患有湿疹？或是否曾经有过急性过敏反应的症状？如果宝宝两者都没有，直接做家庭再引入来确定宝宝是否可以恢复普通配方奶粉。如果宝宝有湿疹，建议做过敏原检测，如果呈阴性仍然可以做家庭再引入，如果呈阳性建议去医院做食物激发试验。如果曾经有过急性过敏反应，不管过敏原呈阴性还是阳性，都需要去医院做食物激发试验。

Q: 牛奶蛋白过敏的宝宝如何转奶？

牛奶蛋白过敏的宝宝，如果满足了再引入牛奶蛋白的条件，则可以考虑从白天开始，先慢后快地转奶。从第 1 天第 1 瓶奶的 1/7 量为下一个阶段的奶粉、6/7 量仍为原来的奶粉开始，观察宝宝的临床症状，若无过敏表现，则第 2 天第 1 瓶奶的 2/7 量为下一个阶段的奶粉，5/7 量仍为原来的奶粉，每天逐渐增加直到第一瓶奶完全转换成功，共 1 周，随后转奶速度可以加快，约 2 周左右全部奶量（24 小时）转换完毕。

如果宝宝身体不适，不要转奶；如果宝宝正在接受任何可能引起肠道不适的药物治疗，不要转奶；在转奶期间不要引入任何其他新的食物；转奶期间记录婴儿的饮食和所表现的症状。

Q: 牛奶蛋白过敏的宝宝如何添加辅食？

牛奶蛋白过敏的宝宝跟正常宝宝一样，4 ～ 6 月龄开始引入辅食。先加含铁米粉、蔬菜、小米粥、大米粥、烂面条等；逐步过渡到肉类食物、鸡蛋、海鲜类食物；鸡蛋添加时先引入蛋黄再引入蛋清。每次只添加一种新食物，由少到多、由稀到稠、由细到粗，循序渐进。每引入一种新的食物应适应 2～3 天，密切观察是否出现呕吐、腹泻、皮疹等不良反应，做饮食日记；适应一种食物后再添加新的食物。如果宝宝在引入一种新食物出现过敏症状时，建议 3 个月内不要引进此类食物。在进行配方奶的转换时，暂停添加新的食物。

Q: 牛奶蛋白过敏的宝宝生活中需要注意什么？

辅食添加应避免摄入含有牛奶蛋白的食物；不要过早地引入牛奶蛋白；不要推迟引入辅食的时间；家长每次购买食物时，需要认真阅读食物和营养补充剂的标签，避免意外摄入过敏原；如果合并皮肤的过敏表现，需注意皮肤护理，保持皮肤清洁卫生、湿润；如果有腹泻，需要注意腹部保暖、臀部护理、饮食合理；平日注意宝宝居住环境的清洁，床上用品及衣物勤洗更换。非急性期、既往不对疫苗或其成分过敏均可按计划常规行疫苗接种；生活中最好可以有对宝宝的饮食起居熟悉的专人看护宝宝。

Q: 乳糖不耐受怎么办？

如果宝宝就是偶尔吐奶，大便 2～3 次 / 日，吃奶好、睡眠好、精神反应好，不需要对其特殊干预。如果出现呕吐、腹胀、腹泻、肠痉挛导致宝宝哭闹不安、臀红不易缓解、体重增加缓慢等，结合尿半乳糖检测，考虑乳糖不耐受后，母乳喂养的宝宝建议继续母乳，妈妈少进食乳制品或母乳前添加乳糖酶；混合喂养或人工喂养的宝宝可以在奶粉中 / 母乳前加入乳糖酶或换无乳糖奶粉喂养。乳糖不耐受一般预后良好，随着年龄的增长逐渐好转，多不影响生长发育。

第五节　厌食

Q: 什么是小儿厌食？

小儿厌食是食欲减退、食量减少，伴或不伴体重下降的一种饮食失调症，小儿厌食多是暂时性、功能性的。临床上多表现为吐奶、口酸、腹胀、大便酸臭、舌苔红或白腻、腹部按压痛、形体消瘦、不思进食、面色无华、肌肉不实、精神欠佳、磨牙、大便不规律等。小儿厌食多与疾病因素、药物因素、精神心理因素、微量元素缺乏、不良的生活习惯、气候因素等有关。小儿厌食如果持续时间长，没有积极干预，会逐渐出现体重下降、抵抗力降低、营养不良、生长发育迟缓等。

Q: 小儿厌食如何干预？

在实际生活中，如果宝宝厌食是暂时性的，无伴随症状，睡眠活动好，则不需要特殊干预。若伴有身体其他不适，如发热、咳嗽、呕吐、腹泻等，则需要积极治疗原发疾病，大多数宝宝随着原发疾病的控制食欲会好转。若宝宝厌食时间长，但睡眠活动不受影响，体重无减轻，则可以通过饮食及一些消化系统药物、生活习惯来调整，如少量多餐、增加富含蛋白酶及有机酸的食物（西红柿、山楂等）、多户外运动、保持良好情绪等。若宝宝长期不思进食，出现体重下降、活动睡眠不好、生长发育缓慢，则需要积极就医，根据病情做相关检查。

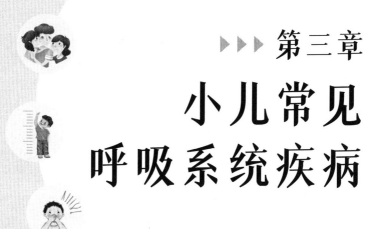

▶▶▶ 第三章

小儿常见
呼吸系统疾病

第一节　呼吸系统概况

Q: 小儿呼吸系统的结构如何组成？

呼吸系统是人体与外界空气进行气体交换的一系列器官的总称，小儿呼吸系统的结构与成人无异，包括鼻、咽、喉、气管、支气管及由大量的肺泡、血管、淋巴管、神经构成的肺，以及胸膜等组织。临床上常将鼻、咽、喉称为上呼吸道，气管以下的气体通道（包括肺内各级支气管）部分称为下呼吸道。

Q: 小儿呼吸系统生理特点有哪些？

小儿呼吸频率比成人快，由于呼吸中枢发育不完善，年龄越小调解能力越差。

胸廓活动范围小，呼吸肌未发育全，易疲劳，易出现呼吸衰竭，小儿是腹式呼吸，也就是呼吸的时候腹部反复起伏。

小儿免疫功能差，因为咳嗽反射及纤毛运动功能差，很难有效清除吸入的尘埃和异物颗粒。肺泡吞噬细胞功能差，加上乳铁蛋白、溶菌酶、干扰素及补体等的数量和活性不足，所以容易引起呼吸道感染。

Q: 如何预防呼吸系统疾病？

在家保持良好的环境，阳光充足、定时通风，室内最好不要吸烟。另外，养成良好的生活习惯，勤洗手、多喝白开水。日常活动可以在外散步、踢球、做游戏、骑自行车，换季的时候，减少去空气不好、人多的地方，避免传染源。

Q: 多大的孩子可以配合做肺功能检查及支气管镜检查？

肺功能检查没有太严格的年龄限制。一般 5 岁以上儿童可行全面的肺功能检查、支气管激发试验及支气管舒张试验。也有一部分 5 岁以下儿童也可以做肺功能检查、支气管激发试验及支气管舒张试验，只要孩子能配合好如何吹气及其指令，就可以行以上检查。

第二节 疱疹性咽峡炎

Q: 什么是疱疹性咽峡炎?

疱疹性咽峡炎为特殊类型的急性上呼吸道感染，病原体为柯萨奇病毒A组。疱疹性咽峡炎好发于夏秋季，起病急骤，临床表现为高热、咽痛、流涎、厌食、呕吐等。体格检查可发现咽部充血，在咽腭弓、软腭、腭垂的黏膜上可见多个2～4mm大小灰白色的疱疹，周围有红晕，1～2日后破溃形成小溃疡，疱疹也可发生于口腔的其他部位，病程为1周左右。

Q: 疱疹性咽峡炎的感染途径是什么?

疱疹性咽峡炎患者及隐性感染者是本病的主要传染源。可直接经由肠道、呼吸道传播，也可间接经污染的手、食品、衣服、用具等传播。各年龄段人群均可受到感染，但以1～7岁人群多发。婴幼儿因呼吸道自我保护能力差，呼吸道黏膜柔嫩，呼吸道分泌抵抗细菌、病毒的免疫物质不足，呼吸道"自洁"功能差，所以容易患疱疹性咽峡炎。

Q: 疱疹性咽峡炎的症状有哪些?

疱疹性咽峡炎与柯萨奇病毒A组感染有关。主要受累部位以咽部黏膜为主，多见于扁桃体前柱，也可位于软腭、悬雍垂、扁桃体上，但不累及齿龈及颊黏膜。患儿口咽部可见充血、疱疹、溃疡，孩子有流口水、拒食、烦躁不安、哭闹的表现。有时伴头痛、腹痛、呕吐或肌痛等症状。因为病毒刺激而表现为急剧发热，以高热为主，部分患儿体温高达40℃以上，甚至引起惊厥。病程一般为4～6天，偶有延至2周者。部分手足口病患儿以疱疹性咽峡炎为首发症状，随后可在手掌、足底、臀部等部位出现红色皮疹。

Q: 如何诊断疱疹性咽峡炎?

根据典型症状和特征性咽峡部损害即可做出诊断。实验室检查白细胞计数和分类大多正常,如白细胞总数增多,中性粒细胞比例升高,C反应蛋白明显高于正常值,应考虑合并细菌感染。确诊最好去医院取咽部疱液或粪便,经组织培养或接种于乳鼠可得致病病毒,同时可取急性期及恢复期血清进行特殊的中和抗体、补体结合或血凝抑制试验,以助确诊。但这些检查并不推荐常规采用。

Q: 疱疹性咽峡炎与哪些病相似?

疱疹性咽峡炎需要与以下疾病仔细进行区分。

1. 疱疹性口腔炎:疱疹性口腔炎任何季节均可发病,表现为更大、持续更久的溃疡,无明显发热。

2. 复发性口疮和贝氏口疮:很少发生于咽部,而且一般无发热、头痛、腹痛、呕吐或肌痛等症状。

3. 淋巴结性咽炎:口咽部损害特别明显,呈现白色到黄色小结。

4. 手足口病:部分病例先出现咽峡部疱疹后出现手足臀部皮疹,只表现为咽峡炎时不易区分,手足口病一般除咽峡部疱疹外口腔颊黏膜也多有疱疹、溃疡。

Q: 疱疹性咽峡炎是否有传染性? 治疗期间应注意哪些事项?

疱疹性咽峡炎传染性较强,应隔离治疗。治疗期间应注意以下事项。

1. 孩子用过的餐具、玩具、毛巾、牙刷等用品进行消毒处理,防止交叉感染。

2. 多注意休息,多饮温开水,多吃新鲜水果、蔬菜及营养丰富易消化的食物,以增强身体抵抗力。

3. 忌食刺激性食物,不吃过热、过冷的食品,以防刺激咽部黏膜,影响病情好转。少吃油腻食品及甜品,以防消化不良引起肠道合并症。

4. 注意口腔卫生,保持口腔清洁。可用淡盐水漱口,用10%硝酸银涂于溃疡处或用咽喉灵丹、冰硼散等吹播咽部以减轻咽痛症状。

5. 口服维生素C及维生素B等。

6. 对于轻、中度发热患儿,以物理降温为主。体温超过38.5 ℃时,可给予布洛芬等退热药。有高热惊厥及严重肌痛者，可适当给予镇静剂和止痛剂。

7.病情难以控制的情况下前往医院，在医生的指导下进行抗病毒治疗，可选用利巴韦林、干扰素等。抗生素对病毒性咽峡炎无效，但如考虑合并细菌感染，可酌情使用抗生素。

8.中药治疗对此病有一定效果，常用解毒利咽、化湿退热的治法，分内服及外用两类，应根据病情选择用药。

Q: 疱疹性咽峡炎需要住院吗？

大多数患儿病情比较轻，可自愈，对症处理就可以。如发热的时候对症用退热药，注意口腔卫生等。

病情一旦加重，出现高热不退，精神差等情况，及时就医。此时通常需要住院治疗。患疱疹性咽峡炎时注意观察患儿精神状态，除咽峡疱疹外有无其他不适症状及体征，若出现高热不退、精神不振、面色差、嗜睡，甚至出现抽搐、呼吸困难要警惕并发症发生，及时去医院就诊。

第三节　支气管肺炎

Q: 什么是支气管肺炎？

支气管肺炎是小儿的一种常见病，多见于婴幼儿。肺炎一年四季均可发病，但是北方多在季节及气候忽冷忽热时发生，但夏季并不除外。支气管肺炎病理上多为肺泡内渗出物经肺泡壁通道向周围肺组织扩散，影像学上多为点片状病灶，临床上多可闻及肺部固定湿性啰音。不同病原体引起的肺炎病理改变、临床表现亦不同。

Q: 支气管肺炎有什么表现？

支气管肺炎起病急骤或迟缓，多数发病前有轻度的上呼吸道感染。轻者先有流涕、轻咳、低热、食欲减少，1~3日后突然高热，体温38~39℃，出现咳嗽加剧、气促而发病；也有突然发热、咳嗽、气急、烦躁而发病。弱小婴儿大多起病迟缓，发热不高，咳嗽和肺部体征均不明显，常见拒食、呛奶、呕吐或呼吸困难。查体见部分皮肤及黏膜呈发绀缺氧表现，呼吸急促，肺部听诊可闻及固定湿性啰音伴痰鸣音、喘鸣音，肺炎严重时可出现心率增快、肝脏增大、肢体水肿等心力衰竭表现。支气管肺炎临床表现可简单概括为"热、咳、喘、啰、紫"五字。

Q: 判断支气管肺炎病原体需要做哪些检查？

首先进行细菌学检查：如细菌培养和涂片，可以通过气管内吸取物、肺泡灌洗液、胸腔积液、脓液和血标本来做此项检查，还可以进行药物敏感试验来明确抗生素的使用，对治疗起很大的指导作用。

病毒学检查（衣原体检测、病毒抗原检测、病毒特异性基因检测、肺炎支原体冷凝集试验及滴度等）：通过取支气管肺泡灌洗液及鼻咽分泌物、痰液进行病毒培养及分离帮助诊断及治疗。

Q: 怎样判断肺炎轻重？

临床上确诊肺炎后要判断病情轻重，轻症肺炎以呼吸系统症状为主，无全身中毒症状，而重症肺炎除呼吸系统症状外，有肺外系统受累，同时全身中毒症状明显。存在以下情况中的一种即判定为重型肺炎：精神及食欲差、明显神志改变、呼吸急促明显、发绀明显、鼻翕及三凹征等呼吸困难表现、血氧饱和度不高于92%、胸腔积液、明显肺外受累表现、肺部影像检查示多肺叶受累或超过2/3肺受累。重症肺炎需住院，给予积极治疗，避免病情进一步加重。

Q: 怎样判断支气管肺炎治愈了？要复查胸片吗？

支气管肺炎临床多表现为发热、咳嗽、咳痰，可伴有喘息、呼吸急促，肺部可闻及湿性啰音，胸部X线片多表现为肺部斑片状阴影。给予抗感染、对症治疗后，患儿体温稳定，咳嗽、咳痰及喘息明显减轻或消失，肺部湿啰音吸收，抗生素疗程已足，可判断支气管肺炎临床治愈，一般无须复查胸部X线片，影像学改变往往落后于临床，部分病例临床表现已完全消失，但胸部X线片还有肺炎表现，不能以此判断肺炎未控制。对于起病时病情重，有胸腔积液、肺叶受累范围大者治疗后要复查胸部X线片评估病灶吸收情况，由此决定抗感染疗程及方案调整。

Q: 支气管肺炎治疗措施有哪些？

支气管肺炎治疗需采取综合治疗措施，积极控制感染，改善肺功能，防止并发症。治疗措施包括一般治疗、抗感染治疗、对症治疗及支持治疗。肺炎患儿要加强呼吸道管理，适当加强营养，给予适量水分摄入。对于细菌及支原体感染要积极给予抗生素治疗，重症病例可给予抗生素联合治疗；病毒感染一般无特效药，可考虑用利巴韦林或干扰素雾化吸入治疗，流感病毒可给予奥司他韦治疗。肺炎的对症治疗及支持治疗包括吸氧、吸痰、止咳平喘、纠正水电解质及酸碱平衡紊乱、心力衰竭治疗、呼吸衰竭治疗等。其他治疗还包括激素使用、并发症治疗等。

Q: 支气管肺炎都用激素治疗吗？

支气管肺炎一般无须静脉用肾上腺皮质激素。咳嗽、喘息明显时多给予布地奈德或丙酸氟替卡松雾化吸入治疗，但喘憋症状明显时可短期给予甲泼尼龙或氢化可的松静脉输注，病情控制后快速减停。严重的细菌性肺炎用有效抗生素控制感染的同时，存在以下情况可短期静脉给予肾上腺皮质激素，一般不超过 3 ~ 5 天：①中毒症状严重，如出现休克、中毒性脑病、超高热（体温在40 ℃以上持续不退）等。②支气管痉挛明显或分泌物多。③早期胸腔积液，为了防止胸膜粘连也可局部应用。用激素超过 5 ~ 7 天者，停药时宜逐渐减量。病毒性肺炎一般不用激素。

Q: 支气管肺炎患儿如何护理？

护理环境要安静、整洁。要保证休息，避免过多治疗措施。室内要经常通风换气，使空气比较清新，并需保持一定温度、湿度。饮食应维持足够的入量，给予流食如人乳、牛乳、米汤、菜水、果汁等，并可补充维生素 C、维生素 A、维生素 D、复合维生素 B 等。对病程较长者，要注意加强营养，防止发生营养不良。有发热时要注意监测体温，给予物理降温或口服布洛芬、对乙酰氨基酚等退热药；痰多时给予拍背、吸痰，尤其小婴儿，可口服或雾化吸入化痰药物；喘息明显者可给予雾化吸入药物止喘。病情严重者要注意体温、心率、呼吸、血氧饱和度、尿量的监测，及时发现病情变化。

Q: 支气管肺炎疗程多长？

大多数支气管肺炎疗程持续到体温稳定后 5 ~ 7 天，临床症状及体征基本消失后 3 天，疗程多为 7 ~ 10 天。但具体疗程要根据病情轻重、有无并发症及感染病原体而定。如葡萄球菌肺炎由于易反复、易产生并发症，建议疗程延长，体温正常后继续用药 2 周，总疗程 4 ~ 6 周。重症肺炎合并感染性休克、脓毒血症等严重并发症时疗程也要适当延长，具体要结合感染病原体及临床而定。患支气管肺炎时一定要治够疗程，若治疗时间短，病情未彻底控制，会造成病情反复，同时也容易产生耐药性。

第四节　支原体肺炎

Q: 什么是支原体？会传染吗？

支原体是介于细菌和病毒之间的一种病原体，是最小的原核致病微生物，无细胞壁，对作用于细胞壁的抗菌药物天然耐药，如青霉素类、头部菌素类。支原体易侵犯呼吸道，引起支原体肺炎，也会引起异常免疫反应造成肺外器官受累。支原体感染不属于传染病范畴，但它可以借助飞沫、痰液引起交叉感染，在小范围内引起发病。所以免疫功能低下、易患呼吸道感染的患儿要避免接触支原体感染患者，冬季为支原体高发季节，注意戴口罩，避免到公共场所。

Q: 什么是支原体肺炎？

支原体肺炎是学龄儿童及青年常见的一种肺炎，婴幼儿亦不少见。本病全年均可发生，占小儿肺炎的 10% ~ 20%，流行年份可占小儿肺炎的 30%。

支原体肺炎患者发热热度不一，可呈高热、中等度热或低热，病初有全身不适、乏力、头痛。发病 2 ~ 3 天之后出现发热，体温常达 39 ℃ 左右，持续 1 ~ 3 周，可伴有咽痛和肌肉酸痛。

支原体肺炎最突出的症状为咳嗽，一般于病后 2 ~ 3 天开始，初为干咳，后转为顽固性剧咳，常有黏稠痰液，偶带血丝，少数病例有阵咳，可持续 1 ~ 4 周。肺部体征多不明显，甚至全无。少数可闻及干、湿性啰音，但多很快消失，故体征与剧咳及发热等临床症状不一致，为本病特点之一。婴幼儿起病急，病程长，病情较重，表现为呼吸困难、喘感、喘鸣音较为突出，肺部啰音比年长儿多。

Q: 支原体肺炎后期有哪些合并症？

支原体肺炎重症病例可合并胸腔积液和肺不张，也可能发生纵隔积气、气胸、坏死性肺炎等。少数患儿表现危重，发展迅速，出现呼吸窘迫，甚至需要用呼吸机或体外膜肺，严重时可引起死亡。大约25%的支原体肺炎患儿有其他系统表现，如皮疹、血管栓塞、溶血性贫血、脑膜炎、心肌炎、肝大和肝功能障碍、肾炎、吉兰-巴雷综合征等，常发生在起病2天至数周不等，也有一些患儿肺外表现明显但呼吸道症状轻微。有报道对大环内酯类药物耐药的支原体肺炎感染更容易有其他系统表现。

Q: 支原体肺炎的肺部X线表现有哪些?

胸部X线检查：本病的重要诊断依据为肺部X线改变。特点为：①气管肺炎。②间质性肺炎。③均匀一致的片状阴影似大叶性肺炎改变。④肺门阴影增浓。上述改变可相互转化，有时一处消散，而另一处又出现新的病变，即所谓游走性浸润；有时呈薄薄的云雾状浸润影，亦可有胸腔积液。体征轻而X线改变明显是肺炎支原体肺炎的又一特点。

Q: 支原体抗体IgM阴性就不是支原体肺炎吗? 支原体抗体IgM没转阴是病情还没得到控制吗?

支原体抗体IgM检测是支原体肺炎血清学诊断的主要指标，单次抗体滴度≥1:160或恢复期滴度较急性期滴度升高4倍以上可确诊支原体感染。但支原体抗体阴性不能除外支原体感染，这是因为支原体抗体IgM在支原体感染4～5天才产生，在此之前检测结果就是阴性。对于免疫功能低下儿童，即使有支原体感染，支原体抗体产生不足，也会造成假阴性结果，如果临床高度考虑支原体感染，可动态检测支原体抗体或行支原体PCR检测。

临床上抗支原体疗程也不依靠支原体抗体是否转阴性来判定，支原体抗体IgM在病情控制后还会持续存在1～3个月或更长时间。所以若疗程已足，无临床感染表现，即使支原体抗体IgM仍阳性也可进行观察随访。

Q: 什么情况属于难治性肺炎支原体肺炎?

经过大环内酯类药物正规治疗1周及以上，临床症状及体征加重、仍持续发热、肺部影像学加重，符合这种情况就属于难治性肺炎支原体肺炎。此病多见于大年龄儿童，病情较重，多有肺部并发症（胸腔积液、肺梗死、坏死性肺炎），肺外受累比例也高于非难治性肺炎支原体肺炎。此病是临床较棘手病例，往往需全身糖皮质激素、免疫球蛋白、支气管镜等治疗，一般住院时间长、病程长，后遗症发生率增高。临床遇到这种病例要高度重视，给予积极处理。

Q: 抗支原体治疗药物选择有哪些？

支原体肺炎病情早期可通过使用抗生素减轻症状，缩短病程，一般采用大环内酯类药物抗支原体治疗。常用的有红霉素和阿奇霉素，红霉素需静脉缓慢给药，阿奇霉素可口服也可静脉输注。红霉素对支原体肺炎效果好于阿奇霉素，但目前支原体对红霉素耐药率明显升高，阿奇霉素肺组织浓度高，对支原体肺部感染疗效好。临床上两组均可选择，也可序贯使用。对于大环内酯类药物耐药病例可考虑使用四环素类（米诺环素、多西环素）、喹诺酮类抗生素。注意儿童患者＜8岁不宜使用四环素类抗生素，＜18岁少年患者不宜使用喹诺酮类抗生素。

Q: 支原体肺炎什么情况下要全身使用糖皮质激素？

普通支原体肺炎不常规全身使用糖皮质激素，但重症支原体肺炎，或常规治疗效果差时需全身使用糖皮质激素，一般多用甲泼尼龙，常规剂量短期使用。有研究认为，对于持续高热超过1周、CRP $\geq$ 110 mg/L、中性粒细胞比例 $\geq$ 78%、血清乳酸脱氢酶 $\geq$ 478 IU/L、血清铁蛋白 $\geq$ 328 g/L 及胸部 CT 示整个肺叶受累，出现一项时常规剂量可能疗效不佳，建议甲泼尼龙冲击治疗。关于糖皮质激素用量目前未达成共识。

Q: 支原体肺炎什么情况下做支气管镜灌洗？

支气管镜灌洗（软式支气管镜）是通过局部冲洗呼吸道，结合异物钳等设备，清除呼吸道分泌物。支原体肺炎患者常伴有呼吸道黏液阻塞，甚至形成支气管塑型分泌物栓塞，少数患者还会因为炎症导致支气管狭窄，及时治疗呼吸道阻塞症状可以减轻发热，减少并发症。早期进行软式支气管镜对难治性肺炎支原体肺炎疗效显著。临床上建议在常规治疗基础上进行此项检查，若混合细菌感染建议先给予抗细菌治疗，避免操作造成感染扩散。也要综合患儿耐受程度、凝血功能、心电图结果考虑。

第五节　反复呼吸道感染

Q: 什么是反复呼吸道感染？

反复呼吸道感染是临床儿科常见病，发病率高达 20%。指 1 年内上呼吸道感染或下呼吸道感染次数频繁，超过了一定范围的呼吸道感染。诊断标准因年龄差异而不同，反复上呼吸道感染为 2 岁以内婴幼儿超过 7 次 / 年上呼吸道感染，3 ~ 5 岁儿童超过 6 次 / 年上呼吸道感染，6 岁以上儿童超过 5 次 / 年上呼吸道感染；反复下呼吸道感染为 2 岁以内婴幼儿超过 3 次 / 年下呼吸道感染，3 ~ 5 岁儿童超过 2 次 / 年下呼吸道感染，6 岁以上儿童超过 2 次 / 年下呼吸道感染。

Q: 什么原因形成呼吸道反复感染？

形成反复呼吸道感染的原因较为复杂。先天性因素或微量元素和维生素缺乏或机体免疫功能低下，或不正当的喂养方式，以及遗传、居住环境、护理等多种因素综合作用的结果。婴幼儿免疫功能较为低下，易患呼吸道疾病。此外，长期偏食、挑食，以及耐寒力较差的儿童易呼吸道感染，大气污染对引起呼吸道疾病也有影响。

Q: 反复呼吸道感染有哪些临床表现？

呼吸道感染是小儿常见病，大多发病较急，可能伴有发热、流涕、鼻塞、喷嚏、轻微咳嗽等症状。部分还可能伴有呕吐、腹泻等。不同的年龄临床症状也会有所不同。反复呼吸道感染高发人群除较健康儿童患呼吸道疾病频率高外，还多伴有食欲不振、盗汗、体重不增、面色萎黄等表现。若治疗不当还会导致哮喘、心肌炎、肾炎等疾病，严重者会影响生长发育与身体健康。

Q: 反复呼吸道感染需要做什么检查？

1. 血常规检查：白细胞总数、中性粒细胞及淋巴细胞百分数，可辅助判断呼吸道感染是细菌还是病毒引起的。白细胞总数及中性粒细胞百分数升高一般显示细菌感染；而白细胞数正常或偏低，淋巴细胞所占比例偏高则显示病毒感染。

2. 咽拭子培养：对于怀疑细菌感染引起反复呼吸道感染的患儿，要通过咽拭子培养（即咽部分泌物的培养及药物敏感试验）确定有由哪种细菌引起的，从而用对应的抗生素对症治疗。具体做法为晨起禁食、水，也不可以刷牙漱口，用消毒棉棒轻轻在咽部涂抹数次，然后将其放入细菌培养液中。因为，如服用抗生素会抑制或杀灭细菌，所以应该在服用抗生素前做这一检查。

3. 放射学检查：反复感染呼吸道疾病的患儿必须做肺部 X 线透视或拍 X 线片检查，根据患病时间的长短、病情的轻重及感染病原微生物的不同，放射影像表现也会有所不同。而影像的改变对指导患儿的诊断和治疗有重要意义。

4. 免疫功能的检查：对反复呼吸道感染的患儿，如有条件者，应该做此项检查来判断免疫功能是否正常。先天性免疫缺陷病患儿最主要的症状是反复呼吸道感染，他们的免疫功能存在明显异常，通过免疫功能的检查可更有针对性地指导治疗。反复呼吸道感染患儿的家长一定要给孩子进行免疫功能检查，确定是否是由免疫缺陷病引起的反复呼吸道感染，两者的治疗及预后是不同的，应尽早区分。

Q: 如何治疗反复呼吸道感染？

临床以减少呼吸道感染的次数为治疗目的。

1. 病原学治疗：病原体入侵是小儿反复上呼吸道感染期间最常见的致病因素，多为病毒、细菌和非典型病原微生物等。针对病原学的抗感染治疗是常规性治疗。

2. 免疫调节剂治疗：通过使用免疫调节剂增强呼吸道的免疫功能，可以有效降低反复呼吸道感染的频率及抗菌药物的使用。

3. 中医中药治疗：对于减轻症状、祛邪固本、调养体质、控制发作频率次数方面中医有独特优势。

Q: 如何预防反复呼吸道感染？

目前现代医学对小儿反复呼吸道感染的防治手段并不理想，但是反复呼吸道感染与小儿身体的防御能力、营养状态、环境因素有紧密联系，且与小儿呼吸道解剖特点有关。首先应该增加小儿的身体抵抗力和防止病原体的侵入，可以通过适当的户外活动、多晒太阳、加强体格锻炼、营养补充增强体质。流行性感冒流行季节，要避免孩子到公共场所去，避免孩子接触已感染人群。天气变化，加强护理，冷暖适宜，室内多通风。体弱的儿童可适当通过药物来增强机体免疫力。

第六节　　毛细支气管炎

Q: 什么是毛细支气管炎?

毛细支气管炎是一种婴幼儿常见的下呼吸道感染疾病,多发生在婴儿2~6个月,其临床特点为喘息、三凹征和气促。因其临床上较难发现未累及肺泡与肺泡间壁的纯粹毛细支气管炎,故国内认为是一种特殊类型的肺炎,叫作喘憋性肺炎。由呼吸道合胞病毒引起,但副流感病毒、腺病毒、鼻病毒、人类偏肺病毒、博卡病毒、肺炎支原体均可引起本病。

Q: 毛细支气管炎的表现有哪些?

常发生于2岁以下小儿,尤其是6个月以内,多为首次发作。突出表现为喘息和肺部哮鸣音。主要表现为下呼吸道梗阻症状,出现呼气性呼吸困难、呼气相延长伴喘息。呼吸困难呈阵发性,间歇期喘息消失。严重者,可见面色苍白、烦躁不安,口周和口唇发绀。全身中毒症状较轻,少见高热。呼吸浅而快,为60~80次/分,甚至100次/分,伴鼻翕和三凹征;心率加快,可达150~200次/分。肺部体征:呼气相哮鸣音,可闻及中细湿啰音,听诊呈过清音。肝脾由于肺过度充气被推向肋缘下,故可触及肝和脾。重度喘憋者PaO_2降低,$PaCO_2$升高。本病高峰期在呼吸困难发生后48~72小时,病程常为1~2周。

Q: 确诊毛细支气管炎需要做哪些检查?

外周血白细胞总数及分类大多在正常范围内。

采集鼻咽拭子或分泌物,使用免疫荧光技术、免疫酶技术及分子生物学技术可明确病原。

胸部X线检查可见不同程度的肺充气过度或斑片状浸润影,局部肺不张,也可以见到支气管周围炎及肺纹理增粗。

通过血气分析了解缺氧和二氧化碳潴留程度，建议有重度危险因素的患儿进行血氧饱和度监测。

Q: 如何预防毛细支气管炎？

1. 加强对疾病的认识，提倡母乳喂养，避免被动吸烟，增强体质。

2. 抗呼吸道合胞病毒（RSV）单克隆抗体对高危婴儿（早产儿、支气管肺发育不良、先天性心脏病、免疫缺陷病）和毛细支气管炎后反复喘息发作者的预防效果良好，能减少 RSV 感染的发病率和住院率。

第七节　支气管哮喘

Q: 什么是支气管哮喘?

支气管哮喘简称哮喘,是儿童期最常见的慢性呼吸道疾病。哮喘是多种细胞(如嗜酸性粒细胞、肥大细胞、T淋巴细胞、中性粒细胞及气道上皮细胞等)和细胞组分共同参与的气道慢性炎症性疾病,这种慢性炎症导致气道反应性增加,通常出现广泛多变的可逆性气流受限并引起反复发作性的喘息、气促、胸闷或咳嗽等症状,常在夜间和(或)清晨发作或加剧,多数患儿可经治疗缓解或自行缓解。

Q: 儿童支气管哮喘分哪几类?

小儿支气管哮喘是气道慢性非特异性炎症疾病,分为以下几种类型:①过敏性哮喘,主要是由接触或摄入过敏原引起呼吸道水肿、痉挛,从而发生哮喘。②肥胖型哮喘,主要是因过胖导致活动后哮喘,使活动受限。③运动性哮喘,部分患儿由剧烈运动导致的哮喘。④胸闷变异性哮喘,多数存在家族遗传史。主要表现为胸闷、憋气,但无反复喘息的情况。⑤非过敏性哮喘,可能是精神刺激、神经系统异常等引起的。

Q: 什么是咳嗽变异性哮喘?

咳嗽变异性哮喘又称咳嗽性哮喘。咳嗽变异性哮喘是一种特殊类型哮喘,以慢性咳嗽为主要或唯一临床表现。其发病早期阶段,一部分是以持续性咳嗽为主要症状,夜间或凌晨多见,常为刺激性咳嗽。它的病理生理改变与哮喘病一样,同为持续气道炎症反应与气道高反应性。多呈季节性发作,以春秋为多。

Q: 儿童支气管哮喘现状怎样？哪些因素可能导致？

有研究指出：全球 13% 的儿童哮喘与空气污染有关，肥胖也有可能是儿童哮喘的重要危险因素。可能导致儿童支气管哮喘发作的因素有：粉尘、动物毛屑及排泄物、花粉、真菌等吸入性过敏原；食入牛奶、鱼、虾、螃蟹、鸡蛋和花生等高过敏性食物；病毒及支原体感染等原因引起的呼吸道感染；情绪过度起伏；运动和过度通气；冷空气刺激；药物刺激。以上为诱发哮喘的常见危险因素，有些因素只引起支气管痉挛，如过度运动及冷空气刺激。有些因素可突然引起哮喘的致死性发作，如药物及化学物质。

Q: 支气管哮喘会出现哪些症状？

咳嗽和喘息突然出现，呈阵发性发作，大多数以夜间和清晨为重。发作前可有流涕、打喷嚏和胸闷，发作时呼吸困难，呼气相延长伴有喘鸣声。严重患者不能平卧，呈端坐呼吸、恐惧不安、大汗淋漓、面色青紫灰白。体格检查可见桶状胸、明显三凹征，肺部布满呼气相哮鸣音，严重者气道广泛堵塞，哮鸣音反可消失，称"闭锁肺"，是哮喘最危险的体征。肺部粗湿啰音时有时无，在剧烈咳嗽或体位变化时可引起消失，湿啰音的产生是由气管内的分泌物导致。发作间歇期也许没有任何症状和体征，有些患儿在用力时才能听到呼气相哮鸣音。此外，体格检查时还需要注意有无变应性鼻炎、鼻窦炎和湿疹等。

Q: 小儿支气管哮喘慢性持续期有什么表现？

支气管哮喘慢性持续期呈慢性反复发作，哮喘本就是一种慢性疾病，有的患儿常年发作，虽可用药物控制，但缓解期很短，大多是因为发作时控制效果不佳或反复感染发生的结果。由于支气管长期处于痉挛状态，气道阻力增加继而出现肺气肿，体格检查出现胸部呈桶状，前后径增加，肺底下移，心脏相对浊音界减小。有时虽没有急性发作，但活动后仍会感觉胸闷气急，肺部一般可闻及哮鸣音，或大多合并感染，痰多，由炎性分泌物阻塞而引发肺不张，常见于右肺中叶。有的发展成支气管扩张，偶见合并纵隔气肿或气胸。更有严重者有不同程度的心肺功能损害，甚至引发肺源性心脏病。

Q: 6 岁及以上儿童支气管哮喘的特点是什么？

轻度发作临床特点：走路时呼吸急促，可平卧，可成句讲话，精神意识可有焦虑烦躁，呼吸末期有散在哮鸣音，脉率略增加。中度发作临床特点：稍微活动后呼吸急促，常喜坐位，讲话成短句，精神意识常有焦虑烦躁，可有辅助呼吸肌活动及三凹征，有响亮弥漫哮鸣音，脉率增加。重度发作临床特点：休息时也存在呼吸急促，体位呈前弓位，只可讲单字，精神意识常有焦虑烦躁，通常有辅助呼吸肌活动及三凹征，有响亮弥漫哮鸣音，脉率明显增加。危重度发作临床特点：呼吸不整、体位不定、难以说话、嗜睡、意识模糊，胸腹矛盾运动，哮鸣音减弱乃至消失，脉率减慢或不规则。

Q: 6 岁以下儿童支气管哮喘的特点是什么？

轻度发作临床特点：无精神意识改变，能成句讲话，脉率低于 100 次 / 分，无发绀，存在哮鸣音。重度发作临床特点：精神意识焦虑、烦躁、嗜睡或意识不清，讲话只可说单字，脉率高于 200 次 / 分（0 ~ 3 岁）或高于 180 次 / 分（4 ~ 5 岁），可能存在发绀，哮鸣音减弱甚至消失。

Q: 咳嗽变异性哮喘的诊断标准是什么？

反复咳嗽持续 4 周以上，常因过敏原、冷空气刺激，以及过度运动发作或加重，患者不伴有喘息，以干咳为主。无感染指征，或长期抗生素治疗无效；抗哮喘药物治疗有效；排除其他因素造成的慢性咳嗽；支气管激发试验为阳性，或支气管舒张试验阳性，提示气道高反应性。

Q: 支气管哮喘需和哪些疾病鉴别？需做哪些检查？

支气管哮喘需与毛细支气管炎、气道异物、支气管炎、鼻窦炎、胃食管反流、嗜酸粒细胞性支气管炎等疾病鉴别。诊断支气管哮喘需做下列辅助检查：肺通气功能检测，了解有无气道阻塞及过敏因素存在；胸部 X 线检查，了解有无支气管炎或肺炎等呼吸道感染；过敏原检测，查找可能过敏原；支气管镜检查；呼出气一氧化氮浓度测定和诱导痰技术（在诊断和病情监测中发挥重要作用）。

Q: 支气管哮喘和毛细支气管炎如何鉴别？

毛细支气管炎常见于两岁以下的婴幼儿，好发于冬春季节，常有明显的呼吸道异常反应，如发热、咳嗽、呼气性呼吸困难等症状。还会有肺气肿体征，如叩诊音增强、桶状胸等；肺部听诊一般是高调干啰音、哮鸣音及呼气延长，也可闻及少量细湿啰音。白细胞计数正常或偏低临床常为病毒感染，一般是呼吸道合胞病毒、腺病毒多见。

支气管哮喘也有呼气性呼吸困难的表现，但多见于年长儿，一般患儿有哮喘家族史或患有荨麻疹、皮肤湿疹、过敏性鼻炎等过敏性疾病，血嗜酸性粒细胞计数一般表现为升高。发作时用支气管扩张剂（氨茶碱）、吸入型抗胆碱能药物（溴化异丙托品），与肾上腺素能受体激动剂（沙丁胺醇）及各类吸入型糖皮质激素等治疗有效。

Q: 儿童支气管哮喘和支气管异物如何鉴别？

支气管异物和支气管哮喘患者均会有喘息、呼吸困难、咳嗽等症状，但是区别于患者是否有异物吸入史。儿童出现异物吸入支气管后，会突然的剧烈咳嗽、呼吸困难，以吸气为主。如果异物卡在大气道，其表现为吸气性呼吸困难，可察及三凹征。典型的三凹征是胸骨上窝、锁骨上窝和肋间隙均出现凹陷，这种情况考虑支气管异物吸入的可能性较大。建议做肺 CT 或胸片，进行确诊，也可进行支气管镜，若异物在大气道或者相对较粗的支气管，可以借助支气管镜钳夹将异物取出。支气管哮喘是一种慢性气道炎症性疾病，患儿通常都有接触过敏史或家族遗传史，一般是反复发作。

Q: 咳嗽变异性哮喘与支气管炎如何鉴别？

1. 两者病因不同：支气管炎主要是由细菌感染、病毒感染，以及支原体感染或吸烟、接触粉尘、化学物质等因素刺激造成。而咳嗽变异性哮喘通常是以慢性咳嗽为主要症状的特殊性哮喘，大多由于精神压力较大、环境刺激等引起。

2. 症状不同：支气管炎以晨起咳嗽、咳痰，并且伴有喘息及反复发作为特征，睡觉时可能会出现阵咳。咳嗽变异性哮喘通常较剧烈，大部分患儿以夜间咳嗽为主，受到冷空气刺激咳嗽也会逐渐加重。

3. 治疗不同：慢性支气管炎患者可以使用镇咳药物，也可以使用祛痰药物，而咳嗽变异性哮喘患者可以遵医嘱应用沙丁胺醇、布地奈德等药物进行雾化治疗。

Q: 如何区分咳嗽变异性哮喘与鼻窦炎？

鼻窦炎与哮喘均可引起咳嗽，两者可通过以下几方面进行区别。

1. 症状不同：鼻窦炎是在鼻炎基础上，所以首先会存在鼻塞、流鼻涕、打喷嚏等鼻炎症状，由于鼻窦炎多由细菌感染所引起，故通常有流脓鼻涕或伴有发热情况。儿童鼻窦炎多表现为慢性咳嗽。哮喘是一种常见疾病，通常在鼻炎基础上有哮喘症状。以咳嗽、胸闷、气喘、呼吸困难为主要表现。若有典型表现可较易区分，但有些患儿症状不典型，仅表现为咳嗽。哮喘的咳嗽一般无痰，但鼻窦炎咳嗽有痰。

2. 治疗后反应：支气管扩张剂或吸入激素对支气管哮喘疗效显著，但对鼻窦炎无效。鼻窦炎需要使用鼻喷激素或白三烯受体拮抗剂。

Q: 如何区分咳嗽变异性哮喘与胃食管反流？

反酸、嗳气及夜间睡眠时出现胸部灼痛感是胃食管反流最典型的症状，有一部分胃食管反流的患者会有干咳症状。而反复发作喘息、气急、胸闷及咳嗽是哮喘患者的典型症状，多与接触了变应原、冷空气等有关。胃食管反流病患者可通过胃镜、检测胃食管蠕动的动力及检测食管的 pH 等相关检查来辅助诊断。而哮喘患者是通过做肺功能支气管舒张试验及支气管激发试验来诊断。哮喘患者如果合并了胃食管反流病，是因为胃酸反流容易诱发哮喘发作，所以两者既有区别，又有一定的关联性。

Q: 如何区别咳嗽变异性哮喘与嗜酸粒细胞性支气管炎？

嗜酸粒细胞性支气管炎与过敏性鼻炎、过敏性哮喘、过敏性荨麻疹存在一定的关联性，反复过敏性疾病发作诱发胸闷、气短，最终形成支气管哮喘。变异性咳嗽也是咳嗽变异性哮喘，是哮喘的一种特殊类型，还可因过敏引起。两者症状不同，嗜酸粒细胞性支气管炎通常为单纯的咳嗽症状，偶见白痰，夜间咳嗽一般不会加重，通常不伴有流涕、打喷嚏等。而变异性咳嗽主要以干咳为主，夜间或凌晨常见，也会被冷空气、粉尘、花粉、油烟味等刺激性气味诱导发作，有的患者还伴有过敏性鼻炎，会有流鼻涕、打喷嚏的表现。两者病理结果不同。嗜酸粒细胞性支气管炎支气管舒张试验或者支气管激发试验阴性，吸入支气管扩张剂无效。而咳嗽变异性哮喘患者支气管舒张试验或者支气管激发试验可能会有阳性的结果，吸入支气管扩张剂有一定的治疗效果，症状减轻。

Q: 小儿支气管哮喘遵循哪些治疗原则？

小儿支气管哮喘的控制治疗应该越早越好。并且要坚持长期、持续、规范、个体化的治疗原则。治疗包括：①急性发作期，快速缓解症状，如平喘、抗炎治疗。②慢性持续期和临床缓解期，防止病情加重和预防复发，如避免诱发因素、抗炎、降低气道高反应性、防止气道重塑，并做好自我管理。注重药物治疗和日常管理相结合，不可忽视生活因素如哮喘防治、诱发因素回避、患儿心理因素、机体免疫力等方面在哮喘长期管理中的作用。

Q: 儿童支气管哮喘如何治疗？

儿童支气管哮喘治疗分急性期治疗和慢性持续期治疗。

急性期治疗包括：①氧疗，鼻导管或面罩吸氧。②吸入短效 β_2 受体激动剂（SABA），沙丁胺醇、左沙丁胺醇、特布他林。③吸入短效抗胆碱能药物，异丙托溴铵。④糖皮质激素的全身应用，泼尼松或泼尼松龙、甲泼尼龙。⑤雾化吸入糖皮质激素（ICS），琥珀酸氢化可的松、布地奈德混悬液、丙酸倍氯米松混悬液、丙酸氟替卡松混悬液。⑥机械通气，空气或氧气。

慢性持续期的治疗包括：①糖皮质激素，小儿支气管哮喘长期控制的首选药物，目前为最有效的抗炎药物，吸入给药，药物直达气道黏膜，不良反应较小，常用药物为布地奈德。②长效 β_2 受体激动剂，常用于 5 岁以上儿童，常用药物有福莫特罗、沙美特罗等。③白三烯调节剂，该药耐受性好，不良反应少，服用方便。常用药物为孟鲁司特。④茶碱缓释片，长期控制时协助糖皮质激素抗炎，松弛呼吸道平滑肌。⑤肥大细胞膜稳定剂，色甘酸钠，多用于预防运动及其他刺激诱发的哮喘。

Q: 儿童支气管哮喘如何避免危险因素？

小儿支气管哮喘应该避免以下危险因素：支气管哮喘的患儿大多是过敏体质，所以要给孩子明确过敏原，避免接触过敏原；预防呼吸道感染等疾病的发生，病毒或者是细菌等病原体感染时，容易诱发支气管哮喘的反复发作；支气管哮喘的患儿可以通过长期吸入 β_2 受体激动剂预防哮喘的反复发作；患儿要注意休息，切忌过度的运动，避免劳累。

Q: 如何教育和管理儿童支气管哮喘？

防治儿童哮喘是一个漫长的过程。其中，对其家长及患儿的教育管理和医生的问诊治疗同样重要，并且需要两者之间保持默契的配合，保证家属及哮喘患儿都能够积极配合治疗，哮喘患儿才能恢复得又快又好。

首先对首诊的患儿及家长进行哮喘常识拓展，讲解哮喘是一种气道的慢性非特异性炎症性疾病，说明危险因素，避免反复发作。家长与医生建立长期信任，还应该让家长了解常规治疗方案，哮喘主要是通过吸入肾上腺皮质激素进行治疗，在医生的正确指导下，长期吸入是安全的，几乎不会对身高有影响。有效沟通使家长打消对使用激素的顾虑。

后续可结合患儿的病情、身体情况、家庭经济条件制订合适的治疗方案，并由专业人员教导科学用药、提醒注意事项、建立患者健康档案，预约复诊时间。

Q: 儿童支气管哮喘的预后怎么样？

支气管哮喘的预后良好，大多数患儿的病情能够得到有效抑制。医治目的不是治愈，而是控制，若患儿症状轻微，控制力就很强，若患儿不是单纯性支气管哮喘，则可能需要长期用药。为了减少疾病的反复发作，患儿应该加强锻炼，提高免疫力，但不可过度运动，应劳逸结合，注意休息，生活规律，不熬夜，营养饮食，远离过敏原及其他一切可能诱发哮喘的危险因素。

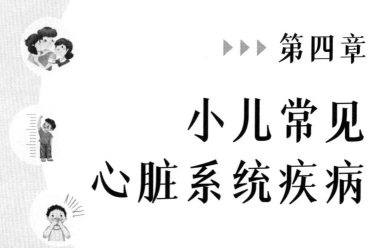

▶▶▶ 第四章

小儿常见
心脏系统疾病

第一节　　心脏概述

Q: 正常心脏结构是什么样子的？

心脏是人体的重要器官，主要位于人体的左侧胸腔，外形与桃子相似，与自己的拳头一样大。心脏是腔隙结构，有 2 房 2 室，分别为左心房、左心室、右心房、右心室四个腔，根据左右位置分为左心房和右心房；心房与心室之间有瓣膜，分为二尖瓣、三尖瓣、肺动脉瓣、主动脉瓣；心房下面 2 个腔隙称心室，根据左右位置分为左心室和右心室，心房和心室之间的瓣膜称房室瓣。新生儿动脉导管、卵圆孔分别在生后 1 个月、3 个月功能性关闭，有的可以延迟到 3 个月、1 年甚至更长时间关闭。

Q: 心脏循环的特征是什么？

心脏循环包括体循环和肺循环。

体循环又称大循环，是血液从心脏的左心室，经主动脉瓣射入主动脉，输送到身体的各部位组织（主要包括脑、心脏、上肢），供给组织细胞氧和营养物质，其余的经毛细血管网，回收二氧化碳和代谢产物入各分支静脉，汇集到上、下腔静脉后回到右心房，供应腹腔气管及下肢，这就是体循环。

肺循环又称小循环，经上、下腔静脉回到右心房的血液，经三尖瓣排入右心室。肺循环是将右心室的血液经肺动脉瓣射入肺动脉，在肺脏进行气体交换，排出二氧化碳，吸进新鲜氧气，其后将含氧量高的新鲜血液经肺静脉运回到左心房，这就是肺循环。再其后，左心房血液经二尖瓣到左心室，从左心室经主动脉瓣向外射血，即又开始了下一次的体循环。

心室连接身体大动脉，即右心室连接肺动脉，左心室连接主动脉。右心房主要是收集全身静脉血，包括上腔静脉及下腔静脉的静脉血，经过右心室将血射到肺部进行气体交换，排出二氧化碳，富含氧气的血液通过肺静脉回流到左心房，再到左心室，由左心室射到主动脉，满足正常新陈代谢，以及保障组织、脏器功能。心脏是人体的泵，主要发挥血液循环作用，且心脏功能决定人体的生活质量。

Q: 正常胎儿血液循环是什么样的？

胎儿时期的营养代谢和气体交换是通过脐血管（两条脐动脉、一条脐静脉）连接胎盘与母体来完成的。

由胎盘来的动脉血经脐静脉进入胎儿体内，经过肝脏、门静脉、下腔静脉流入右心房，约 1/3 经卵圆孔流入左心房，经左心室入升主动脉，主要供应心脏、脑、肝、上肢及上半身的血液循环及血氧。静脉血流入右心房到右心室进入肺动脉。80% 的血液经动脉导管进入降主动脉，供应腹腔气管及下肢的下半身的血液循环及血氧，上半身的血氧量超过下半身的血氧量。经脐动脉回胎盘，换取氧气及营养。

第二节　病毒性心肌炎

Q: 什么是病毒性心肌炎?

病毒性心肌炎主要是病毒感染损害心肌细胞导致人体自身免疫功能紊乱。心肌炎有急性或慢性过程，比较轻的患者症状并不是特别明显，主要表现为精神差、乏力、心悸、发热、咳嗽、胸痛、呕吐、腹泻，有的患儿描述不清，容易误诊；病况严重的患儿会觉得精神差、疲倦无力、食欲差、精力弱等，而且还可能伴随着胸痛、胸闷、气短、呼吸困难、面色差、少数严重患儿可导致心律失常、休克等。新生儿患病进展快，常见高热、呼吸困难和发绀等各种并发症。

Q: 病毒性心肌炎怎么诊断?

首先询问病史，患儿大多有感冒、咳嗽等呼吸道病史，或有呕吐、腹泻等消化道病史，并突然出现头晕、发热、面色苍白、大汗淋漓、出冷汗、呼吸困难、精神差、咽痛、胸痛、咳嗽、呕吐、腹泻、肌肉痛、关节痛、皮疹、喜长出气、喜叹气、不能平躺、喜半卧位或者坐位等症状。辅助检查主要是看症状、查体，听诊可闻及心动过速、心音低钝，甚至可闻及奔马律，化验主要是心肌损害标记物，肌钙蛋白对心肌炎诊断特异性强。通过心电图、超声心动图、胸部正位 X 线片等各项检查能明确诊断。

Q: 病毒性心肌炎怎么治疗?

患者要保持安静，卧床休息，避免剧烈运动，吃清淡易消化饮食，避免接触刺激性气味。病毒感染属自限性疾病，有的合并细菌或者支原体等其他病原菌感染，抗病毒药物治疗疗效不确定，一般不常规使用，根据症状、体征及化验结果，合理使用抗菌药物治疗。主要是 1，6- 二磷酸钠果糖营养心肌。使用大剂量维生素 C、辅酶 Q10、维生素 E、复合维生素 B，大剂量免疫球蛋白调节免疫。激素通常不用。如果有心律失常、心力衰竭应转入儿童重症监护室（PICU）治疗。大多数患者经过规律的治疗后可以痊愈，极少数患者在急性期因严重心律失常，急性心力衰竭和心源性休克而死亡。病毒性心肌炎进展快，死亡率高，临床医生要引起足够重视。

Q: 怎么预防病毒性心肌炎？

不良的生活习惯（饮食不规律、生活作息不规律、经常暴饮暴食）会使体质变差、抵抗力下降，导致细菌和病毒趁机侵入人体从而发病，所以建议大家在生活中饮食规律，吃清淡易消化食物，多吃蔬菜、水果，多喝奶，保证饮食均衡。同时要加强锻炼，注意劳逸结合，注意生活作息规律，体质差的人可以通过注射疫苗的方法或者口服增强免疫力药物的方法来预防流感、病毒性心肌炎，增强抵抗力，防止各种病毒感染。保持环境干净整洁，注意通风换气，保暖，避免潮湿寒冷的不良刺激，注意休息，避免一切可能使病情加重的因素。

第三节　　心律失常

Q: 心律失常的概念是什么?

小儿心律失常的期前收缩是心脏异位兴奋灶发放的冲动所致,可由疲劳、精神紧张等引起,少数也可发生于心肌炎、先天性心脏病等。年长儿可诉心悸、胸闷、不舒服。心电图表示为 P 波提前、QRS 波提前,无须特殊治疗,一般可在活动后减少或消失。若器质性心脏病需选用抗心律失常药物治疗。

Q: 什么是阵发性的心动过速?

阵发性的心动过速因为其发作与终止大多突然,没有明确的诱因,大多发生于青少年。常见烦躁不安、心跳加速、胸闷、头晕等症状。

阵发性室上性心动过速是指异位激动在希氏束以上的心动过速,可发生于任何年龄。多数患儿无器质性心脏疾病。感染为常见诱因,也可因疲劳、精神紧张、过度换气和手术后等引起。表现为小儿常烦躁不安、面色青灰、呼吸增快、常伴有干咳、有时呕吐,年长儿可有胸部不舒服、头晕等表现。患儿发作时心率突然增快,达 160 ~ 300 次 / 分,一次发作持续数秒钟或数日,发作停止心率正常。诊断心电图 P 波形态正常。治疗为刺激迷走神经,刺激咽部产生恶心、呕吐,患儿深吸气后屏气,压迫颈动脉窦法等。若以上方法无效,可选用药物治疗,使用洋地黄类药物等。药物治疗无效者可选用射频消融术。

Q: 室性心动过速的诊断及治疗是什么?

室性心动过速指起源于希氏束分叉处以下的 3 ~ 5 个宽大畸形 QRS 波组成的心动过速。疾病可由心脏手术、严重心肌炎、先天性心脏病、感染、缺氧、电解质紊乱等原因引起。表现为小儿烦躁不安、苍白、呼吸困难,较大的儿童出现心前区疼痛、胸闷、心前区压迫感,严重的出现晕厥、休克等,心率增快达 150 次 / 分以上。心电图是诊断室性心动过速的重要手段。心电图特征为 QRS 波宽大畸形，T 波与 QRS 波主波相反。室性心动过速是一种严重的心律失常，可猝死，必须及时诊断，及时处理。药物选择利多卡因，如果有血压下降或者心力衰竭时使用同步直流电复律。通过进行心电图检查、动态心电图检查、体格检查等多项检查项目，能够了解疾病的严重程度。

室性心动过速的患者，应当针对具体的病因和病况治疗。如果患者本身就存在器质性的心脏病，需要针对病因来进行治疗，要消除病因，保持良好的心态，避免情绪过度激动，精神过度紧张，这样才能促进疾病的控制。疾病比较严重的时候，需要进行手术治疗，通过采取外科手术治疗、射频消融术治疗等多项治疗措施可以控制。

Q: 房室传导阻滞如何诊断？

房室传导阻滞是由于心房向心室传导过程中延缓或者部分甚至全部不能下传的现象，分为Ⅰ度、Ⅱ度、Ⅲ度。

Ⅰ度房室传导阻滞可见于健康儿童，也可见于病毒性心肌炎、发热、先天性心脏病等患者，无明显临床表现，可通过心电图检查诊断。Ⅱ度房室传导阻滞的原因有风湿性心脏病，各种原因引起的心肌炎、严重缺氧、心脏手术后等。表现为胸闷、胸痛，甚至眩晕，听诊可发现心律失常。Ⅲ度房室传导阻滞小儿较少见。表现为乏力、眩晕、活动时气短，甚至死亡。听诊可闻及心脏喷射性杂音。

Q: 房室传导阻滞怎么治疗？

Ⅰ度房室传导阻滞：无须特殊治疗，患者无特殊不适，嘱注意休息、健康合理饮食，一般预后良好。

Ⅱ度房室传导阻滞：治疗原发病，当患者出现胸部不适，明显感到心律不齐、心率慢时，可用阿托品、异丙肾上腺素等，预后针对原发病、基础病做相应的处理，预后与原发病有关。

Ⅲ度房室传导阻滞：如果患者出现意识障碍、胸闷、胸痛、气促、呼吸困难、发绀等症状时，需立即纠正缺氧与酸中毒，可以鼻导管吸氧，若呼吸困难明显，鼻导管吸氧改善不明显，需呼吸机辅助通气；可口服阿托品、麻黄碱。重症患者可安装心脏起搏器。

第四节　先天性心脏病

Q: 什么是先天性心脏病?

先天性心脏病是胎儿时期心脏及大血管发育异常所致的先天性心脏畸形,多与遗传因素,染色体畸变,如 21- 三体综合征、18- 三体综合征等有关;母体因素,如怀孕期间其母被病毒或细菌感染,接触有害物质和疾病,特别是怀孕早期患上风疹、流行性感冒、流行性腮腺炎、水痘、支原体肺炎等,或母亲患有糖尿病、高血压、高钙血症等,或者与其母接触过放射线、有机化学物质、服用药物、宫内缺氧等有关。

Q: 先天性心脏病的分类与分型及临床表现分别是什么?

左向右分流型(发绀型)先天性心脏病有房间隔缺损、室间隔缺损和动脉导管未闭等。右向左分流型(发绀型)先天性心脏病有法洛四联症、大动脉换位和三尖瓣闭锁等。无分流型(无发绀型)先天性心脏病有肺动脉狭窄、主动脉瓣狭窄和主动脉缩窄等。

房间隔缺损分为 4 个类型:①原发孔型。②继发孔型。③静脉窦型。④冠状静脉窦型。

多数患儿缺损较小的可无症状,缺损较大时,表现为体型瘦长、面色苍白、乏力、多汗、活动后气喘和生长发育慢等症状。

Q: 房间隔缺损的诊断及治疗是什么?

先天性心脏病主要看症状、体征、辅助检查,房间隔缺损听诊在左胸第 2 肋间可闻及 2 ~ 3 级喷射性收缩期杂音,第一心音亢进。X 线显示心脏外形增大,心胸比 > 0.5,透视下可见肺门舞蹈征。心电图电轴右偏,右心房和右心室肥大。

小型继发孔型房间隔缺损大多在 4 岁以前闭合,如果症状明显,年龄大于

2 岁的患儿，可行外科手术修补或通过导管介入封堵。

Q: 室间隔缺损的分类、临床表现及治疗分别是什么？

室间隔缺损分类有 3 种：①膜周型；②肌部型；③双动脉下型。小型缺损可无症状，生长发育不受影响，5 岁以内大多能自然闭合。较大缺损患儿多生长缓慢，体重不增，吃奶困难，活动后气喘、多汗、反复呼吸道感染，易患肺炎合并心力衰竭、感染性心内膜炎等。应及时诊治，必要时手术处理。

Q: 动脉导管未闭的分类、临床表现及治疗各是什么？

动脉导管未闭为小儿先天性心脏病最常见的类型之一，出生后，大约 15 小时即发生功能性关闭，80% 在生后 3 个月解剖性关闭，生后 1 年，解剖上完全关闭。分型为：①管型。②漏斗型。③窗型。

动脉导管细小者临床上无症状，导管粗大的婴幼儿有症状，表现为烦躁哭闹、吃奶困难、吃奶时大汗淋漓、发绀，易合并肺炎，严重者发生呼吸衰竭、心力衰竭。为防止心内膜炎、肺动脉高压，一般主张动脉导管及时手术或经介入方法关闭。

Q: 肺动脉瓣狭窄的分类、临床表现及治疗分别是什么？

典型肺动脉瓣狭窄可见肺动脉瓣二瓣化畸形和单瓣化畸形。发育不良型肺动脉瓣狭窄可见肺动脉干不扩张或发育不良。

轻度肺动脉瓣狭窄可完全无症状；中度狭窄在 2 ~ 3 岁无症状，但年长儿活动时或哭闹时易疲劳、呼吸急促、发绀；严重狭窄于中度体力劳动时可出现呼吸困难、胸痛、上腹痛、发绀，甚至昏迷或猝死。

右心室收缩压超过 50 mmHg 时，可导致心肌损害，需要行狭窄解除及球囊瓣膜成形术。严重肺动脉瓣狭窄首选球囊瓣膜成形术，如果无该手术的适应证，应该行外科瓣膜切开术，解除肺动脉瓣狭窄。

Q: 法洛四联症的概念和临床表现是什么？

法洛四联症是一种常见的先天性心脏畸形，是婴幼儿常见的发绀型先天性心脏病，包括室间隔缺损、肺动脉狭窄、主动脉骑跨和右心室肥厚。其临床表现如下。

1. 发绀：多见于毛细血管丰富的浅表部位，如唇、指（趾）甲床、球结膜，稍微活动如哭闹、激动、体力劳动、寒冷，即出现气急及发绀加重。

2. 蹲踞症状：患儿活动、跑步、行走、玩耍时，常主动蹲下休息片刻。蹲踞时下肢屈曲，静脉回心血量减少，减轻了心脏负荷，缺氧症状暂时缓解，不会行走的小婴儿常喜欢让大人抱，不愿意多走路。

3. 杵状指（趾）：发绀持续 6 个月以上，出现杵状指（趾），长期缺氧使指（趾）端毛细血管扩张增生，肥大如鼓槌状。

4. 阵发性缺氧发作：婴儿吃奶、哭闹、活动、激动、贫血、感染等，表现为阵发性呼吸困难，严重者可以昏迷、抽搐，甚至死亡。原因是肺动脉漏斗部痉挛引起一时性肺动脉梗阻，年龄稍大的儿童常头痛、头晕。常见的并发症为脑血栓、脑脓肿及感染性心内膜炎。

Q: 法洛四联症的辅助检查及治疗包括什么？

法洛四联症相关辅助检查如下：①血液检查。周围血红细胞计数和血红蛋白浓度明显增高。血小板降低，凝血酶原时间延长。② X 线检查。典型者前后位心影呈"靴状"。③心电图。电轴右偏，右心室肥大。④超声心动图。可见到主动脉内径增宽，骑跨于室间隔之上。⑤心导管检查。

内科治疗：①一般护理。平时多喝水，预防感冒，清淡清洁饮食，防止腹泻脱水和并发肺炎等，婴幼儿应注意引起阵发性缺氧发作。②如果合并肺炎或者其他并发症，引起缺氧发作，应该及时治疗，发作轻者采取胸膝位即刻缓解，重症给予立即吸氧，若鼻导管吸氧不缓解，血氧饱和度低，呼吸困难给予呼吸机辅助通气。③药物治疗。给予去氧肾上腺素每次 0.05 mg/kg，静脉注射，或普萘洛尔每次 0.1 mg/kg，必要时皮下注射吗啡每次 0.1 ~ 0.2 mg/kg。纠正酸中毒，给予 5% 碳酸氢钠 1.5 ~ 5 mL/kg 静脉注射。

外科治疗：轻症患者可考虑学龄前行一期根治手术，临床症状明显应在生后 6 个月内行根治术。重症患儿可行姑息手术，待一般情况改善，肺血管发育好转后，再行根治术。目前常用的姑息手术有锁骨下动脉–肺动脉分流术。

患儿平时适当锻炼，加强营养，增强抵抗力，避免引起缺氧发作的诱因，如贫血、感染等，尽量保持患儿安静。

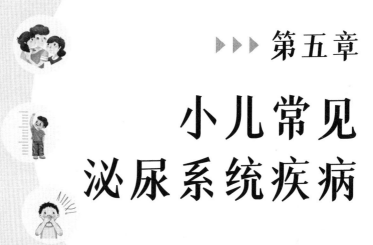

▶▶▶ 第五章

小儿常见
泌尿系统疾病

第一节　尿路感染

Q: 什么是尿路感染?

尿路感染是小儿泌尿系统常见病之一,是指病原微生物侵入泌尿道引起尿道炎、膀胱炎、肾盂炎症,统称尿路感染。其中尿道炎、膀胱炎称为下尿路感染;肾盂肾炎、肾脓肿、肾周脓肿称为上尿路感染。尿路感染与泌尿系畸形特别是膀胱输尿管反流密切相关,并且易反复,导致肾瘢痕形成,这些因素可能导致患儿成人后发生高血压和终末肾衰竭。因此,要及时诊断和治疗所有的尿路感染患儿,寻找其潜在的畸形,预防复发及肾瘢痕形成,改善预后。

Q: 哪些儿童容易发生尿路感染?

尿路感染的小儿多见于小于 1 岁的男孩及小于 4 岁的女孩;未接受包皮环切术的男孩;女孩患病率高于男孩(女性尿道较短所致);泌尿系统畸形的儿童;亲属(父母、子女、兄弟姐妹)有相关疾病史的儿童的患病率比没有相关家族史的更大;带有导尿管,风险随留置时间延长而增加;膀胱输尿管反流(尿液从膀胱逆流至上尿路)的儿童;膀胱和肠道功能障碍的儿童(异常排泄模式为尿频或排尿次数减少、日间遗尿、尿急、便秘、大或小便失禁等)。

Q: 尿路感染的病因是什么?

婴儿经常使用尿布,尿道口常受粪便污染,加上局部防卫能力差,易引起上行感染;婴儿机体抗菌能力差,易患菌血症,导致下行感染;先天畸形及尿路梗阻可由结石、肿瘤等原因引起的梗阻使细菌逆流导致尿路感染;血行感染多发生在新生儿及小婴儿、少数直接蔓延和由淋巴感染;膀胱输尿管尿液反流(简称尿反流)的婴幼儿期常见。

在正常情况下,输尿管有一段在膀胱壁内走行,当膀胱内尿液充盈或排尿时，膀胱壁压迫此段尿管使其关闭，尿液不能反流。在婴幼儿时期，由于膀胱壁内走行的输尿管短，很多小儿排尿时关闭不完全而致反流，细菌会随反流上行引起感染。尿反流的危害在于导致反流性肾病及肾脏瘢痕形成。

Q: 小孩频繁"尿尿"是尿路感染吗？

小孩的免疫系统尚未完善，加上特殊的生理结构，如男宝宝的生理性包茎、包皮粘连等，女宝宝尿道比较短、尿道口与肛门毗邻、括约肌功能差等，这些生理解剖结构使得小儿尿道口极易受到污染，如果平时不注意清洁卫生，那么就极易导致尿路感染。尿路感染是儿科常见的感染性疾病，可发生在小儿时期的任何年龄阶段。

孩子发生尿路感染时，大一些的可能与成人一样，出现尿频、尿急、尿痛、尿液异味等尿液异常或局部刺激症状，有些还可伴有发热；而小一些的孩子，可能只是表现为原因不明的腹泻、呕吐、拒奶、腹胀等症状，往往容易造成误诊或漏诊。若未及时处理，甚至还可造成肾实质损害或慢性肾衰竭及高血压等更严重的损害。因此，如考虑孩子可能患上了尿路感染时，要及时到医院检查，一旦确诊，需在医生的指导下规范用药，以便彻底治愈。

Q: 尿路感染急性期有哪些表现？

尿路感染急性期的临床症状因患儿年龄组的不同存在着较大差异。新生儿的临床症状极不典型，多以全身症状为主，如发热或体温不升、苍白、吃奶差、呕吐、腹泻等，常伴有败血症，但其局部排尿刺激症状多不明显；婴幼儿临床症状也不典型，常以发热最突出，局部排尿刺激症状可不明显，但细心观察可发现有排尿时哭闹不安、尿布有臭味和顽固性尿布疹等；年长儿以发热、寒战、腹痛等全身症状突出，常伴有腰痛和肾区叩击痛、肋脊角压痛等，同时尿路刺激症状明显，患儿可出现尿频、尿急、尿痛、尿液混浊，偶见肉眼血尿。

Q: 出现什么情况要考虑儿童患了尿路感染？

出现以下情况要考虑儿童患了尿路感染：新生儿以败血症、脑膜炎及中毒症状为主要表现，常表现为精神淡漠、拒奶、激惹或体重不增；婴儿表现为发热、吐泻、体重不增；而儿童除有发热、寒战外，常有尿频、尿急、尿痛、下腹痛、腰痛及肾区叩痛等。儿童尿路感染中以女孩为主，症状因年龄而异。

Q: 小儿尿路感染的临床表现有哪些？

小儿尿路感染的临床表现与年龄是密切相关的，新生儿期泌尿系统感染，表现为发热、食欲下降、呕吐、厌奶等。婴幼儿期大多也以全身症状为主，主要表现为发热或精神、食欲差等。随着年龄的增长，慢慢也会出现下尿路症状，如尿频（就是尿的次数明显增多），尿急，以及尿痛。尿痛对于小婴儿来讲，主要的表现就是排尿时候的哭闹比较明显。对于儿童期来讲，尿路感染的症状主要是以下尿路感染为主，表现为尿频、尿急和尿痛。

Q: 小儿尿路感染最主要做哪些检查？

小儿泌尿系统感染的检查方法有很多，最主要的化验是尿常规检查及尿细胞计数。①尿常规检查：如清洁中段尿离心沉渣中白细胞 ≥ 5 个 /HP，即可怀疑尿路感染。血尿也很常见。肾盂肾炎患者有中等蛋白尿、白细胞管型尿及晨尿的比重和渗透压减低。② 1 小时尿白细胞排泄率测定：白细胞数 > 30 × 10^4/h 为阳性，可怀疑泌尿道感染；< 20 × 10^4/h 为阴性，可排除泌尿道感染。还有尿培养细菌学检查和尿液直接涂片等，必须到医院做检查。

小儿泌尿系统感染在日常生活中是一种比较多见的疾病，该疾病主要是细菌感染引起的，严重侵害着患儿的身体健康。家长在发现孩子出现泌尿系统感染的症状时，必须尽早带孩子到正规医院进行检查，确诊后积极配合医生对症治疗，以免错过最佳的治疗时机，导致病情加重。

Q: 怎么尽早发现小儿有尿路感染？

尿液常规检查是及时发现和明确诊断的关键措施。虽然留取小便进行尿液化验分析，对于成人是一件轻松简单的事情，但对于儿童，特别是婴幼儿，却会成为困难重重、需要耐心和技巧的事情，不少儿童家长还会为留取儿童尿液标本不顺利而着急上火。临床上通过尿液常规检查，尿液细菌培养和药敏检查，以及典型的临床症状是可以确诊为小儿尿路感染的。如果尿液中有大量的白细胞，伴有尿隐血阳性，同时伴有尿频、尿急、尿痛，甚至发热等症状时，就可以考虑患有尿路感染。小儿患有尿路感染时，建议到正规医疗单位泌尿外科或儿科就诊，听从专业医生的指导意见，给予相应的治疗。治疗期间以清淡饮食为主，多饮水，勤排尿，注意个人卫生。

Q: 如何诊断尿路感染？

年长儿尿路感染症状与成人相似，尿路刺激症状明显，常是就诊的主诉。如能结合实验室检查，可立即确诊。但对于婴幼儿，特别是新生儿，由于排尿刺激症状不明显或缺如，而常以全身表现较为突出，易致漏诊。故对病因不明的发热患儿都应反复进行尿液检查，争取在抗生素治疗前进行尿培养、菌落计数和药物敏感试验。凡具有真性菌尿者，即清洁中段尿定量培养菌落 $\geqslant 10^5$ mL 或球菌 $\geqslant 10^3$ mL，或耻骨上膀胱穿刺尿定性培养有细菌生长，即可确立诊断。

Q: 尿路感染应该与哪些疾病做鉴别？

尿路感染需与急性肾小球肾炎、肾结核及急性尿道综合征鉴别。急性尿道综合征的临床表现为尿频、尿急、尿痛、排尿困难等尿路刺激症状，但清洁中段尿培养无细菌生长或为无意义性菌尿。急性肾小球肾炎初期可有轻微尿路刺激症状，尿常规检查中红细胞增多，有少数白细胞，但多有管型及蛋白尿，且多伴水肿、高血压，尿培养抗阴性有助鉴别。肾结核多见于年长儿，有结核接触史及结核感染中毒症状，结核菌素试验阳性。如病变累及膀胱可出现血尿、脓尿及尿路刺激症状，尿液中可查到结核分枝杆菌。

Q: 尿路感染体检要点有什么？

尿路感染体检中要注意体温（排除其他引起发热的原因）、便秘表现、是否可扪及肾脏及肾脏疼痛、是否有排尿功能障碍、是否存在脊柱裂或骶尾部发育不良、是否存在生殖器异常（包茎、阴唇粘连、包皮手术后尿道外口狭窄、泌尿生殖系统异常汇合、泄殖腔畸形、外阴炎、附睾睾丸炎）等。

Q: 尿路感染一定要用抗生素吗？

儿童尿路感染治疗的目的是根除病原体、控制症状、去除诱发因素和预防再发。儿童尿路感染治疗的总原则包括两点，一是合理使用抗生素，二是在开始使用抗生素治疗前必须留取尿液做分析和培养。抗生素的应用原则是，对于无症状菌尿患者，当患儿的尿中不含白细胞时，除非引起了并发症或者需要手术治疗，否则不建议应用抗生素；对于单纯性膀胱炎患者，口服抗生素治疗则至少要持续 3 ~ 4 天；如果患儿出现了发热表现，治疗需要更进一步。对于下尿路感染，可以在院外口服抗生素，3 ~ 5 天症状缓解，尿常规恢复正常即可。对于急性肾盂肾炎治疗应该及时、彻底，尤其对于小于 3 个月的患儿，或者有发热、嗜睡、血压降低等脓毒血症表现，或为复杂性尿路感染，或者不能耐受口服药物者，应住院静脉输液治疗，体温平稳 3 ~ 5 天后，尿常规恢复正常可改为口服抗生素巩固疗程至少 10 ~ 14 天。

Q: 小儿尿路感染如何治疗？

小儿尿路感染的治疗非常简单，因为一般小儿尿路感染都比较单纯，让孩子多喝水，多排尿，让尿液冲刷局部尿道，基本上可以达到治愈的目的；如果感染症状比较重，可以吃头孢类抗生素，所以首先要了解小儿尿路特点。小女孩尿道特点是宽、短、直，容易逆行感染，孩子的会阴部感染或者外阴感染以后，细菌容易逆行感染尿道，男孩可能是因为包皮过长或者包茎，局部的细菌滋生，天气炎热，活动量大，出汗多，饮水少，排尿少，尿液冲刷的作用小的情况下，细菌滋生诱发尿路感染，这种情况下孩子多喝水，多排尿即可。

如果孩子在局部感染的情况下，有尿急、尿频、尿痛，甚至血尿、脓尿的情况，也可以针对性吃头孢类抗生素来控制感染。如果孩子经常出现尿路感染，要带孩子到医院进行检查，让医生进行评估，可以做泌尿系统的彩超，排除上尿路问题诱发的尿路感染，如肾盂输尿管连接部狭窄或者输尿管末端狭窄，肾脏积水，出现扩张而诱发的尿路感染。所以小儿尿路感染如果是偶尔发作，多喝水，多排尿即可，如果是经常发作，要针对性地进行检查，明确诊断以后进行处理和治疗。

Q: 小儿尿路感染护理方法应注意什么？

小儿尿路感染护理主要是对症护理，婴幼儿常有高热、哭闹，可用物理或药物降温、镇静。要鼓励患儿多饮水，促使其多排尿，要勤换尿布，保持其会阴部清洁干燥。其次是观察病情变化，注意全身症状的变化，尤其是婴幼儿，除注意体温外，尚应观察消化道、神经系统等症状。另外，观察药物不良反应，按医嘱应用抗菌药物，注意药物不良反应。口服抗菌药物可出现恶心、呕吐、食欲减退等现象，饭后服药可减轻胃肠道不良反应，若不良反应仍明显，必要时减量或更改其他药物。饮食方面选择清淡、利尿的食物，多喝水。在有感染时要避免吃煎、炸、油腻、不易消化的食物。小孩尿道口用清水清洁干净后，还要注意擦干水分，保持局部干燥、清洁。

Q: 尿路感染会反复发作吗？

上尿路感染的儿童改变不良卫生习惯，减少尿道口污染和感染的机会，同时家长多给孩子饮水，使其勤排尿，是会减少病情反复的。但是伴有泌尿系统先天异常的患儿比较容易出现反复尿路感染，而且容易因频繁应用抗生素导致耐药菌群出现，给临床抗感染治疗增加难度，促使肾瘢痕形成。所以在抗生素治疗中，如果尿路感染复发或者宝宝的泌尿系畸形为梗阻性尿道畸形及高级别的膀胱输尿管反流等情况，需要及时就诊于泌尿外科，评估是否需要手术干预治疗。

Q: 小儿尿路感染疾病的预后怎么样？

小儿患有尿路感染，只要经过积极有效的治疗，多数情况下都会得到很好的治愈，预后良好。只有个别情况因治疗不及时、病情迁延等，可能会导致脓毒血症以及肾功能衰竭等，如果病情继续发展，严重时可能会危及小儿生命。

由于本病容易复发，50% 无症状，因此对患儿定期随访很重要。急性疗程结束后每月随访 1 次，共 3 个月，如无复发可认为治愈。反复发作者每 3 ~ 6 个月复查 1 次，共 2 年或更长。

Q: 小儿尿路感染怎么预防？

①注意卫生，保持局部清洁。如坚持每日多饮水，每 2 ~ 3 小时排尿 1 次，以冲洗膀胱和尿道，避免细菌在尿路繁殖。②加强阴部护理，保持清洁。婴儿每次大便后都应清洗臀部，女婴冲洗外阴应从前向后。尿布要每次更换，并用开水烫洗，最好每日煮沸消毒 1 次。男婴常因包皮过长，患有包皮龟头炎，要注意清洗包皮内污垢，可用清水或 1:1000 高锰酸钾溶液清洗。③教育小儿注意外阴卫生，不要用手去抚摸。每日用清水清洗外阴。勤换内裤，尽早训练小儿不穿"开裆裤"。尽量避免尿路器械检查。

第二节　肾病综合征

Q: 肾病综合征是什么？

儿童肾病综合征是由三高一低症状组成的综合征，即低蛋白血症、大量蛋白尿、高胆固醇血症、高度水肿是形成肾病综合征最根本的问题。其中前两项为诊断的必备条件。肾脏滤过屏障是电荷屏障和机械屏障出现问题之后，蛋白质会从血液中滤出至尿液，进而导致肾病综合征。肾病综合征按病因可分为原发性、继发性和先天性3种类型，其中原发性肾病综合征约占儿童时期肾病综合征总数的90%。

Q: 肾病综合征是如何发病的？

肾病综合征在儿童肾脏疾病中发病率仅次于急性肾炎，男孩多于女孩，比例为 3.7∶1。发病年龄多为学龄前儿童，3 ~ 5 岁为发病高峰。肾病综合征的病因及发病机制尚不明确，与遗传、免疫、感染、药物及环境等各种各样的因素都有关联，是多种原因引起肾小球基膜通透性增高，致血浆中大量蛋白从尿中丢失的疾病，儿童肾病综合征最主要的病理改变为微小病变，起病缓慢，各种感染可以诱发该病。

Q: 如何判断儿童出现了肾病综合征？

如儿童出现水肿，可初步判断为肾病综合征，需检查。水肿开始见于眼睑，逐渐遍及全身，呈凹陷性，当发现孩子有眼睑水肿时要特别留意，很多家长常常等孩子出现了多个地方的水肿后才重视起来，延误了病情。严重患儿可有腹腔积液或胸腔积液。

一般情况下，儿童肾病综合征病情隐匿，常无明显诱因。除水肿外，患儿可出现精神萎靡、倦怠无力、食欲减退，有时伴有腹泻，可能与肠黏膜水肿和伴感染有关，病期久或频繁复发者，可出现蛋白质缺乏型营养不良、发育落后等。

Q: 小儿肾病综合征的主要检查方法有哪些？

肾病综合征的主要检查方法有尿液分析、血清胆固醇和肾功能测定、血浆蛋白测定等。其中，尿液分析是常规检查，24 小时尿蛋白定量检查 ≥ 50 mg/（kg·d）为大量蛋白尿的标准，血清白蛋白浓度 < 25 g/L 可诊断为肾病综合征的低白蛋白血症，肾脏病理检查对疾病的诊治有重要指导意义。

Q: 如何诊断肾病综合征？

诊断肾病综合征主要根据临床表现，凡出现大量蛋白尿［24 小时尿蛋白定量 ≥ 50 mg/（kg·d），或 ≥ 3.5 g/kg］、高度水肿、高胆固醇血症、低白蛋白血症均可诊断为肾病综合征。其中大量蛋白尿和低白蛋白血症为诊断的必备条件。结合病史和化验除外引起继发肾病的各种病因后即可诊断为原发性肾病综合征。

Q: 肾病综合征的一般治疗有哪些？

肾病综合征的一般治疗指休息和饮食，除高度水肿、高血压外，一般不需绝对卧床。病情缓解后活动量逐渐增加。缓解 3 ~ 6 个月后可逐渐参加学习，避免过劳。水肿严重和血压高者限制水量及食盐摄入，病情缓解后不必继续限盐，但大量利尿或腹泻、呕吐失盐时，须适当补充盐和水分。蛋白摄入以动物蛋白为佳，应用激素过程中可补充维生素 D 及适量钙剂。

Q: 肾病综合征的治疗方法有哪些？

肾病综合征以健脾补肾、控制西药不良反应为原则，采用中西医结合，以肾上腺皮质激素为主的综合治疗。包括维持水电解质平衡供给、控制水肿、适量的营养预防、控制伴随感染、对激素耐药者配合应用免疫抑制剂、抗凝及纤溶药物、血管紧张素转换酶抑制剂（ACEI）、正确使用肾上腺皮质激素防止反复发作等。

Q: 肾病综合征水肿治疗应注意什么？

肾病综合征治疗时，一般应用激素后 7 ~ 14 天多数患儿开始排尿消肿，故可不用利尿剂。但高度水肿、合并皮肤感染、高血压、激素不敏感等常需用利尿剂。当对利尿剂无效且血浆蛋白过低者，可先扩容继之利尿。利尿治疗中须注意尿中失钾，以及可能导致低血容量，故不宜长期大量应用利尿剂或骤然大量利尿。

Q: 肾病综合征激素治疗的不良反应有哪些？

肾病综合征激素治疗的不良反应有肥胖、体脂分布异常、库欣貌、肌萎缩、肌无力、伤口愈合不良、高血糖和糖尿、水钠潴留、高血压、高尿钙及骨质稀疏、消化性溃疡、穿孔。神经精神方面有欣快感、兴奋、失眠，严重时发生精神病、癫痫发作。还易发生感染或隐性感染灶（如结核病）的活动和播散。长期用药还可发生白内障、股骨头无菌坏死。小儿于生长期中其生长，尤其是身高可受影响。突然停药或遇感染、手术等应激状态，肾上腺皮质分泌相对或绝对不足，即可出现急性肾上腺皮质功能不全症状，表现为恶心、呕吐、腹痛、休克前期乃至休克。

Q: 肾病综合征会出现哪些并发症？

肾病综合征最常见的并发症是感染，也是引起死亡的主要原因，亦是导致复发及激素耐药的常见原因。常见为呼吸道感染、皮肤感染、泌尿道感染和原发性腹膜炎等，其中尤以上呼吸道感染最多见。电解质紊乱和低血容量也是常见的并发症，如低钠、低钾及低钙血症。肾病综合征高凝状态还易致各种动、静脉血栓形成，其中以肾静脉血栓形成常见，表现为突发腰痛、出现血尿或血尿加重、少尿，甚至发生肾衰竭。除原有肾小球的基础病变可引起肾小管功能损害外，大量尿蛋白的重吸收可导致肾小管（主要是近曲小管）功能损害，出现肾性糖尿或氨基酸尿，严重者呈范可尼综合征。

Q: 肾病综合征的预后怎么样？

肾病综合征的预后转归与病理变化和其对糖皮质激素治疗的反应关系密切。微小病变型预后最好，但要注意严重感染或糖皮质激素的严重不良反应。局灶节段性肾小球硬化预后最差，如对糖皮质激素敏感，则预后可改善。

Q: 肾病综合征治愈率如何？

在发现孩子患有肾病时，一定要尽早治疗，以免病情加重给孩子带来痛苦。还要看患者对医生开出药物的适应性，医生确诊用药治疗期间，有的患者见效慢，也有的各方面状况都良好，但因情绪低落甚至丧失治疗时机而导致无法治疗，甚至死亡。所以，患者的配合程度还是非常重要的一点。肾病综合征是一种非常常见的病，发现了就要及时治疗。目前临床上针对肾病综合征的治疗方法有很多，一般患者只有在患病时积极配合医生的治疗与用药，治愈的希望才大。

Q: 肾病综合征怎样进行居家护理？

适当的运动，避免劳累；饮食方面要注意，水肿、高血压时应短期忌盐，控制在 1 ～ 2 g/d，水肿少尿时应适量限水，蛋白尿时摄入蛋白控制在（1.5 ～ 2）g/（kg·d），并以优质蛋白（蛋、乳、鱼、瘦肉、豆类等）为主，低脂饮食；预防感染，环境要勤通风，尽量少到空气不流通及人员密集场所，必要时应戴口罩，与有呼吸道感染的患者隔离；保证饮食卫生，食用可去皮的常温瓜果，养成勤洗手的好习惯，玩具应定期擦拭消毒；早晚刷牙，饭后漱口；保持皮肤干燥清洁，勤洗澡，勤剪指甲，防止抓伤皮肤；每日清洗外阴、更换内裤；每日测量体重，监测尿量，观察尿液的颜色及形状，如尿色深、混浊、泡沫较多时应及时就诊；服用激素期间慎重接种疫苗，停药至少 3 个月后，咨询医生后再行接种。

第三节　肾小球肾炎

Q: 小儿急性肾小球肾炎是什么？

小儿急性肾小球肾炎简称急性肾炎，是指一组病因不一，临床表现为急性起病，以血尿为主，伴不同程度蛋白尿，可有水肿、高血压，或肾功能不全等特点的肾小球疾病。多发生于学龄期儿童，3～8岁最为常见。常继发于上呼吸道的细菌或病毒感染，但是肾炎的发病并不是细菌或病毒直接损伤肾脏而发生的炎症，而是病原体侵入人体后，引起体内产生的一系列自身免疫反应，造成肾脏损伤而导致的疾病。

Q: 如何发现孩子出现了小儿肾炎？

一般儿童肾病起病缓慢，患儿会倦怠乏力、精神萎靡、食欲减退。水肿是儿童肾病最明显的症状，水肿常最早出现，始于颜面眼睑，渐及全身。单纯性肾病多高度水肿，指压皮肤呈凹陷性，重者累及浆膜腔，出现胸腔积液、腹腔积液、鞘膜积液和阴囊水肿，可导致呼吸困难、腹泻或呕吐。水肿反复发生，偶可自行消退。肾炎性肾病水肿不如单纯性肾病显著，也可极轻，甚至不易察觉。低白蛋白血症造成营养不良和发育落后，表现为皮肤干燥，易生间擦疹和溃疡，指、趾苍白，面色不华，唇淡苔白，患儿疲乏少动，反应淡漠，易发生感染。

Q: 小儿急性肾小球肾炎的致病菌是什么？

小儿急性肾小球肾炎有多种病因，但绝大多数的病例属 A 组 β 溶血性链球菌急性感染后引起的免疫复合性肾小球肾炎。溶血性链球菌感染后，肾炎的发生率一般在 20%。上呼吸道感染或扁桃体炎最常见，占 51%，脓皮病或皮肤感染次之，占 25.8%。急性咽炎（主要为溶血性链球菌 12 型感染）后肾炎发生率为 10% ～ 15%，脓皮病与猩红热后发生肾炎者占 1% ～ 2%。

有些急性肾小球肾炎是细菌或者是病毒感染上呼吸道，造成了扁桃体炎、咽喉炎，或者是鼻炎等问题，然后诱发了免疫功能紊乱和交叉免疫反应，造成患者出现肾小球类弥漫性毛细血管增生而导致急性肾小球肾炎。最常见的感染是上呼吸道细菌感染，引起肾炎的细菌是链球菌，最常感染的部位是扁桃体。

Q: 小儿急性肾小球肾炎的病因有什么？

小儿急性肾小球肾炎的病因中最常见的相关病因是细菌、病毒感染。主要是溶血性链球菌，也可见于其他细菌、病毒及寄生虫感染等。感染溶血性链球菌后，细菌在身体内会激起炎症反应，就会产生非常多的抗体和免疫复合物。这些抗体免疫复合物随着血液循环会进入到肾脏，会在局部沉积而引起急性肾小球肾炎。临床上主要见于儿童患者，主要的症状表现为血尿、蛋白尿、水肿、高血压及一过性的氮质血症，需要进行卧床休息、抗感染及对症支持治疗，严重的儿童患者需要进行肾脏替代治疗。绝大多数通过积极的治疗后可以得到恢复。

Q: 小儿急性肾小球肾炎有哪些症状？

小儿急性肾小球肾炎的发生，多半有链球菌感染的病史，小儿在急性发作期的时候，会出现许多的症状，并且还会引起全身的不适，症状有乏力、头痛、头晕、咳嗽、食欲不振、发热、蛋白尿、胸腔积液、血尿、气急、恶心、呕吐、腹痛及鼻出血，还有高钾血症、代谢性酸中毒、低蛋白血症等。一旦出现这样的症状就要及时去医院就诊，不要耽误治疗。

Q: 小儿急性肾小球肾炎的临床表现有什么？

小儿急性肾小球肾炎急性期常有全身不适、乏力、食欲不振、发热、头痛、头晕、咳嗽、气急、恶心、呕吐、腹痛及鼻出血等，蛋白尿程度不等。有 20% 患儿可达肾病水平，30% ～ 80% 病例有血压增高。几乎所有小儿急性肾小球肾炎的患儿都有不同程度的血尿，而且有 50% ～ 70% 的小儿急性肾小球肾炎患儿出现肉眼血尿，肉眼血尿持续时间一般为数日，镜下血尿则持续时间较长，有的持续长达半年到 1 年之久。小儿急性肾小球肾炎的肉眼血尿一般不是鲜红色，而呈暗红色，或洗肉水色，或呈红豆汤色。

Q: 小儿急性肾小球肾炎的严重并发症是什么？

小儿急性肾小球肾炎严重并发症主要有严重循环充血状态、高血压脑病和急性肾衰竭。①严重循环充血状态常发生在起病一周内，临床多表现为气急、不能平卧、胸闷、咳嗽、肝大压痛、肺部出现湿啰音等左右心衰竭症状，极少数重症可发展至真正的心力衰竭，于数小时至 1 ~ 2 天迅速出现肺水肿而危及生命。②高血压脑病多发生于急性肾炎病程早期，起病较急，表现为剧烈头痛、频繁恶心呕吐，继之视力障碍，出现眼花、复视、暂时性黑蒙，并有嗜睡或烦躁，如不及时治疗则发生惊厥、昏迷，少数暂时偏瘫失语，严重时发生脑疝。③急性肾衰竭临床表现为少尿或无尿、高血钾、代谢性酸中毒等。少尿或无尿持续 3 ~ 5 天或 1 周以上，此后尿量增加、症状消失、肾功能逐渐恢复。少数可突然发生，病情急剧恶化。

Q: 小儿急性肾小球疾病的诊治策略是什么？

对于小儿急性肾小球肾炎，根本的预防原则是防止链球菌感染。小儿平日应加强锻炼，注意皮肤的清洁卫生，以减少呼吸道及皮肤感染，一旦感染应进行及时彻底治疗，感染后 2 ~ 3 周，需检查尿常规，以及时发现异常。

小儿急性肾小球疾病是一组以血尿，蛋白尿，水肿和高蛋白等为临床表现的肾脏疾病。根据病因可分为原发性、继发性和遗传性 3 大类。原发性肾小球疾病大多原因不明；继发性肾小球疾病是指继发于全身性疾病的肾脏损害，如狼疮性肾炎、紫癜性肾炎等；遗传性肾小球疾病是指遗传基因突变所致的肾小球疾病，如遗传性进行性肾炎、家族性再发性血尿等。

Q: 小儿急性肾小球肾炎严重吗？

小儿急性肾小球肾炎有轻有重，病情轻的可以治愈，而病情重的是有可能发展为肾衰竭的。所以说还是需要到医院就诊，通过完善相关检查来评估具体的病情，明确病因，再进行针对性治疗。肾小球肾炎在儿童时期主要表现出来的是血尿、蛋白尿，部分患儿可以出现水肿和血压的增高，一般来说很少会直接表现出肾功能损伤。

小儿急性肾小球肾炎的治疗是针对免疫发病机制的治疗，常包括糖皮质激素及免疫抑制剂治疗。血液净化治疗如血浆置换、免疫吸附等可有效清除体内自身抗体和抗原抗体复合物，是针对非免疫发病机制的治疗，包括高血压、高血脂、高血糖、高尿酸血症、肥胖、蛋白尿及肾内高凝状态等。

Q: 如何诊断小儿急性肾小球肾炎?

小儿急性肾小球肾炎发病前 1 ~ 4 周有上呼吸道感染、扁桃体炎、猩红热或皮肤化脓性感染等病史,出现水肿、血尿、高血压等症状。严重病例可于起病一周内出现下列任何一种并发症:①心力衰竭。表现为呼吸急促、烦躁不安、肺底出现湿啰音、心率快,或出现奔马律、肝脏迅速增大。②高血压脑病。表现为头痛、眼花、暂时失明、重者昏迷、抽搐、血压明显增高。③急性肾功能不全。表现为少尿或尿闭、氮质血症、高血钾、酸中毒。结合实验室检查尿常规,有红细胞、管型和蛋白尿、血沉增快、抗链球菌溶血素 O(ASO)试验增高,血清补体 C3 下降。

Q: 小儿急性肾小球肾炎如何治疗?

小儿急性肾小球肾炎的治疗主要为通过对症治疗纠正其病理生理过程(如水钠潴留、血容量过大),防止急性期并发症,保护肾功能,以利其自然恢复。急性期应卧床休息,低盐饮食,限制蛋白质摄入,积极进行抗生素(青霉素或头孢噻肟)治疗、利尿(氢氯噻嗪)、降压(一种或两种钙通道阻滞剂及血管紧张素转换酶抑制剂)等方法,并积极预防并发症。小儿急性肾小球肾炎一般不用肾上腺皮质激素,内科治疗无效、严重少尿或无尿、高度循环充血状态及不能控制的高血压患者可用血液净化治疗。

Q: 中医如何认识和治疗小儿肾炎?

小儿肾炎中医将其归于"水肿病""水气"的范畴。临床症状表明,小儿肾炎除水肿外,尚有高血压、血尿或蛋白尿等临床表现。部分病例出现高热、头痛、恶心等,部分病例水肿不明显,或水肿消失而肾炎未愈。在患儿发病的急性期和恢复期,根据患儿病情发展的不同阶段来服用不同中药汤剂进行治疗,对于脾气虚弱的患儿需健脾益气,服用补中益气丸等药物来补充脾气,使脾脏的功能恢复;对于肾阴亏虚的患儿则需滋阴补肾,调节肾脏功能,可服用六味地黄丸或知柏地黄丸来治疗;对于风水上犯的患儿则需宣肺利水,改善患儿呼吸困难的症状;对于湿热浸渍的患儿则需清热解毒,化去体内的湿热。

Q: 小儿急性肾小球肾炎易复发吗？

小儿急性肾小球肾炎容易复发。小儿急性肾小球肾炎多数情况下是由溶血性链球菌感染引起的，如果患儿有扁桃体炎，而且经常发作，那么扁桃体炎也会引起急性肾小球肾炎反复发作。因此对于这种患儿，建议行扁桃体摘除术。小儿急性肾小球肾炎急性期一定要注意，通常需绝对卧床休息 2 ~ 3 周，一直要等到肉眼血尿消失、血压恢复、水肿减退，才可以逐步增加室内活动量，对遗留的轻度蛋白尿和血尿应加强随访观察，但无须延长卧床期；如果有尿改变增重，则需要再次卧床；如果无临床症状，尿常规基本正常，血沉恢复正常，可开始上学，3 个月内避免剧烈的体力劳动。

Q: 小儿急性肾小球肾炎如何护理？

首先，应注意休息，急性肾小球肾炎的患儿应该卧床休息至水肿消退，即没有明显浮肿后，大部分蛋白尿、血尿消失才能够去上学；同时，尿液中红细胞没有后的 3 个月以上才能够进行体力活动。

其次，还得控制水、盐摄入，如果急性肾小球肾炎为急性期，应低盐饮食、少喝水，控制患儿水的摄取量，防止出现严重并发症。

Q: 小儿急性肾小球肾炎如何预防？

小儿急性肾小球肾炎预防主要是以下几方面。

1. 预防感染是本病预防的根本。

2. 适当休息。

3. 饮食上应控制盐、水的摄入。

4. 在生活上要注意保暖，避免受寒和受湿，勤清洁口腔和皮肤，如有口腔炎症或皮肤化脓要及时医治。锻炼身体，增强体质，提高抗病能力。注意气候变化，及时给小儿增减衣服，避免感受外邪，这是急性肾小球肾炎的预防措施之一。

5. 对于扁桃体炎反复发作的患儿，可考虑进行扁桃体摘除术。对于已发生急性咽炎、皮肤感染者，应及早给予有效治疗，以减少肾炎发病的机会。

第四节　泌尿生殖系统先天畸形

Q: 小儿泌尿生殖系统先天畸形指什么？

小儿泌尿生殖系统先天畸形指隐睾、尿道下裂、先天性肾积水等。肾脏及尿道畸形常影响小儿正常生长发育及生理功能，严重时甚至危及生命。近年来，早期诊断和干预治疗，可使其预后大大改观，因此，小儿泌尿系统先天畸形的诊治应该引起家长的足够重视。

Q: 小儿为什么会出现泌尿生殖系统先天畸形？

小儿泌尿生殖系统先天畸形发生的原因比较复杂，其大部分是由于胚胎发育异常引起的，还有遗传因素、环境因素（包括患儿父母的有害物理化学物质接触史）等的综合作用。

母亲孕期吸烟也会导致患儿发生尿道下裂及其他泌尿系统异常，孕妇酗酒后维 A 酸浓度下降也会导致胎儿肾单位数目减少。其他如精神压力、不安全饮食、服用药物、孕期营养及生育年龄等因素也是发生泌尿生殖系统先天畸形的原因。

Q: 先天性泌尿系畸形主要有哪些症状及临床表现？

先天性泌尿系畸形的症状在新生儿中以全身症状为主，如发热、拒奶、苍白、呕吐、体重不增加、迟钝、抽搐、黄疸等。

在婴儿期仍以全身症状为主，随着年龄增长，泌尿系症状会逐渐明显，表现为排尿时出现哭闹，尿频，顽固性尿布疹等。

在儿童期有典型的尿频、尿急、尿痛等排尿症状，有时有肾区和下腹痛，少数患者有血尿，全身症状不突出。

只要有排尿异常、下腹膨隆、反复尿路感染或慢性脓尿、生长迟滞、高血压等症状的患者，都须考虑有无泌尿系畸形，进行相应的泌尿系检查。

Q: 先天性泌尿系畸形需要做哪些化验及检查？

先天性泌尿系畸形的检查包括体格检查、直肠指诊、血常规、尿常规、尿培养、血生化、电解质、心电图、X线摄片、泌尿科B超、膀胱尿道造影、静脉泌尿系统成像、膀胱镜检查、输尿管镜检查、染色体检查、基因检查等。

Q: 小儿先天性泌尿系畸形如何确诊？

绝大多数依靠X线检查，必要时配合超声波检查、同位素扫描等协助诊断。检查方法中以X线静脉肾盂造影（IVP）检查的帮助最大，另外也会有小部分病例经IVP也不能确诊，则须施行逆行造影，或经皮下肾盂穿刺造影才能够明确诊断。多囊肾或伴有多囊肝患者可以应用IVP结合B型超声波显像予以诊断。

Q: 如何早期发现肾脏和尿道畸形？

想要早期发现肾脏和尿道畸形，必须做正规的产前检查。正规的产前超声检查可发现一部分肾脏和尿道异常的孩子，但仅有产前检查还是不够的，不仅是从高危儿和产前超声发现肾脏和尿道异常的新生儿，建议所有新生儿在出生后早期（1个月左右，3个月内为宜）进行一次泌尿系统超声检查以便早期筛查有无肾脏和尿道畸形。

Q: 怀疑先天性肾脏和尿道畸形的患儿要做哪些影像学检查？

怀疑先天性肾脏和尿道畸形的患儿要做以下检查：彩色多普勒超声检查，具有检查方便、快速、再现性良好及无创性的特点；产前超声检查能发现大部分的胎儿泌尿系统发育异常，是筛查、随访和评估预后重要的基础检查。必要时根据专业医生的建议，还可选择行磁共振尿路成像（MRU）检查、排泄性膀胱尿路造影（MCU）检查、CT尿路造影（CTU）检查、核素肾显像检查等以明确病情。

Q: 如何治疗先天性泌尿系畸形？

先天性泌尿系畸形的症状和危害一般多来源于并发症，所以对于无症状、肾功能良好的患者可不予治疗，仅随访观察即可。对于有症状且影响到肾功能者，应及时手术治疗，手术方案要根据实际情况确定。

先天性泌尿系畸形治疗原则为积极治疗尿道及周围感染，以恢复尿道排尿功能为目的，恢复尿道的解剖连续性和完整性，提高生活质量，预防各种并发症的发生。

Q: 如何正确对待先天性肾脏和尿道畸形？

如果孩子在体检或其他情况下发现有先天性肾脏和尿道畸形，家长需带孩子到专科医院进行就诊。目前主要的治疗手段，特别是梗阻性肾脏和泌尿道先天性异常的治疗手段仍是外科手术治疗。部分肾脏和泌尿道先天性异常患者表现为综合征性肾脏和泌尿道先天性异常，存在其他发育异常，如眼、耳、神经、代谢、生殖系统异常等，应及早进行基因检测，早期要干预和治疗。患儿应注意定期复查，避免或减少肾脏功能损害以及泌尿道感染等问题，减少或延缓由肾脏和泌尿道的先天性异常导致尿毒症的发生。

肾脏和泌尿道先天性异常是儿童慢性肾脏病的主要病因，完善泌尿系统畸形超声筛查的工作，早发现、早诊断、早治疗对于保护肾脏和泌尿道的先天性异常患儿的肾功能、延缓慢性肾脏病的发生发展具有重要意义，应当引起社会、广大医务工作者和家长的高度重视。

Q: 先天性泌尿系畸形如何预防？先天性泌尿系畸形患者的饮食应注意什么？

先天性泌尿系畸形是先天性疾病，尚无有效预防措施，早发现、早诊断、早治疗对预防本病具有重要意义。孕期应做到定期检查，并且避免接触有毒物质及放射性物质，若孩子有发育异常倾向，应及时做染色体筛查，明确后应及时行人工流产，以避免疾病患儿出生。

先天性泌尿系畸形除了常规的治疗外，饮食上还要注意一些方面：患者应饮食清淡，营养均衡，多摄入蔬菜、富含优质蛋白质的食物、水果等；忌辛辣刺激、油腻、过咸的食物。

第五节　排尿异常

Q: 什么是排尿异常？

"排尿异常"又称"尿流异常"，是指由于泌尿系统炎症、梗阻、排尿功能障碍所致的排尿次数增多、排尿方式改变、排尿感觉异常等。排尿异常包括尿频、尿急、尿痛、排尿困难（如排尿费力、间断排尿、尿线细）、滴尿、漏尿、遗尿、尿液混浊、肉眼血尿等。

Q: 排尿异常的病因是什么？

排尿异常的病因主要是泌尿系感染、尿路结石、包茎、先天性下尿路梗阻、肿瘤、尿道异物、神经源性膀胱功能障碍、遗尿症等。泌尿系感染常表现为尿频、尿急、尿痛等症状。

尿路结石常见为腹痛、血尿等症状。有时活动后血尿是上尿路结石的唯一表现。

包茎指包皮垢长期积留于包皮下，可导致包皮阴茎头的炎症。

先天性下尿路梗阻是比较严重的尿道畸形，可表现为尿线细，排尿费力，也表现为尿失禁、漏尿、遗尿。

来源于肾脏的肿瘤，侵犯集合系统后，往往存在血尿表现。

尿道异物可表现为排尿疼痛、血尿、排尿困难、尿潴留等。

神经源性膀胱功能障碍是神经病变或损害引起的膀胱和（或）尿道括约肌的损害。

遗尿症是指 5 岁以上的儿童不能自主控制排尿，常在夜间睡眠时反复出现不自主排尿。

Q: 小儿尿频的原因是什么？

小儿尿频的原因有以下几种。

1. 引用大量的水、糖、易利尿水果。

2. 包皮过长、包茎，男孩可能由于尿液残留在包皮囊内刺激尿道口引起尿频。

3. 尿路感染。

4. 精神性尿频，由于精神、情绪因素引起的，与近期休息、思想压力大、精神过度紧张有关。

5. 蛲虫症，因蛲虫爬至尿道口而引起尿频，以女孩多见。

Q: 排尿异常中尿急、尿痛、滴尿、漏尿有哪些具体表现？

尿急是指不能自控排尿或排尿有急迫感，一有尿意就迫不及待需要排尿，或排尿后又有尿意，急需排尿，不及时排尿，则会尿裤子。排尿过程中或排尿后会感到疼痛。疼痛呈针刺样痛、烧灼样痛，也可呈刀割样痛。

尿痛是指儿童排尿时感到尿道、膀胱和会阴部疼痛。与成人尿痛类似，常呈烧灼样。排尿时常伴哭闹或者痛苦表情，因为畏痛而不敢排尿。

滴尿表现为儿童排尿完全终止后，还会从尿道溢出少量尿液。

漏尿表现为非排尿时期，尿液会从尿道不受控制地排出。有这种情况的儿童经常把尿液滴在内裤上，存在明显的异味儿，会阴皮肤有时会形成湿疹。

Q: 排尿困难的临床表现有哪些？常见于哪些情况？

排尿困难是指排尿时须增加腹压才能排出，严重时增加腹压也不能排出体外，而形成尿潴留。

常见于小儿排尿费力、尿流变细、尿流滴沥而不成线、射程缩短、排尿时间延长。排尿困难的尿路梗阻（功能性、器质性），如膀胱尿路结石、后尿道瓣膜、尿道损伤或狭窄、尿道口狭窄、肿物压迫等。当尿液不能排出而潴留于膀胱时则为尿潴留。排尿困难还见于应用一些药物，或昏迷的患儿，以及由脊髓病变引起的神经性膀胱等病症。

Q: 儿童尿液颜色的正常表现和异常表现分别是什么？

新生儿出生 2 ~ 3 天尿色深，放置后存在红褐色沉淀，是尿酸盐结晶，此为正常表现，随后尿色变淡；正常婴、幼儿尿液淡黄透明，但寒冷季节放置后可有盐类结晶析出而变混。当摄入水分减少，尿色会加深变黄，摄入过多水分，尿色会变成无色。

尿液混浊表现为尿液透明度下降，存在悬浮颗粒。肉眼血尿表现为尿液呈血样或呈洗肉水样、酱油色样等。需要注意的是，孩子进食深颜色的水果后，尿液当中会存在色素，往往会被误以为血尿，家长要多为留心。

Q: 儿童正常排尿次数的特点是什么？

新生儿 99% 在 48 小时内排尿。刚出生几天内因摄入有限，每日排尿仅 4 ~ 5 次；1 周后，随着进水量增多，排尿可达到 20 ~ 25 次 / 日；1 岁时每日排尿 15 ~ 16 次；学龄前和学龄期每日 6 ~ 7 次。

如果宝宝排尿频繁，正常情况下是因为摄入水分增多而导致，往往减少喝水量就会恢复正常。若排尿频繁，尿量却没有增加，则有可能是病理性的，应及时去看医生。

Q: 什么是夜间遗尿？夜间遗尿的病因是什么？

夜间遗尿是指在已达到应控制排尿年龄而入睡后仍不自主的排尿，诊断多主张年龄 ≥ 5 岁，遗尿次数 1 ~ 3 次 / 周，发生率可达 12% ~ 15%，男孩比女孩多见。夜间遗尿病因多样，包括先天性膀胱容量较小、控制排尿能力延迟成熟、夜间抗利尿激素（ADH）分泌不足、精神心理因素、尿道炎症、环境因素、遗传因素等。

部分患儿没有受到排尿训练，如长期使用尿布，父母夜间不唤醒孩子，甚至有些父母在孩子躺在床上睡眠时帮他们排尿，造成孩子睡眠中排尿的习惯，久之容易发生夜间尿床。

Q: 儿童排尿功能障碍的治疗方法有哪些？

1. 排尿训练。

2. 手法或腹部用力排尿。

3. 留置导尿或耻骨上膀胱造漏。

4. 间歇性自身清洁导尿。

5. 合理应用抗生素。

6. 药物治疗，包括 M 受体拮抗剂、α 受体阻滞剂等。

7. 手术治疗。

8. 电刺激治疗。该方法儿童应用较少，包括逼尿肌电刺激、盆底肌电刺激和骶神经根电刺激等。

Q: 什么是遗尿？遗尿的治疗方法有哪些？

遗尿是指 3 岁以上的儿童在神经、泌尿系统均正常情况下，入睡后不自主地排尿。婴儿不能控制排尿是正常现象。遗尿可分为夜间遗尿及白天遗尿，夜间遗尿较为常见。

遗尿症的治疗原则是重视基础治疗。基础治疗需要贯穿治疗的全过程，主要包括作息及餐饮调节、排尿行为治疗、觉醒训练与心理治疗等。遗尿的治疗主要有警铃治疗、膀胱训练、精氨酸加压素治疗、抗胆碱能药物治疗等。另外，针灸对遗尿也有一定疗效。

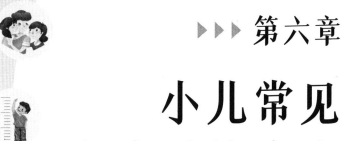

▶▶▶ 第六章

小儿常见
血液系统疾病

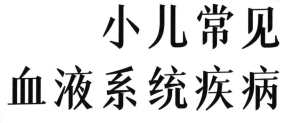

第一节　　血常规的解读

Q: 什么情况需要查血常规?

目前血常规是非常便捷的一种检测手段,儿童定期保健中需要查血常规评估孩子是否有贫血。另外,出现感染表现,如发热,尤其高热不退,精神倦,抽搐,呕吐、腹痛等不适;面色苍白或蜡黄,怀疑贫血;有出血表现,如皮肤出血点、淤点、淤斑,鼻出血等,也需要去医院就诊进行血常规检查,因为该项检测创伤小、方便,所以可以作为初筛的一项检测手段。

Q: 怎样通过血常规分辨是细菌还是病毒感染?

大部分感染,尤其是上呼吸道感染,最常见的病因为病毒感染,病毒感染是白细胞可正常或降低或增高,淋巴细胞比例偏高,或血常规大致正常;细菌感染多为白细胞升高,中性粒细胞比例为主,但是重症感染可出现白细胞、中性粒细胞均降低的情况。由此可从血常规大概判断感染病原体,想要明确区分病毒、细菌感染,还需结合 C 反应蛋白、降钙素原、细菌培养、免疫学或 PCR技术检测病原等技术。

Q: 血常规中贫血应该怎么看?

出生时婴儿红细胞为（5 ~ 7）× 10^{12}/L,血红蛋白为 150 ~ 220 g/L,由于出生后造血功能暂时性降低,网织红细胞减少,胎儿红细胞寿命较短,破坏较多,且生长发育迅速,循环血量增加,红细胞数和血红蛋白量逐渐降低,至 2 ~ 3 月龄（早产儿较早）时红细胞降至 3 × 10^{12}/L,血红蛋白为 100 g/L,称为生理性贫血。生理性贫血呈自限性,随后红细胞数和血红蛋白量缓慢增加,至 12 岁达成人水平,不同年龄段血红蛋白低限值见表 6-1。根据血红蛋白降低程度,将贫血分为轻度、中度、重度、极重度。轻度指从血红蛋白正常值下限至 90 g/L;中度

指 ≥ 60 g/L，且 < 90 g/L；重度指 ≥ 30 g/L，且 < 60 g/L；极重度指 < 30 g/L。新生儿血红蛋白 144 ~ 120 g/L 为轻度；中度指 ≥ 90 g/L，且 < 120 g/L；重度指 ≥ 60 g/L，且 < 90g/L；极重度指 < 60 g/L。

表 6-1 不同年龄段血红蛋白低限值

年龄	< 1 个月	1 ~ 4 个月	4 ~ 6 个月	6 个月 ~ 5 岁	5 ~ 11 岁	12 ~ 14 岁
血红蛋白(g/L)	< 145	< 90	< 100	< 110	< 115	< 120

注：对于高原地区，海拔每升高 1000 m，血红蛋白上升 4%，低于此值为贫血。

Q: 血小板低是什么原因？

血小板低的病因主要分为两大类：血小板生成障碍和血小板破坏增多。血小板生成障碍的病因有感染、营养缺乏（如叶酸、维生素 B_{12} 缺乏）、骨髓衰竭性疾病、先天性血小板减少症等；血小板破坏增多，最常见的病因为免疫性血小板减少，其他有药物性免疫性血小板减少症（丙戊酸、奎宁、复方磺胺甲噁唑、万古霉素、肝素等，肝素诱导的血小板减少症多发生于成人）、微血管性疾病、大型手术或创伤、脾功能亢进等。

Q: 血小板高怎么办？

血小板增高可为反应性过程引起，也可能是自发过程。反应性血小板增多，也称为继发性血小板增多，主要见于贫血或失血、感染（如病毒、细菌、结核分枝、真菌感染）、非感染性疾病（如恶性肿瘤、风湿性疾病、创伤、药物反应）、脾脏切除术后患者。自发过程指原发性血小板增多症，如特发性血小板增多症、真性红细胞增多症、原发性骨髓纤维化、慢性髓系白血病、骨髓增生异常综合征、家族性血小板增多症等疾病。需要去医院就诊，根据病情评估及基因检测等手段明确疾病类型。

Q: 血常规可以看出过敏吗？

血常规提示过敏主要看嗜酸性粒细胞计数和百分比，该项指标升高，需结合患儿病情，考虑过敏、寄生虫、肿瘤或其他疾病。另外过敏原的筛查仅仅是辅助检查，阳性并不一定是过敏，还需结合孩子对该食物、药物的具体反应下结论。

Q: C 反应蛋白高就是细菌感染吗？

感染性疾病或非感染性疾病均有可能引起 C 反应蛋（CRP）白升高。大多数炎症情况下，作为急性期反应的一部分，CRP 会升高。CRP 水平显著升高与感染密切相关，感染（最常为细菌性）在 CRP > 10 mg/dL（100 mg/L）的患者中约占 80%，在 CRP > 50 mg/dL（500 mg/L）的患者中占 88% ~ 94%。病毒感染患者的 CRP 水平也可能升高，但升高程度往往低于细菌感染患者。另外，结核、真菌感染、免疫性疾病等也会导致 CRP 升高。

Q: 不同年龄段白细胞数有什么不同？

初生时白细胞数为（15 ~ 20）×10^9/L，生后 6 ~ 12 小时达（21 ~ 28）×10^9/L，然后逐渐下降，1 周龄平均白细胞数为 12×10^9/L，婴儿期白细胞维持在 10×10^9/L 左右，8 岁以后接近成人。儿童白细胞分类主要是中性粒细胞与淋巴细胞比例的变化。出生时中性粒细胞比例大于淋巴细胞比例，随着白细胞数下降，中性粒细胞比例逐渐下降，生后 4 ~ 6 天两者比例大致相等，至 1 ~ 2 岁时，淋巴细胞比例大于中性粒细胞比例，随后中性粒细胞比例逐渐升高，至 4 ~ 6 岁时两者比例又相等，之后和成人相似。

Q: 指尖血和静脉血血常规结果有差异吗？

相对而言，静脉血的准确性高于指尖血，是由于手指末端循环较差，受环境温度影响较大，而且取手指血进行检查时需要挤压，组织液容易混入血液，溶血可能性相对较大，故指尖血的准确性不如静脉血。但是对于儿童来说，指尖血采血量小、创伤小、方便快捷，对一般疾病的筛查、儿童保健而言不失为一种良好的选择。

Q: 如何判断血常规是否正常？血常规正常提示孩子感染不严重吗？

血常规目前是儿科临床常规检查，怎样判断结果正常与否？首先要知道血常规包括三种外周血细胞，即白细胞、红细胞及血小板，先要看这三类细胞计数是否正常；其次要知道白细胞包括淋巴细胞、中性粒细胞、单核细胞、嗜酸性粒细胞及嗜碱性粒细胞，要结合年龄看这几类白细胞比例是否正常，如果有某一类明显增高要高度关注；再次要看红细胞计数，关注血红蛋白含量是否正常，并根据红细胞平均红细胞体积（MCV）、平均红细胞血红蛋白量（MCHC）

及平均红细胞血红蛋白浓度（MCH）判断细胞大小及色素含量，大致区分贫血可能原因；最后要看细胞形态，有无幼稚细胞、典型细胞形态异常。综合以上几方面判断，如果以上均未发现异常就可以判断血常规正常。

发生感染时尤其重症感染会引起血常规改变，通过血常规变化可有助于判断病原体，以及病情轻重。一般血细胞异常程度越重提示病情越重，但两者之间没有绝对一致性，尤其是病毒、支原体等感染时，病情已经很重了，血常规仍正常。临床要注意这种情况，不能仅凭血常规判断病情轻，要注重临床表现，结合其他指标综合判断。

第二节　缺铁性贫血

Q: 为什么会得缺铁性贫血？

缺铁性贫血是因体内铁缺乏而导致贫血的一种疾病。什么情况会容易得这种疾病呢？简而言之——吃得少，或丢得多，或吸收不好。第一，补充不足，婴幼儿生长发育较快，添加辅食不及时，未及时添加含铁丰富的食物（如含铁米糊、瘦肉、猪肝等），儿童期、青春期偏食，这都是该病的主要原因，另外早产儿、多胎妊娠、母亲怀孕晚期缺铁，均有可能造成胎儿从母体获得的铁不足，导致缺铁性贫血；第二，某些病症会增加铁的丢失，如肠息肉、梅克尔憩室、钩虫病、牛奶过敏、青春期女童月经量过多等；其三，吸收障碍，如食物搭配不合理，慢性腹泻等会影响铁的吸收。

Q: 缺铁性贫血的好发人群有哪些？如何尽早发现小儿患有缺铁性贫血？

缺铁性贫血的发病年龄以6个月至2岁最多见，尤其对于早产儿、多胎，添加辅食不及时、辅食中未添加蛋类、精肉等的偏食儿童；但任何年龄均有可能发病。缺铁性贫血患儿早期临床表现不典型，面色苍白为逐渐加重，食欲减退，因症状为逐渐加重，家长容易忽视，多被许久未见孩子的大人发现；年长儿多诉头晕、眼前发黑等不适，年幼儿一旦出现疲倦、不爱活动，多已经出现中度贫血。因此，对有缺铁性高危因素的儿童定期体检更有助于发现早期患儿缺铁情况。

Q: 缺铁性贫血的临床表现有哪些？

缺铁性贫血临床表现主要有：①面色、口唇、甲床苍白，易疲乏，不爱活动，年长儿可诉头晕、眼前发黑、耳鸣等不适。②腹胀，其实是由于肝脾增大。③食欲减退，少数会表现异食癖，如啃泥土、墙皮、煤渣。④烦躁或精神倦、注意力不集中、记忆力减退。⑤严重贫血会出现心脏变大，医生听诊发现心率明显增快，严重可出现心力衰竭。⑥免疫力低下，容易呼吸道感染。

Q: 诊断缺铁性贫血要做什么检查？

确诊缺铁性贫血，医生主要通过询问孩子的病史、喂养史、生长发育情况，结合临床表现，以及血常规提示可初步诊断，进一步会建议完善铁代谢检测明确。另外，部分孩子出现该病时可能贫血程度重，肝大、脾大明显，尤其补铁治疗效果欠佳，医生考虑合并或不排除其他疾病时，可能需要行骨髓象、腹部彩超、胸部影像学检查协助诊断，并完善其他检查排除。

Q: 缺铁性贫血应与哪些疾病做鉴别？

根据孩子脸色苍白、易疲倦等情况，医生建议做血常规检查，如果提示小细胞低色素性贫血，需注意排除地中海贫血。该病是一种基因异常的疾病，多发生在我国南方，尤其在广西、广东、福建、贵州多见，对于父母双方中来自南方的需格外注意。重型地中海贫血由于贫血程度重，依赖输血，会出现特殊面容，容易被区分；轻型地中海贫血可仅表现为面色较苍白，补铁治疗效果差，需完善该病基因检测明确。同时要注意除外肺含铁血黄素沉着症，铁粒幼细胞性贫血，溶血性贫血，失血性贫血等。

Q: 临床考虑缺铁性贫血，可以不做检查直接补铁吗？

临床上 6 个月 ~ 2 岁婴幼儿出现面色苍白、口唇及甲床苍白等贫血表现，伴异食癖，肝脾无肿大或轻度肿大，有明确铁摄入不足喂养史，血常规示血红蛋白减低较红细胞减低明显，为小细胞低色素性贫血，红细胞中空淡染区扩大，为轻-中度贫血，若一般情况可，高度考虑营养性缺铁性贫血，可不做进一步检查给予铁剂治疗。若铁剂治疗有效，可进一步明确为缺铁性贫血，继续补铁治疗，若铁剂治疗无效，需完善相关检查进一步除外其他引起贫血的疾病。

Q: 青春期儿童患缺铁性贫血要考虑什么原因？

青春期儿童一般很少发生缺铁，出现缺铁性贫血考虑以下原因：①挑食、偏食或节食造成铁摄入不足，或食物搭配不合理铁吸收受抑制。②消化性溃疡、痔疮、幽门螺杆菌感染等消化道慢性失血。③月经过多造成失血。所以青春期儿童出现缺铁性贫血应从这三方面着手查找病因，不应简单认为是营养性原因所致，同时详细询问病史、仔细查体结合辅助检查除外其他引起贫血的原因。

Q: 如何治疗缺铁性贫血？

缺铁性贫血治疗主要涉及以下方面：①注意休息，避免感染。②注意饮食调整，避免挑食，补充含铁丰富的食物。③如有消化性溃疡、肠道感染、畸形、过敏等疾病，需及时治疗。④遵医嘱补充铁剂，一般以口服为主，定期复查血常规。⑤重度贫血患者需定期医院检查评估心脏功能，必要时需输注红细胞支持治疗。

Q: 如何选择铁剂及哪些因素影响铁剂疗效？

目前常用的口服铁剂为二价铁盐制剂，如琥珀酸亚铁、硫酸亚铁、富马酸亚铁、葡萄糖酸亚铁。注射铁剂容易发生不良反应，主要用于胃肠疾病手术后不能应用口服铁剂或口服铁剂吸收不良的情况，需在医院进行肌内注射。另外，在补充铁剂的同时可服用维生素 C 片，以促进铁吸收。服用铁剂时同服牛奶、茶、咖啡及治疗消化道溃疡疾病的药物会影响铁的吸收。如果患缺铁性贫血的原因是有肠道感染、畸形、过敏或肺含铁血黄素沉积症等疾病，一定要积极治疗原发病，单纯补铁并不能纠正缺铁性贫血。

Q: 如何判断铁剂治疗有效？疗程多长？

通常补充铁剂 1 天左右，烦躁等精神症状减轻，食欲增加；2 ~ 3 天血常规中网织红细胞开始上升，5 ~ 7 日达高峰，2 ~ 3 周后下降至正常；1 ~ 2 周后血红蛋白开始上升，3 ~ 4 周达正常。这时血常规检测结果正常，但机体内铁含量仍不足，所以需要在血常规正常后再继续口服 1.5 ~ 2 个月，以达到满意的补铁效果。

Q: 缺铁性贫血的并发症有哪些？

缺铁性贫血会出现消化道吸收不良、精神不集中、记忆力减退等情况。需要额外注意的是，重度贫血患者可能出现心率增快，严重者可出现心脏扩大，心力衰竭。消化道、神经系统方面的并发症会在补铁治疗后明显改善，直至缓解。心脏方面的病情需根据严重程度在专科医生的评估治疗下定期复查。

Q: 如何预防缺铁性贫血?

预防缺铁性贫血建议如下：①尽量母乳喂养，因为母乳中铁的吸收率更高。②无论母乳喂养还是人工喂养，要及时添加含铁丰富且铁吸收率高的辅助食品，如精肉、动物血、动物内脏、鱼等。③如果是鲜牛奶喂养的婴幼儿，必须将鲜牛奶加热处理后食用，以减少牛奶过敏导致的肠道失血。④婴幼儿食品，如谷类制品、牛奶制品等应加入适量铁剂加以强化。⑤对于早产儿，尤其是低出生体重早产儿，宜在医生指导下2月龄左右预防性服用铁剂。

Q: 社区基层医生如何早发现贫血?

鼓励家长定期进行婴幼儿体检，尤其是2岁以内的孩子，每次体检注意检查孩子睑结膜、甲床色泽，进行辅食添加指导，同时询问孩子增加辅食的过程中有无腹泻、便中带血丝、湿疹等过敏的情况，及时对长时间腹泻的孩子进行病因寻找。遵照儿童保健要求，定期查血常规以及早发现。

Q: 缺铁性贫血会影响智力吗?

缺铁性贫血会影响孩子智力。这是由于铁除了参与血红蛋白合成外，还存在于多种酶中，这些含铁酶参与神经介质的分解与合成。缺铁时含铁酶活性降低，造成重要神经介质发生变化，引起注意力不易集中，记忆力减退、智力低于同龄儿童，影响儿童语言学习和思维活动能力。由此可见，要早发现、早治疗缺铁性贫血，治疗后神经系统症状可首先改善。

第三节　营养性巨幼红细胞贫血

Q: 为什么会得营养性巨幼红细胞贫血？

巨幼红细胞贫血是维生素 B_{12} 和（或）叶酸缺乏引起的。缺乏是由于维生素 B_{12} 或叶酸补充不够，需要量增加，吸收不良。详细原因如下。

维生素 B_{12} 缺乏的原因：①摄入不足，维生素 B_{12} 存在于动物性食物中，严格素食或一些限制动物蛋白摄入的人群可能缺乏维生素 B_{12}。②需要量增加，如婴儿生长发育快或严重感染。③吸收障碍，如存在萎缩性胃炎、有胃部手术史、慢性幽门螺杆菌感染、长期使用某些药物如奥美拉唑、西咪替丁等引起胃酸缺乏、某些病毒或细菌感染致慢性肠病、胰腺功能不全等。另外，某些遗传性疾病由于影响维生素 B_{12} 吸收或代谢的参与因子突变亦会导致吸收障碍。

叶酸缺乏的原因：①饮食摄入不足，如限制膳食，长期饮酒且进食不足，严重厌食或在全身性疾病情况下经口进食减少，仅食用熟食也可能有叶酸缺乏的风险；不太常见的情况包括罕见的遗传缺陷，以及仅给婴儿喂羊奶。②需求增多，如妊娠、哺乳、慢性溶血性贫血、剥脱性皮肤病、血液透析。③吸收障碍，手术（如胃旁路术）或炎症性疾病（如乳糜泻和热带口炎性腹泻）导致。另外某些药物会干扰叶酸代谢，如甲氨蝶呤、苯妥英钠、丙戊酸、卡马西平、甲氧苄啶等。

Q: 患营养性巨幼红细胞贫血的高危人群有哪些？

该病的高发年龄为 6 个月 ~ 2 岁。由于维生素 B_{12} 和叶酸不能在体内合成，需要通过饮食摄入，正常均衡饮食摄入的量是足够的，但是长期素食的人群会导致维生素 B_{12} 摄入不足而发生巨幼红细胞贫血；另外，有胃肠道疾病可影响维生素 B_{12} 和叶酸的形成，也可能出现该种疾病。

Q: 营养性巨幼红细胞贫血临床表现有哪些？

典型表现为贫血貌、面色苍黄，多呈虚胖或颜面水肿、毛发纤细、稀疏、黄色，严重者皮肤有出血点或淤斑；出现神经系统异常症状，如烦躁不安、易怒。维生素 B_{12} 缺乏者表现为表情呆滞、目光发直、对周围反应迟钝、嗜睡、不认亲人、少哭不笑、智力运动发育落后甚至退步；重症病例可出现不规则震颤、手足无意识运动、抽搐、感觉异常等；还可引起胃肠道症状。维生素 B_{12} 缺乏可引起舌炎，包括疼痛、肿胀、触痛、舌乳头消失和（或）舌色素沉着过度；叶酸缺乏可引起口腔溃疡。

Q: 巨幼红细胞贫血需要做哪些化验检查作为诊断手段？

根据有贫血症状，可疑有维生素 B_{12} 和（或）叶酸缺乏或相对缺乏的病因。查血常规提示大细胞性贫血，血涂片可见红细胞大小不等，以大细胞为主，易见嗜多色性和嗜碱性点彩红细胞，可见巨幼变的有核红细胞；骨髓象提示粒系、红系出现巨幼变；维生素 $B_{12} < 100$ ng/L，叶酸 < 3 µg/L，可诊断该病。

Q: 骨髓穿刺术是一定要做的吗？

长时间维生素 B_{12} 和（或）叶酸缺乏导致巨幼红细胞贫血的患儿可能出现血中白细胞、中性粒细胞、血红蛋白、血小板减低，肝大、脾大表现，这类情况建议完善骨髓细胞学检查排除有无白血病等恶性疾病。

Q: 临床上如何鉴别缺铁性贫血和巨幼红细胞贫血？

缺铁性贫血和巨幼红细胞贫血都有贫血相关临床表现，如口唇苍白、甲床苍白、乏力、食欲差等。但两者临床上有一定区别，巨幼红细胞贫血精神神经症状更明显，可出现智力、运动发育倒退、不规则震颤，还多表现为虚胖，部分有皮肤黄染；而缺铁性贫血虽对神经系统有一定影响，但程度轻。巨幼红细胞贫血多表现为"黄、胖、傻、颤"，而缺铁性贫血多表现为"白、瘦、精干"，由此可大致区分两种疾病，进一步还需做相关检查明确诊断。

Q: 巨幼红细胞贫血如何治疗？

1. 饮食指导：营养均衡，及时添加辅食，加强护理，预防感染。
2. 去除引起该病的病因，如存在消化道疾病的同时服用影响叶酸、维生素

B_{12} 吸收的药物，某些遗传性疾病。

3.药物对症治疗：如患儿有精神症状，单用叶酸可能会加重病情，应以维生素 B_{12} 治疗为主。维生素 B_{12} 可选用大剂量一次肌内注射，或每周 2 ~ 3 次小剂量使用，连用数周至临床症状好转，血象恢复正常为止；另外，如果存在维生素 B_{12} 吸收障碍时，需每月肌注 1 mg，长期使用。叶酸口服补充，服用数周至临床症状好转、血象恢复正常为止，同时服用维生素 C 有助于叶酸吸收；如存在叶酸吸收障碍，每日叶酸量需增加用量。

Q: 巨幼红细胞贫血如何判断疗效？

巨幼红细胞贫血给予维生素 B_{12} 和叶酸治疗后 3 天内精神症状及食欲好转，骨髓巨幼红细胞可转为正常幼红细胞；2 ~ 4 天网织红细胞增加，4 ~ 7 天达到高峰，2 周左右网织红细胞恢复正常；2 ~ 6 周血红蛋白恢复正常。临床上几乎没有通过复查骨髓评估疗效的，治疗早期可根据临床症状改善、网织红细胞升高判断有效，后可依据血红蛋白值恢复正常判断有效。神经症状恢复比较慢，不能根据此类症状消失与否来进行疗效判断。

Q: 如何预防巨幼红细胞贫血？

该病多发生在 6 个月 ~ 2 岁的婴幼儿，需注意改善哺乳母亲的营养结构，及时合理添加辅食，饮食均衡。家长要带孩子按时进行儿童保健，及时给予干预。若患有胃肠道疾病（如慢性腹泻）、有胃肠道切除手术史等，需及时治疗或提前干预；若患有白血病、肿瘤等血液系统恶性疾病，如长期使用抗叶酸代谢药物（甲氨蝶呤），遵医嘱可予亚叶酸钙治疗。儿童青少年要避免挑食、偏食，尤其关注对青春期女孩宣教，避免因减肥过度节食。

第四节　　原发免疫性血小板减少症

Q: 什么是血小板？它有什么作用？

血小板是一种血细胞，电子显微镜下正常血小板呈两面微凸的圆盘状，平均直径为 2 ~ 3 μm，没有细胞核。血小板由骨髓中的巨核细胞产生，寿命为 5 ~ 7 天。外周血血常规中血小板正常计数为（100 ~ 300）× 10^9/L。血小板具有黏附、聚集、释放反应及参与凝血等功能，它是机体止血的重要成分，血管破裂发生出血时，先出现血管收缩，随即血小板黏附于破损血管处，形成白色血栓，同时参与后续凝血因子活化。血小板数量异常或功能异常会引起机体出血或血栓形成。

Q: 原发免疫性血小板减少症是因为免疫力差吗？

原发免疫性血小板减少症（ITP）发病是由于机体对自身抗原的免疫失耐受，免疫介导的血小板破坏增多和巨核细胞产生血小板减少。即正常情况下机体对自身血小板抗原不产生反应，处于免疫耐受状态，发生疾病时一家人不认识一家人，机体免疫系统将自身血小板当成非自身抗原而发生免疫反应。可见 ITP 的发生是由于机体免疫失耐受，免疫紊乱，而不是免疫力差所致。

Q: 腿上出现淤青，要去医院吗？

引起腿上淤青的原因有很多，如外伤、血液系统疾病、服用影响血小板及凝血功能的药物等。如果外伤磕碰后出现局部淤青，若皮肤无破溃，可酌情给予局部冷敷，如果症状无缓解或加重，建议去医院就诊。血液系统疾病引起淤青，多由血小板数量或质量异常，凝血功能异常或血管脆性增加所致，如果无明显外伤出现淤青，尤其合并其他出血表现，建议及时去医院就诊。影响血小板及凝血功能的药物主要有阿司匹林、氯吡格雷、华法林等，若服用这些药物期间出现淤青，建议咨询医生是否需检查及调整药物剂量。

Q: 感冒后出现皮肤出血点是怎么回事？

通常我们所说的感冒即普通感冒，一般指上呼吸道感染，包括急性鼻炎、咽炎、扁桃体炎，主要由病毒感染所致，少数由细菌及其他微生物感染所致。部分患儿感冒后会引起机体免疫紊乱，出现血小板破坏增多及产生减少，从而出现皮肤出血点或淤斑，即发生原发免疫性血小板减少症。与成人不同的一点，即儿童原发免疫性血小板减少症发病前 2 ~ 4 周常有前驱感染史，但并不是每个人感冒后都会引起血小板减少，这主要和遗传易感性有关。

Q: 接种疫苗后出现血小板减少，是疫苗反应吗？

极少数个体接种疫苗后 2 ~ 3 周会出现血小板减少，引起不同程度的出血表现。这不是疫苗直接引起血小板减少，而是接种疫苗后机体免疫系统发生紊乱，对自身血小板产生免疫失耐受，造成血小板破坏增多及产生减少，从而引起血小板数量减少。这种情况只在极少数人群中出现，发生与否和个体的遗传易感性有关。且这类人群血小板恢复正常后短期内再次接种疫苗会造成疾病复发，故对 ITP 患儿建议暂停疫苗接种，待疾病稳定后再在医生指导下酌情再次启动预防接种。

Q: 鼻出血不止是什么原因？

引起鼻出血的原因有很多，有鼻腔局部原因也有全身原因，大致分为以下几种：①机械因素。外伤磕碰、抠鼻等不良习惯造成鼻腔血管破裂而引起出血。②血管因素。鼻腔局部反复炎症引起局部黏膜糜烂、血管脆性增加，造成自发性出血或轻微触碰后出血。③血小板数量减少或功能异常。如免疫性血小板减少症、先天性血小板无力症、巨血小板综合征等。④凝血功能异常。如维生素 K 缺乏、血友病、白血病等。以上原因均会引起鼻出血不止。

Q: ITP 会遗传给后代吗？

ITP 是一种后天获得的儿童常见的出血性疾病，没有遗传性，不会遗传给后代。感染或预防接种为儿童 ITP 发病诱因，ITP 发生与否与机体遗传易感性有关。ITP 的诊断缺乏金标准，尤其对于治疗效果不好、病情反复、病程长的患者，要注意除外具有遗传特性的先天性血小板减少的疾病，如巨血小板综合征、威斯科特 – 奥尔德里奇综合征等。

Q: 流鼻血是 ITP 的表现吗？紧急处理措施有哪些？

ITP 常见出血部位为皮肤及黏膜，流鼻血是 ITP 常见临床表现。孩子流鼻血了，家长先不要着急，先观察出血多少。如果出血很少，一两滴，可以先不用局部处理；如果出血多，不能自己停止，为避免血液流入气道引起窒息，要先让孩子坐位或侧卧位，可往鼻中隔方向按压出血侧鼻翼 10 ~ 20 分钟；若仍有血液流出可延长按压时间，按压同时可鼻腔局部给予冷敷，促进血管收缩；如果给予以上处理仍不能止血，建议立即去医院给予油纱条填塞或膨胀海绵填塞止血。孩子鼻出血反复或出血不易控制，或有其他出血表现，建议去医院就诊进一步查找鼻出血原因。

Q: 得了 ITP 有哪些表现？

ITP 典型临床表现往往仅有不同程度出血，皮肤、黏膜出血多见，表现为皮肤出血点、淤斑、鼻出血、牙龈出血及口腔黏膜血泡。少数会发生消化道出血，临床表现为呕血、便血；泌尿系出血临床表现为尿血；不到 1% 会出现颅内出血，临床表现为头痛、恶心、呕吐，甚至抽搐、肢体活动受限、昏迷等。也有一部分 ITP 患者临床并无出血征象。ITP 一般没有肝脾及淋巴结肿大，无骨骼及组织畸形，通过体格检查及辅助检查可证实。除非合并明显出血，ITP 一般没有贫血，无黄疸及尿色异常。除非合并感染，ITP 不会引起发热。

Q: 没有出血表现，但化验血小板低，是查错了吗？

血小板有止血功能，参与凝血。血小板数量减少会引起出血表现，常见皮肤出血点、淤斑、鼻黏膜出血、口腔黏膜出血、齿龈出血等。但出血表现与血小板减少程度有关，一般血小板计数 $> 50 \times 10^9/L$ 多没有出血表现，血小板计数 $< 20 \times 10^9/L$ 可发生自发性出血，但也存在一定个体差异。故临床上会有血小板已经很低而临床无出血症状及体征的情况，也就是说 ITP 患者可以没有出血表现。当然如果仅一次化验血小板低于正常，最好再复查一次，除外化验误差。

Q: ITP 会有贫血吗？

ITP 患儿多仅有血小板减少引起的皮肤、黏膜出血表现，或仅化验血小板减少而无出血表现，一般不伴有贫血表现。但有持续或活动性出血时，如大量鼻出血、消化道出血、尿血等，可出现贫血表现。另 ITP 合并自身免疫性溶血性贫血时也会有贫血表现，同时出现黄疸、尿色异常等表现。出现贫血时临床会观察到患儿面色、口唇及甲床较发病前苍白，精神变差，心率增快，化验血常规发现血红蛋白低于正常。

Q: 发热去医院检查发现脾大、血小板低会是 ITP 吗？

发热、脾大、血小板减少并不是 ITP 典型临床表现。ITP 常见临床表现为皮肤、黏膜出血，偶有颅内出血，合并严重出血时可出现贫血，一般没有肝脾及淋巴结肿大，合并感染时可出现发热。出现上述症状应警惕 ITP 合并感染、代谢性疾病、脾功能亢进或肿瘤性疾病，要积极进行相关检查。

Q: 已经查出来血小板低了，医生为什么还让再做血常规？

血常规中血小板计数会受一些因素影响而出现假性血小板减少，如采血时混入组织液、采血管中血凝块形成消耗血小板、EDTA 造成血小板消耗及支原体等特殊病原体感染引起血液中凝集素增高等情况。为避免出现假性血小板减少，故要求至少要化验两次血常规，同时要做血涂片显微镜下肉眼观察血小板有无凝集、数量多少。血涂片可观察白细胞、红细胞及血小板形态有无异常，有助于鉴别继发性血小板减少症及遗传性血小板减少。

Q: 诊断 ITP 一定要做骨髓穿刺吗？骨髓穿刺有风险吗？影响孩子发育吗？

初次诊断 ITP，如果临床表现典型，且不需要给予糖皮质激素治疗，可以不做骨髓穿刺检查。但对于需要使用糖皮质激素治疗的初诊 ITP 患儿，建议治疗前行骨髓穿刺检查。对于临床表现不典型的 ITP 患儿推荐行骨髓穿刺检查。

骨髓穿刺部位一般选择髂后上棘、髂前上棘、胸骨或胫骨，多选择髂前或髂后上棘。由有经验的医生进行操作，有规范的操作流程，严格进行无菌操作。血小板减少患儿操作后局部要压迫止血最少 5～10 分钟，凝血功能异常患儿尽量不做，但病情需要时补充凝血因子后进行操作，操作后局部压迫止血，注意观察局部出血情况。骨髓穿刺对骨骼损伤很小，不会影响骨骼发育。

Q: 门诊考虑 ITP，住院还要做哪些检查？

一般门诊就诊会化验血常规，入院后会复核一个血常规＋细胞形态，为鉴别除外其他疾病会做凝血功能检查、肝功能、肾功能、心肌酶谱、腹部彩超检查，合并感染时会做感染相关检查，如 CMV 抗体、EBV–DNA、CRP 等，临床表现不典型者会做骨髓穿刺检查，输血制品前要做感染标志物（肝炎、梅毒、HIV 相关抗体）检查，需要加用糖皮质激素时需做结核菌素试验、胸片除外潜在结核感染。由于 ITP 诊断是排他性的，对于免疫球蛋白及糖皮质激素一线治疗效果不好、病情反复的患者，还需做自身免疫相关检查、基因检测、甲状腺功能等。

Q: 病情超过 3 个月的 ITP 评估要做骨髓穿刺术和骨髓活检吗？

ITP 病情超过 3 个月者，病情反复，需再次评估，进一步明确诊断，除外其他引起血小板减少的疾病，评估时推荐进行骨髓穿刺及骨髓活检检查。这是因为 ITP 诊断没有金标准，为排他性诊断，初诊有典型临床表现时可以先做基本检查，也可以不做骨髓穿刺先给予免疫球蛋白治疗。但对于治疗效果不佳者或病情反复、病程迁延不愈的患者，要拓展检查范围，要动态监测骨髓变化。某些疾病初期表现并不典型，随着病情进展会逐渐出现其他疾病的典型表现。婴幼儿骨髓活检风险较大，应根据情况谨慎选择。

Q: 诊断为 ITP，治疗效果不好，有必要做自身免疫系列检测和基因检测吗？

ITP 诊断是临床排除性诊断，缺乏金标准，诊断要点有：①至少 2 次血常规血小板计数减少，血细胞形态无异常。②脾一般不增大。③骨髓检查为巨核细胞数量增多或正常，而成熟障碍，产生血小板巨核细胞比例减少。④须排除其他继发性血小板减少症，包括自身免疫性疾病、遗传性血小板减少等。对于初诊有典型临床表现者满足前两条可给予人免疫球蛋白治疗而不做骨髓穿刺等检查，但对于临床表现不典型、疗效不好、病情反复或病程迁延的患者建议做相关检查进一步除外继发性血小板减少。故对于 ITP 诊断后一直不好的患者建议行自身免疫系列检测和基因检测。

Q: 已经治疗了两个月的 ITP，效果不好，属于慢性难治的吗？

根据病程长短将 ITP 分为 3 种类型：ITP 持续时间 < 3 个月为新诊断 ITP；ITP 持续时间 3 ~ 12 个月为持续性 ITP，包括没有自发缓解的患儿和停止治疗后不能维持完全缓解的患儿；ITP 持续时间 > 12 个月为慢性 ITP。而难治性 ITP 要同时满足以下 3 条的情况：①仍确诊为 ITP，必要时需再次评估，进一步除外其他疾病引起的血小板减少。②脾切除后无效或复发。③仍需治疗来降低出血风险。诊断 2 个多月还属于新诊断 ITP，一线治疗效果不好，若有明显出血表现可考虑二线治疗，但也不属于难治范畴。

Q: 如何判断 ITP 病情的严重性？

ITP 出血风险与血小板计数密切相关，血小板计数越低，出血风险越大，血小板计数是 ITP 病情轻重的重要判断指标。但判断 ITP 病情轻重不能单看血小板数值，还要看出血程度、出血部位及治疗情况。血小板计数 < 10×10^9/L，且有需要治疗的出血症状（仅有皮肤少量出血点及小淤斑情况除外）或常规治疗后仍有新出血症状，需要加用其他升血小板药物或增加现用药物剂量。存在这些情况时判定为重症 ITP，临床判定为重症 ITP 时需要给予积极治疗，避免病情进一步加重而出现不可挽回的状况。

Q: ITP 治疗一定要用激素吗？

糖皮质激素是 ITP 一线治疗用药，对于新诊断的 ITP，有出血表现，尤其血小板 < 20×10^9/L 时首选治疗药物有大剂量人免疫球蛋白和（或）糖皮质激素。鉴于免疫球蛋白为血液制品且费用相对昂贵，儿童 ITP 指南及共识多推荐首选糖皮质激素治疗儿童 ITP。儿童 ITP 多为自限性，并不是诊断 ITP 就要用糖皮质激素治疗，对于没有出血表现的患者，尤其血小板 > 30×10^9/L 时可暂不予以上药物而给予严密观察，监测血小板。

Q: ITP 要输血小板吗？

ITP 病因不十分清楚，某些原因造成机体免疫耐受丢失，血小板破坏增多、产生减少。所以患 ITP 时，即使血小板不足 10×10^9/L，没有严重出血，不常规输注血小板，因为输注后很快又会被破坏掉。但发生严重出血，尤其危及生命出血时或需手术治疗时，需要输注血小板暂时提升血小板以减少出血，抢救生命，保障手术顺利完成。输注血小板的同时要给予人免疫球蛋白、糖皮质激素等其他治疗，以期自身血小板计数上升，防止出血进一步加重。

Q: 输注免疫球蛋白有风险吗？

人免疫球蛋白是从正常人体血浆中经过一系列程序提取出来的，由于是异体蛋白质，所以输注过程中有一定过敏风险，可能会出现皮疹、发热。情况不严重的给予对症处理后可继续输注，情况严重时需要停止输注。由于免疫球蛋白是血液制品，输注后有传染肝炎、HIV 等疾病风险，所以它的制备经过严格筛查及检测，虽不能保证绝对没有，但传染的可能性是极低的。少数患儿输注人免疫球蛋白后会出现一过性头痛，大多不需要特殊处理。

Q: 糖皮质激素有哪些风险？停药能恢复吗？

糖皮质激素药理作用广泛，有许多疾病的治疗需要使用。但在使用时也要认识到它是一把双刃剑，治疗疾病的同时也会出现一些不良反应。如长期使用此类药物会加重或诱发感染，引起物质代谢及水盐代谢紊乱（糖尿病、低血钾、脂肪重新分布、肌无力及肌萎缩、生长发育抑制），心血管系统疾病（高血压、动脉粥样硬化），消化道溃疡加重，白内障或青光眼，骨质疏松，神经精神异常等。所以使用时需严格掌握适应证，评估利弊，对于一些并发症提前采取预防措施，尽量晨起顿服，尽可能避免对自身肾上腺功能轴的抑制；口服钙剂和维生素 D 防止缺钙，预防感染，尽量避免长期使用。大多数不良反应停药后会自行缓解，但合并严重感染或股骨头坏死等严重并发症时并不会因停药而自行恢复。

Q: ITP 除人免疫球蛋白、糖皮质激素外还有哪些治疗措施？

人免疫球蛋白及糖皮质激素是初诊 ITP 的一线治疗选择，对于一线治疗无效且需要治疗的患儿，可选择促血小板生成类药物（重组人血小板生成素注射液、血小板生成素受体激动剂）、利妥昔单抗（抗 CD20 单克隆抗体）、脾切除术及免疫抑制剂（西罗莫司、环孢素 A、长春新碱等）等。与利妥昔单抗及脾切除术比较，多选用促血小板生成类药物作为二线用药，与脾切除术相比建议选利妥昔单抗作为二线治疗选择。

Q: 促血小板生成类药物有哪些？

促血小板生成类药物目前应用于临床的主要有重组人血小板生成素（rh
TPO），使用时需皮下注射，一天一次；血小板生成素受体激动剂有艾曲波帕
和海曲波帕，为口服剂型，用药方便，依存性好。目前这两类药物在临床均有
使用，作为一线糖皮质激素和免疫球蛋白治疗无效的 ITP 患者二线用药首选。
此类药物半衰期短，多需持续使用，停药后复发可能性大，但口服剂型也有血
小板维持正常 1 ~ 2 年后尝试停药不复发的报道。

Q: 慢性 ITP 能做脾切除吗？有哪些风险？

脾切除术为 ITP 治疗二线选择，脾是血小板破坏场所，有指南推荐有以下
情况时可考虑行此治疗：一线及二线药物均无效，有反复严重出血或生活受到
疾病严重干扰，年龄大于 5 岁，病程超过 1 年。脾切除前要再次评估，进一步
除外其他疾病引起血小板减少，同时确保患儿已根据国家最新疫苗接种政策进
行了预防接种，同时注意预防性使用抗菌药物，对术后血小板计数反应性增高
的患者给予抗血小板治疗，预防血栓发生。

Q: 孩子得了 ITP 能好吗？一定需要血小板正常吗？

儿童 ITP 为自限性疾病，有自愈倾向，大多数一年内恢复。有 10% ~ 20%
患者病程迁延、病情反复发展为慢性，儿童恢复能力强，就算是慢性 ITP，也
有 30% 患儿在数月或数年自行恢复。3% 的儿童 ITP 是自身免疫病的前驱症状，
因此儿童慢性 ITP 要排除系统性红斑狼疮、类风湿病和伊文氏综合征等。由于
疾病有自愈倾向，治疗主要取决于出血症状，而非仅仅只看血小板计数。目前
儿童 ITP 治疗目标不再是让血小板升至正常，而是提升血小板以控制出血，关
注患儿生活质量。

Q: ITP 饮食上有哪些注意事项？

患 ITP 时，自发出血风险大，进食干硬食物可能会造成口腔黏膜、牙龈破
损而引发出血，饮食不当引起呕吐会增加出血风险，所以建议进食软食或半流
食，注意饮食卫生，避免进食过多过快。有消化道出血时需暂时禁饮食，待出
血控制后先饮水，进食流食后逐渐过渡到正常饮食。人们往往将 ITP 与过敏性
紫癜混淆，认为要忌蛋白质类饮食，但这样时间长会造成一定程度的蛋白质摄

入不足，不利于患儿生长发育，护理患儿时要注意。

Q: 慢性 ITP 能拔牙吗？

慢性 ITP 患儿血小板计数长期维持在低水平，进行医疗操作有出血风险，但只要血小板计数维持在一定水平以上是可以进行相应医疗操作的，不同操作所需的血小板最低水平是不同的。进行拔牙时，如果为简单操作，血小板计数 $> 30 \times 10^9/L$，可预防出血发生；如果操作复杂出血风险大，血小板计数需 $> 50 \times 10^9/L$ 才能进行该操作。当然关注血小板计数同时，还要注意患者是否正在使用影响凝血功能或血小板功能药物（如阿司匹林、华法林、双嘧达莫），如果有使用以上药物建议暂缓拔牙或咨询血液科医生。

Q: ITP 患儿能打疫苗吗？

预防接种疫苗可以诱发原发性免疫性血小板减少症，部分 ITP 患儿在发病前 2 ~ 3 周有预防接种病史。ITP 治愈后短期内接种疫苗可能会诱发疾病复发，所以建议 ITP 患儿患病后暂停预防接种，待疾病稳定后可尝试恢复预防接种，少部分患儿再次接种疫苗后会引起疾病复发。

第五节　白血病

Q: 白血病和长期使用手机或微波炉有关吗？与经常染发有关吗？

手机、电脑及微波炉会产生极低频电磁场，多个病例对照研究综合分析结果显示，50 ~ 60 Hz 的电磁场暴露并没有增加儿童白血病的发生风险。微波炉在工作时会产生 540 mG 的磁场强度，若距离 10 cm 远，磁场强度马上降为 43 mG，若距离再远，磁场强度继续降低，所以使用微波炉时离开 1 米以上，它产生的磁场强度微乎其微，对人体无害。有些化学物质与白血病的发生有关，如苯、烷化剂、氯霉素等的使用会增加白血病发生率。多项研究并未发现染发剂会增加白血病的发生率。

Q: 白血病会遗传给下一代吗？

白血病的发生与遗传因素有关，但并不是严格意义上的遗传病，不符合遗传病的遗传规律。白血病有一定家族遗传倾向，存在家族发病率增高的现象。21- 三体综合征是最常见的体细胞染色体异常性疾病，与正常人群相比，21- 三体综合征患者白血病发生危险明显增加，不少先天性免疫缺陷综合征（如共济失调–毛细血管扩张症）患者白血病发生率较正常儿童明显增高。随着检测技术不断改进，发现越来越多基因异常与白血病相关。父母患白血病时子女患肿瘤性疾病概率增加，即肿瘤易感性增加。

Q: CT 或 X 线检查会引起白血病吗？

电离辐射的致癌作用已被确定，事故或放射治疗的高剂量电离辐射、孕期接受 X 线检查会增加患白血病风险。但遵医嘱常规（非孕期）进行 CT 或 X 线检查接受的放射线剂量很小，并不会增加白血病发生率。

Q: 白血病在儿童中多见吗？

白血病是造血系统的恶性增生性疾病，是儿童时期最常见的恶性肿瘤，约占 30%。儿童和青少年白血病中 95% 为急性白血病，慢性白血病很少见，不足 5%。我国儿童白血病年发病率为（3 ~ 4）/10 万，男孩略多于女孩。

Q: 白血病有哪些常见表现？

儿童白血病一般起病急，常见临床表现有贫血、出血、感染、肝脾及淋巴结肿大。贫血常表现为乏力、活动耐力减低、易疲劳、精神差、睡眠增多、面色苍白，大年龄儿童会主诉头晕、耳鸣、记忆力减退。出血多表现为皮肤、口腔黏膜出血点及淤斑、鼻出血，也可有其他部位出血。感染多累及呼吸道、消化道，出现发热、咳嗽、腹泻、呕吐等。白细胞浸润会引起肝脾及淋巴结肿大，临床表现为颈部、腋窝及腹股沟处肿块，腹胀，腹部包块；也会出现睾丸肿大、面瘫、抽搐等中枢神经系统白血病表现。部分患儿会出现骨痛、皮疹等表现。

Q: 白血病患儿出现腿疼是病情加重了吗？

白血病异常增生的白细胞产生于骨髓腔中，可直接或通过血液循环侵犯骨实质及骨关节，引起骨痛，多发生于肢体、椎体，可有胸骨、长骨压痛。部分患儿以骨痛起病，部分起病一段时间才出现骨痛。骨痛提示有白血病骨浸润，与疾病严重程度无绝对相关性。椎体骨受累可能会引起局部肿块而压迫神经，严重时会引起肢体瘫痪、大小便失禁而加重病情。一旦怀疑白血病应积极行骨髓穿刺检查，明确诊断，尽早给予治疗，避免疾病进展。

Q: 白血病患儿血常规白细胞都增多吗？

白血病患儿血常规中白细胞计数大部分高于正常值，细胞分类中以某一种白细胞增高为主，伴或不伴红细胞和（或）血小板异常。但也有一部分白血病患儿血常规白细胞计数正常，甚至低于正常，但存在细胞分类异常，伴或不伴红细胞和（或）血小板异常。很少情况下虽骨髓细胞已达到白血病标准，但外周血常规白细胞计数、细胞分类均正常。所以不能仅靠血常规白细胞不增高就除外白血病，要看白细胞分类、红细胞及血小板有无异常，要结合临床，需要时行骨髓检查。

Q: 什么是幼稚细胞？血常规显示有幼稚细胞就是白血病吗？

血液中有 3 大类血细胞，分别是白细胞、红细胞及血小板。正常情况下血液中存在的血细胞为成熟细胞。这些成熟细胞均不是在血液中产生的，而是由骨髓等造血组织产生并释放入血。在造血组织中细胞均经历原始到幼稚再到成熟过程，非成熟细胞即我们所说的幼稚细胞，正常情况下只有成熟细胞才能释放入血。患白血病时造血细胞发育分化停滞，异常血细胞过度克隆无限增殖，会造成外周血中出现幼稚细胞。血常规检查时发现有幼稚细胞要警惕白血病，但其他疾病，如重症感染、重度溶血性贫血等也可在血常规检查时发现有幼稚细胞，要结合患儿临床表现及其他辅助检查分析，不易区别时做骨髓穿刺检查可以明确诊断。

Q: 诊断白血病抽取骨髓要做哪些检查？

诊断白血病骨髓检查项目有骨髓形态学、免疫分型、细胞遗传学及分子生物学相关检查，即目前白血病 MICM 分型诊断。大多数白血病依靠骨髓检查可以确诊，细胞形态学是白血病诊断和分型的基础，通过光学显微镜及细胞化学染色可做出白血病诊断及初步分型，尤其对急性白血病。进一步分型要行骨髓免疫学检查，可以协助区分 T 淋巴细胞、B 淋巴细胞、粒细胞、单核细胞。借助以上两种技术可以明确诊断大多数白血病。诊断后还需行骨髓细胞生物学及分子生物学检查，了解有无异常融合基因、异常染色体及基因突变等，以便很好地了解疾病特性，进行危险度分型，不同危险度治疗强度不同。某些融合基因和（或）基因突变可作为靶向治疗靶点、治疗后疗效评估检测点。

Q: 白血病神经系统评估会做哪些检查？

诊断白血病时要评估是否有神经系统受累，首先评估有无神经系统受累临床表现，如嗜睡、昏迷、颅神经麻痹、抽搐、肢体瘫痪等，之后行头颅、脊髓影像学检查，最后行脑脊液细胞计数及白血病细胞计数、白血病脑脊液微小残留病检测，综合分析后判定。影像学检查或脑脊液检查异常的患者在治疗后要复查，治疗过程中也要定期评估脑脊液。病程中出现神经系统相关症状或体征时也要及时复查脑脊液及头颅影像学，评估有无白血病中枢神经系统复发。

Q: 怎样确诊白血病?

对于儿童而言,急性白血病占白血病总数的 95% 以上,白血病诊断主要依靠骨髓形态学检查,结合骨髓免疫学、细胞遗传学及分子生物学检查。儿童急性白血病诊断金标准为骨髓中白血病细胞比例大于或等于 20%,白血病细胞比例不足 20%,但有重现性遗传学异常时(如 *ETV6-RUNX1* 融合基因阳性)也可诊断为白血病。儿童慢性白血病主要有慢性髓细胞性白血病和幼年型粒-单核细胞白血病(JMML),*BCR/ABL* 融合基因 p210 阳性对慢性髓细胞性白血病诊断意义重大,但也要结合临床及其他辅助检查,JMML 诊断需综合临床、外周血、骨髓检查及 JMML 相关基因突变检测。

Q: 什么是融合基因?为什么白血病要做融合基因检查?

融合基因是指正常情况下不相连的两个或多个基因的编码区首尾相连构成的嵌合基因。融合基因与白血病发生密切相关,与疾病预后也有很大关系。检查出异常融合基因可以协助白血病诊断,也是危险度分型的依据,同时部分可作为靶向治疗靶点,还可以作为疗效监测点。如 *PML/RARα* 是急性髓系白血病 M3 特异的融合基因,检出 *PML/RARα* 可以确定诊断。口服维甲酸治疗即靶向这一基因,治疗后评估疗效,除了骨髓形态学检查,主要检测 *PML/RARα*。

Q: 儿童白血病类型和成人一样吗?

白血病根据发病快慢分为急性白血病和慢性白血病,根据病变白血病细胞类型分为急性淋巴细胞白血病、急性髓系白血病、慢性淋巴细胞白血病、慢性髓细胞性白血病。成人急性白血病以急性髓系白血病为主,慢性白血病以慢性淋巴细胞白血病为主。与成人不同,急性淋巴细胞白血病占儿童白血病的 70% ~ 80%,急性髓系白血病占 15% ~ 20%,慢性白血病以慢性髓细胞性白血病和幼年型粒-单核细胞白血病为主,占 5% 左右,慢性淋巴细胞白血病在儿童中的发病率几乎为 0。

Q: 儿童白血病主要治疗手段有哪些?

儿童白血病是对化疗药物较敏感的疾病,联合化疗是目前广泛应用的治疗手段,白血病是第一个通过化疗手段可以获得治愈的肿瘤性疾病。依靠化疗,儿童急性淋巴细胞白血病可以获得 75% 以上的 5 年无事件生存率,但目前仍有

20% ~ 30% 会复发，这部分患儿单靠化疗并不能获得长期生存。儿童白血病治疗还包括分子靶向治疗、造血干细胞移植治疗、免疫治疗及输血、抗感染等支持治疗。目前儿童白血病治疗采用化疗为主、其他治疗手段为辅的综合治疗模式。

Q: 儿童白血病想治愈必须做移植吗？

儿童白血病是对化疗药物较敏感的疾病，依靠联合化疗、靶向治疗、免疫治疗及支持治疗，儿童急性淋巴细胞白血病 5 年无事件生存率达 75% 以上，儿童急性早幼粒细胞白血病 5 年无事件生存率达 90%，急性髓系白血病 5 年无事件生存率达 50% 以上。大部分白血病患儿不必通过造血干细胞移植就可以达到长期无病生存，仅有 10% 左右初诊患者，以及部分复发患者需要行造血干细胞移植治疗。患儿是否需要行造血干细胞移植治疗要综合患儿白血病类型、辅助检查结果、治疗效果及是否复发等进行判断。

Q: 白血病都要化疗吗？

化学治疗在儿童白血病治疗中起着重要的作用，通过多药联合化疗可使大部分白血病患儿获得长期无病生存，但化疗副作用也会对患儿生存及生活质量产生巨大影响。现今，通过口服伊马替尼可使慢性髓细胞性白血病患儿获得长期缓解，口服维甲酸及砷剂可使急性早幼粒细胞白血病患儿长期无病生存，这两类疾病已进入了去化疗时代。对于儿童低危急性淋巴细胞白血病，人们也尝试在保证疗效的同时进一步降低化疗强度。免疫治疗的兴起让不能耐受化疗的患儿有望获得好的疗效。化疗与否要依据白血病类型、患儿身体状况是否能耐受化疗、治疗药物及治疗手段能否获得综合判断后而定。

Q: 什么是诱导缓解治疗？

白血病初始治疗即诱导缓解治疗，指给予联合化疗杀灭白血病细胞，解除白血病细胞浸润引起的症状，使体内白血病细胞由 10^{12} 级降至 10^9 级以下，使病情得到缓解，白血病相关临床症状及体征消失，血细胞基本恢复正常。诱导缓解治疗是白血病治疗的关键，治疗后白血病能否获得完全缓解决定了后续治疗能否顺利进行。诱导治疗后不缓解，对化疗药物产生耐药性，后续治疗也会棘手，预后差。儿童急性淋巴细胞白血病诱导缓解方案多用 VDLP 或 VDLDex，儿童急性早幼粒细胞白血病诱导缓解方案多用维甲酸及砷剂。

Q: 什么是白血病的靶向治疗？

白血病靶向治疗即特异性杀伤肿瘤细胞而不伤及或很少伤及正常细胞的治疗，是儿童白血病重要的治疗手段。维甲酸治疗急性早幼粒细胞白血病即靶向治疗的典型。靶向治疗要有治疗靶点和针对靶点的药物。治疗靶点可以是肿瘤细胞表面特异的抗原分子，也可以是驱动白血病转化的基因突变，或是被这些突变基因激活的信号通路。针对这些靶点研制出相应药物 / 细胞，如针对细胞表面抗原的嵌合抗原受体 T 细胞（CAR-T）、靶向 *BCR/ABL* 融合基因的酪氨酸激酶（TKI）抑制剂、靶向 BCL-2 的维奈托克等。慢性髓细胞性白血病患儿口服 TKI 抑制剂可以获得长期无病生存，BCR/ABL 阳性的急性淋巴细胞白血病患儿化疗联合 TKI 抑制剂可使生存得到明显改善。

Q: 白血病免疫治疗是什么？

白血病免疫治疗通过主动或被动的方式激活体内的免疫细胞，特异性地清除肿瘤组织及化疗等治疗后剩余的微小残留病灶，达到明显抑制白血病细胞增殖和最终完全清除白血病细胞的目的。嵌合抗原受体 T 细胞免疫治疗（CAR-T）是近些年发展起来的一种最为有效的过继性细胞免疫治疗，有针对 B 系 - 急性淋巴细胞白血病表面抗原 CD19 及 CD22 的 CAR-T，也有针对 T 系 - 急性淋巴细胞白血病表面抗原 CD7 的 CAR-T，现在被越来越多应用于复发难治性急性白血病治疗。靶向白血病表面抗原 CD19 的双特异性 T 细胞衔接器（BiTE）2022 年在中国上市。

Q: 儿童白血病要治多长时间才能停药？停药后多长时间复查？

儿童白血病以急性淋巴细胞白血病为主，它的治疗仍以化疗为主，强调分阶段、坚持、长期、规律化疗。分阶段化疗包括诱导缓解治疗、早期强化治疗、缓解后巩固治疗、庇护所治疗、延迟强化治疗及维持治疗。疗程长短与疾病类型、危险度分型及性别有关，儿童急性淋巴细胞白血病总疗程 2 ~ 2.5 年，急性髓系白血病总疗程 1 年半左右。停药后前 2 ~ 3 年建议每 3 ~ 6 个月复查 1 次骨髓，同时关注儿童免疫功能、生长发育及内分泌、性腺发育，建议定期进行相关评估。

Q: 怎样算白血病完全缓解?

　　白血病完全缓解是指经过治疗,白血病症状及体征完全消失,外周血细胞计数恢复正常,骨髓中白血病细胞计数< 5%。随着检测技术的发展,白血病完全缓解有多个层面的理解,如流式细胞仪技术检测骨髓中白血病细胞残留< 10^{-4},即检测 10 000 个白细胞未发现白血病细胞,认为达到免疫学上完全缓解;异常染色体或基因消失,认为细胞遗传学或分子生物学层面上达到完全缓解。白血病治疗中及停药后 2 ~ 3 年要动态检测患儿白血病是否处于完全缓解状态,如果治疗后未获得完全缓解或缓解后再次出现异常,提示预后不好。

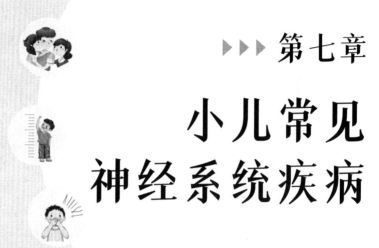

▶▶▶ 第七章

小儿常见
神经系统疾病

第一节　惊厥

Q: 什么是小儿惊厥？

小儿惊厥，又叫惊风或抽风，是儿童时期常见的一种急重病症。惊厥是神经元功能紊乱引起的脑细胞突然异常放电所导致的不自主全身或局部肌肉抽搐，是小儿神经系统最常见的症状。小儿惊厥可伴或不伴发热。伴有发热者多为感染性疾病所致，颅内感染性疾病常见有脑膜炎、脑脓肿、脑炎、脑寄生虫病等；颅外感染性疾病常见有热性惊厥、各种严重感染（如中毒性菌痢、中毒性肺炎、败血症等）所致中毒性脑病。不伴发热者多为非感染性疾病所致，除常见的癫痫外，还有水电解质紊乱、低血糖、药物中毒、食物中毒、遗传代谢性疾病、各种脑器质性病变等。

Q: 小儿惊厥的发作有哪些特征？

小儿惊厥可发生于包括新生儿期在内的各年龄阶段，以婴幼儿期多见，在儿童期发生率为 4% ~ 6%，年龄越小发生率越高。易有频繁或严重发作，甚至惊厥持续状态。新生儿及婴儿经常会有不典型惊厥发作，如表现为面部或肢体局灶或多灶性抽动、局部或全身性肌阵挛，或表现为突发瞪眼、呼吸暂停、面部或口唇青紫等。

Q: 为什么婴幼儿期容易发生惊厥？

婴幼儿期容易发生惊厥，主要是因为：①小儿神经系统发育不完善，脑皮质功能不成熟，抑制功能差，兴奋过程占优势并容易泛化。②小儿兴奋性神经介质和酶的动态平衡不稳定。③婴幼儿血-脑屏障发育不全，机体免疫功能不成熟，容易患感染性疾病和中枢神经系统感染。④产伤、窒息、脑发育畸形、高热等导致惊厥的疾病是小儿时期所特有的。在这个时期，他们的生长营养需求高，如果喂养不当或严重疾病时则容易发生营养缺乏性疾病所致的惊厥。

Q: 引起惊厥常见的颅内疾病是什么？

引起惊厥常见的颅内疾病分为感染性疾病和非感染性疾病。颅内感染性疾病，如由细菌、病毒、寄生虫、真菌引起的脑膜炎或脑炎，常表现为反复且严重的惊厥发作，大多出现在疾病初期或极期，并伴有不同程度的意识障碍和颅内压增高表现，腰椎穿刺脑脊液检查对诊断和鉴别诊断有较大帮助。颅内非感染性疾病包括颅脑损伤与出血、颅脑先天发育畸形、颅内占位性病变。

Q: 引起小儿惊厥常见的颅外疾病是什么？

引起小儿惊厥的颅外疾病分为感染性疾病与非感染性疾病。颅外感染性疾病即非颅内感染性疾病，包括：①热性惊厥，是儿科最常见的急性惊厥，发病年龄为3个月~5岁，体温在38 ℃以上时突然出现。②感染中毒性脑病，大多并发于败血症、重症肺炎、细菌性痢疾等严重细菌感染疾病，与感染和细菌毒素导致急性脑水肿有关。颅外非感染性疾病包括缺氧缺血性脑病、代谢性疾病、遗传代谢性疾病及中毒等。

Q: 小儿惊厥严重时有哪些表现？

惊厥发作时意识完全丧失，双眼凝视、斜视或者上翻，头后仰，面肌及四肢呈强直性或阵挛性抽搐、颜面发绀，甚至呼吸停止，惊厥后昏睡、疲乏。热性惊厥患儿多于惊厥后神志很快清醒。惊厥呈持续状态或频繁发生表示病情严重。

Q: 小儿惊厥如何诊断？

小儿惊厥是根据症状、体征及辅助检查综合来判断的。医生会详细询问患儿病史，包括惊厥当时情况及以往生病情况；会详细检查患儿神志状况、呼吸等生命体征及有没有神经系统异常体征等；会做相关辅助检查包括血常规、尿常规、便常规、脑电图和脑血流图、脑超声波、脑CT扫描和磁共振成像等。

Q: 发生惊厥就诊时需要向医生提供哪些病史？

首先要详细告知惊厥当时表现，包括发生抽搐部位、发作持续时间、发作次数、有无神志不清及大小便失禁，采取了什么措施，惊厥后神志情况。伴有发热时，应告知发热与惊厥发作的关系，即先发热还是先惊厥、发热多长时间出现的惊厥、惊厥前或后测体温多少。近期有无其他不适，如头痛、呕吐和脓血便等；有无误服药物、毒物或农药接触史。对于反复惊厥发作者，要告知医生起病年龄及家族史、发作情况、诱因、治疗经过、所用药物与剂量，同时，患儿有无异常分娩史、不当喂养史，智力发育情况，既往有无脑炎、脑膜炎等疾病，应一起告知医生。

Q: 引起小儿惊厥的疾病有年龄差异吗？

引起小儿惊厥的疾病有很多。一部分疾病在儿童各年龄段都可发生，如脑炎、脑膜炎、中毒性脑病、颅脑外伤等。另一部分引起小儿惊厥的疾病具有一定年龄易感性，如新生儿期特有的产伤、窒息、新生儿颅内出血、新生儿缺氧缺血性脑病；多出现于婴儿期的婴儿痉挛症、先天性颅脑畸形、热性惊厥；随着年龄增长，颅内肿瘤及中毒引起惊厥的发生率增加。

Q: 如何寻找小儿惊厥的病因？

不同年龄段的惊厥病因存在明显差异，应及时、准确地了解惊厥的病因，并进行针对性治疗，否则惊厥治疗的效果也不好，甚至无效，因此，在进行止惊治疗的同时应尽快明确惊厥的病因。应综合病史、阳性体征、有无发热、年龄、季节、伴随症状、相关化验及辅助检查结果等全面分析考虑。在急诊情况下，对于惊厥持续状态者，推荐首先取血做血常规、血糖、血电解质（小婴儿必须包含钙、镁）检查，有条件者可以做急诊肝肾功能、血气分析、血氧，如果有病史线索提示时，可酌情行脑脊液检查、抗癫痫药血药浓度检测、血培养、血毒物检测等。

Q: 惊厥发生时要如何处理？

惊厥发作时应该将患儿顺势放在平坦处，抽搐时不要过度用力按压患儿，以免造成骨折，同时要注意保护，避免发生意外伤害；要保持患儿头向一侧偏斜，保持呼吸道通畅，口腔、咽部有异物时要及时清理，避免发生窒息及误吸，不要向口腔内塞入任何物品，包括手指；有条件可给予患儿吸氧；要注意观察患儿意识状态及生命体征变化；要及时前往医院就诊。多数惊厥发作可在5分钟内自行缓解，发作超过5分钟者需要及时给予止惊药物治疗。常用止惊药物有地西泮、咪达唑仑、苯巴比妥、水合氯醛等。一次惊厥发作持续30分钟以上，或反复多次发作持续＞30分钟，且发作间期意识不恢复，称为惊厥持续状态，应按危重症处理，除给予止惊治疗外，还要注意观察呼吸等生命体征，给予对症及支持治疗。

Q: 小儿惊厥对症治疗有哪些？

小儿惊厥除给予止惊治疗外，还要酌情给予对症治疗。如高热者可给予药物降温及物理方法降温，热性惊厥者建议体温一旦超过38 ℃就立即给予退热处理；有脱水、电解质及酸碱平衡紊乱、代谢紊乱时，要及时纠正；如存在头痛、呕吐等颅内压增高表现，尤其腰椎穿刺证实后，要及时予以20%甘露醇等降低颅内压；生命体征不稳定时给予循环与呼吸支持（纠正低血压、心律失常，极严重者需上呼吸机等）。

Q: 小儿惊厥的预后怎么样？

惊厥的预后与原发病有直接的关系，癫痫引起的惊厥预后与癫痫的病因、发作类型、脑电图特征、癫痫综合征的种类有关；单纯型热性惊厥、低钙血症引起的惊厥通过及时治疗，发作次数少者预后好。癫痫引起的惊厥、复杂型热性惊厥、不正规治疗的惊厥，易留有不同程度的感觉、运动、语言、智力、环境适应能力等方面的后遗症。

Q: 小儿惊厥怎么预防？

不同病因引起的小儿惊厥，预防措施不一样。热性惊厥患儿发热24小时内应用地西泮或苯巴比妥口服，但平常不用，治疗疗程一般为2年，或用至患儿4～5岁。小儿无热惊厥应积极寻找病因，治疗原发病，以减少发作。确诊癫痫者应进行正规抗癫痫治疗。

第二节　热性惊厥

Q: 什么是热性惊厥?

热性惊厥（FC）又称高热惊厥，系儿童时期发热所诱发的惊厥，是小儿惊厥最常见的类型，是儿童时期常见的神经系统疾病之一，是儿科常见的急重症，是住院最多的病种之一。初次惊厥发作在 3 个月 ~ 5 岁，在上呼吸道感染或其他传染病的初期，体温在 38 ℃以上时突然出现，排除颅内感染和其他导致惊厥的器质性或代谢性疾病，既往无热惊厥病史，不伴有中枢神经系统感染。有明显年龄依赖性和自限性，绝大多数儿童 6 岁后不再发作，病程呈良性经过。

Q: 热性惊厥的孩子多吗?

热性惊厥的孩子比较多，而且热性惊厥复发的可能性也比较高，这是因为孩子的身体还没有发育完善，大脑的控制能力也比较弱，若是孩子发烧时，就会引起神经兴奋，从而引出热性惊厥的症状。

Q: 热性惊厥怎么分型?

根据发作类型、持续时间和 24 小时内发作次数等特征，热性惊厥一般分为单纯型和复杂型。80% 的热性惊厥为单纯型，表现为全面性发作，通常为全面强直-阵挛发作，持续时间短暂，最多不超过 15 分钟，惊厥发作出现于热程初起的 24 小时内且无反复发作。发作时间超过 15 分钟、局灶性发作、同一热性病程发作 2 次及以上，具有以上任意一条即为复杂型热性惊厥。

Q: 热性惊厥常规要做脑 CT 和脑电图吗?

单纯型热性惊厥脑 CT 一般均正常，脑电图异常也并不能可靠地预测热性惊厥的复发或以后癫痫的发生风险，因此，脑 CT 和脑电图均不推荐作为热性惊厥的常规检查。具体可根据患儿临床实际情况选择性进行相关检查。

Q: 孩子发热期出现惊厥是热性惊厥吗？

热性惊厥是儿童最常见的惊厥性疾病，确诊主要依据发病年龄、典型临床表现、神经系统查体无异常体征或一过性神经系统异常体征。使儿童在发热期出现惊厥的还有其他疾病，如脑炎、脑膜炎、中毒性脑病、急性代谢紊乱等，诊断热性惊厥时要注意除外，动态观察病情变化，需要时完善脑脊液检查、头颅影像学及脑电图检查。

Q: 热性惊厥如何治疗？

热性惊厥发作多数可在 5 分钟以内自行缓解，频繁或长时间惊厥者应采取紧急处理措施。止惊应选用快速有效的药物，目前多首选地西泮，在家可给予患儿地西泮溶液灌肠或地西泮栓剂。直肠应用地西泮栓剂终止热性惊厥发作使用方便，在医院首选静脉给予地西泮药物止惊，对多数患儿有效。热性惊厥持续状态、地西泮无效者，可选用咪达唑仑或其他静脉用止惊药（苯妥英钠、氯硝西泮等）。国外常用劳拉西泮作为惊厥持续状态首选药，该药控制惊厥持续状态的作用较地西泮高 5 倍，作用可维持 12 ~ 48 小时，我国目前尚无该药。多数热性惊厥持续时间短暂，只需给予对乙酰氨基酚或布洛芬等药物退热，之后积极查找病因，制订相应的治疗方案，可防止惊厥的反复发作。

Q: 怎么预防热性惊厥复发？

热性惊厥对于大多数儿童为良性病程，6 岁后多不再发作，故对大多数儿童不主张给予热性惊厥预防治疗。对少数发作频繁、大于 5 次 / 年或已出现过惊厥持续 30 分钟以上情况的患儿可考虑给予预防性治疗。预防方案有以下几种。

1. 发热时间歇性应用地西泮：平时不用抗惊厥药，只在每次发热时应用，将地西泮溶液直肠注入或口服地西泮，也可用地西泮栓剂，若 8 小时后仍发热，可再次直肠注入或口服 1 次，必要时 8 小时后重复第 3 次给药。为防止地西泮在体内蓄积，24 小时内使用不可超过 4 次。该方法在医生指导下可在家进行，同时应及时退热并治疗原发病。疗程一般为 2 年，或用至患儿 4 ~ 5 岁。

2. 长期口服抗癫痫药：虽有研究显示长期口服抗癫痫药可以降低热性惊厥的复发率，但对于热性惊厥患儿长期口服抗癫痫药尚存在争议，有学者认为，对于复杂型热性惊厥或频繁热性惊厥（每年 5 次以上）、用间歇性短程预防治疗无效者，可选择苯巴比妥或丙戊酸钠口服，治疗一般持续到 3 ~ 4 岁。

Q: 热性惊厥复发风险有什么？

虽然大多数患儿热性惊厥首次发作后不会再复发，但仍有 30% ~ 40% 复发率，其中 70% 在首次热性惊厥后 1 年以内，90% 在首次热性惊厥后 2 年以内。热性惊厥复发的个体差异很大，遗传因素和环境因素均有影响。热性惊厥复发的危险因素包括：有热性惊厥家族史；首次热性惊厥发作时年龄小于 18 个月；惊厥时体温为低热；发热早期出现惊厥。无上述 4 个危险因素者复发率为 14%，有 1 个和 2 个危险因素者复发率分别为 23% 和 32%，有 3 个和 4 个危险因素者复发率分别为 62% 和 76%。复杂型和单纯型热性惊厥复发的危险因素相似。

Q: 热性惊厥可发展为癫痫吗？对脑发育有影响吗？

虽然热性惊厥儿童较健康儿童发展为癫痫的风险会增加，但绝大多数（97%）儿童不会发展为癫痫。有癫痫家族史，或有发育落后等中枢神经系统异常，或为复杂型热性惊厥时，发展为癫痫的风险增大。尽管对热性惊厥是否会影响智力发育和引起行为异常各文献报道不一致，但总体来说，大多数热性惊厥预后良好，因严重惊厥导致脑损伤或后遗症者少见。

第三节　癫痫

Q: 癫痫和癫痫发作一样吗？

癫痫是一种以具有持久性的产生癫痫发作倾向为特征的慢性脑部疾病，可由遗传、代谢、结构、免疫等不同病因所导致。癫痫发作是指脑神经元异常过度、同步化放电活动所造成的一过性临床症状和（或）体征，其表现取决于同步化放电神经元的放电部位、强度和扩散途径。癫痫发作不能等同于癫痫。前者是一种症状，可见于癫痫患者，也可见于非癫痫的急性脑功能障碍患者，如病毒性脑炎、各种脑病的急性期等患者；而后者是一种以反复癫痫发作为主要表现的慢性脑功能障碍性疾病。癫痫是儿童最常见的神经系统疾病，总体来讲，大约 70% 的患儿可获完全控制，其中大部分甚至能停药后 5 年仍不复发，能正常生活和学习。

Q: 小儿癫痫的分类是什么？

小儿癫痫的病因十分复杂，但随着医学科技的快速发展，大部分病因已被人们明确认识，从病因学上可将癫痫分为 3 大类：原发性癫痫、继发性癫痫及隐源性癫痫。原发性癫痫占癫痫患者总数的 20%，没有找到致病原因，大多与遗传有关，因此也称作遗传性癫痫。继发性癫痫又称症状性癫痫，病因包括先天发育异常、感染性疾病、代谢性疾病、免疫性疾病等。隐源性癫痫指怀疑为症状性癫痫，但还没找到病因的癫痫。

Q: 继发性癫痫的常见病因是什么？

继发性癫痫的病因有很多，主要有以下几种。先天性脑发育畸形、结节性硬化、神经纤维瘤病和斯德奇–韦伯综合征等；遗传代谢病：苯丙酮尿症等；围产期脑损伤；颅内感染；营养代谢障碍及内分泌疾病：常见有低血糖、低血钙、低血镁、维生素 B_6 缺乏和甲状腺功能低下；脑血管病：脑血管畸形、颅内出血等；外伤；复杂型热性惊厥后脑损伤；脑肿瘤；脑变性疾病；中毒性脑病：药物中毒、食物中毒、一氧化碳中毒、有机磷中毒、重金属（汞、铅、砷）等。

Q: 癫痫诱发因素有哪些？

癫痫诱发因素是指可能导致癫痫发作的各种体内外因素，常见诱发因素包括剥夺睡眠、饮酒等，青春期女性患者在月经期癫痫发作可能性增加，部分视觉或者听觉反射性癫痫可以因为视觉、听觉刺激而诱发发作。但是不能混淆诱发因素和致病因素，诱发因素只是能诱发癫痫发作，而不能导致癫痫这个疾病。目前只有饮酒和剥夺睡眠是所有癫痫患儿都需要避免的肯定诱发因素。

Q: 小儿癫痫发作类型与年龄有关吗？

小儿癫痫与年龄具有很紧密的关系，不同年龄有其不同的癫痫类别，且一种类别的癫痫因脑的成长分化会演变成另外一种类别的癫痫。如失神型癫痫为小儿阶段特有，成人则不会有失神型癫痫发作；婴儿痉挛症多在3岁之前发作，如得不到有效治疗，3岁之后多数转变成其他类型的发作。小儿癫痫有一部分通常会随着年龄变化，如部分患儿可随年龄增长达到自愈，也有少部分情况可能病情会越来越重。

小儿癫痫有多种类型，一般常见的有良性家族性婴儿惊厥、良性中央区癫痫等。通常小儿良性癫痫与遗传因素有极大关系，大多数会在小儿时期发病，发病高峰期一般在 5 ～ 10 岁，但后期随着年龄的不断增长，癫痫的发作次数可逐渐减少，而且大部分患儿在 15 岁左右或者是年龄稍大时可达到自愈。但是因个体差异每个人的具体情况不同，所以少部分患儿也有可能一直无法痊愈，甚至部分患儿可能随着年龄的增长病情会愈加严重，如大田园综合征的患儿，多数会在 3 月龄时起病，而随年龄增长可逐渐转化为婴儿痉挛症，并且会增加治疗难度。

对于一些症状轻微患儿可以定期随访观察即可，大多无需特殊治疗，症状严重者应积极通过医生指导做有效治疗，避免病情的进一步加重或后期增加治疗难度，平时家长要注意加强护理。

Q: 小儿癫痫发作的特点是什么?

小儿癫痫发作具有不稳定性、受刺激性、抽搐性、一般对发病无记忆等特点。

1. 不稳定性：发病突然，时间、地点、持续时间都不确定，有随时症状发作的可能性。

2. 受刺激性：儿童的神经系统功能尚未健全，大脑皮质的抑制性还不完善，因此小儿对于较小刺激都容易引起强烈的反应。患儿发病多在受到言语或惊吓等刺激后。

3. 抽搐性：轻微发作，言语中断、活动停止，固定于某一体位，肢体抖动抽搐，频率慢，幅度较小。严重者抽搐重、肌肉紧张、倒地、头后仰上翻、口吐白沫，面色发绀，咬牙或咬舌，可能伴有大小便失禁。

Q: 小儿癫痫大发作及失神小发作各有哪些表现?

小儿癫痫发作类型中大发作发病率最高，表现为发作时突然神志丧失、呼吸停止、口吐白沫、面色发绀、四肢有节律抽动，可能伴有舌头咬伤和尿失禁（排尿不受控制），抽动停止后入睡，醒后头痛、无力，对发作无记忆。失神小发作表现为突然发生和突然中止的短暂意识障碍，不抽动，发作时患儿会静止不动、脸色略苍白、言语活动暂停、手不能握住物品，有时会站不稳。

Q: 什么是小儿癫痫局限性发作?

小儿癫痫局限性发作指临床表现开始仅限于身体一侧，如一侧口角、眼睑、手指、足趾或一侧面部及肢体末端短暂性抽搐或麻木刺痛。抽搐有时可由手指至上肢扩展到对侧。部分局限性发作还有精神症状，类似失神小发作，但持续1分钟以上，或出现多种幻觉、错觉、无意识的动作，如吸吮、咀嚼、咂嘴、脱衣、解纽扣等。在此提醒癫痫患者及家属，一旦出现以上表现，一定要及时去正规医院就诊。

Q: 怎么诊断癫痫?

癫痫的诊断可分为5个步骤。

1. 确定癫痫发作及癫痫诊断。判断临床发作性事件是否为癫痫发作，许多非癫痫性发作在临床上需与癫痫发作相鉴别。癫痫是一种脑部疾病，符合以下任一情况即可诊断为癫痫：至少两次间隔＞24小时的非诱发性（或反射性）发作；一次非诱发性（或反射性）发作，而且未来10年内再次发作风险与两次非诱发性发作后再发风险相当，诊断为某种癫痫综合征。

2. 确定癫痫发作类型。根据临床发作表现和脑电图结果，对癫痫发作进行分类。

3. 确定癫痫及癫痫综合征类型。根据患儿的临床表现、脑电图特征，同时考虑神经影像学、年龄、预后等因素进行癫痫综合征诊断。

4. 确定癫痫病因。

5. 确定功能障碍和共患病。

Q: 什么是儿童良性癫痫伴中央颞区棘波？

良性癫痫伴中央颞区棘波（BECT）占儿童癫痫总数的15%～20%，发病年龄为2～14岁，8～9岁为发病高峰期。患者中男孩多于女孩，多在入睡后不久或清晨要醒时发作。发作时症状开始多局限于口面部、喉头异常发声，可泛化为全面性发作。通常发作不频繁。发作间期脑电图背景波正常，在中央区和颞中区出现负性、双向或多向的棘波或尖波，或棘慢复合波。影像学检查一般正常，不影响智力发育，预后良好。

Q: 婴儿痉挛症有什么表现？

婴儿痉挛症几乎均于1岁前起病（生后4～8个月为发育高峰期），以频繁的痉挛发作、特异性高幅失律脑电图及病后精神运动发育倒退为基本临床特征。痉挛发作主要表现为屈曲性、伸展性和混合性3种形式，但以混合性和屈曲性居多。典型屈曲性痉挛发作时，婴儿呈点头哈腰屈（或伸）腿状，伸展性痉挛发作时婴儿呈角弓反张样。痉挛多成串地发作，每串连续数次或数十次，动作急速，可伴有婴儿哭叫。

Q: 什么是伦诺克斯-加斯托综合征？

伦诺克斯-加斯托综合征（LGS）以儿童期（1～8岁）起病、频繁而多样的发作形式、智力及运动发育倒退为基本特征。25%以上患儿有婴儿痉挛症病史。患儿每天同时有多种形式发作，其中以强直性发作最为多见，其次为肌阵挛或失张力发作，还可有强直-阵挛发作、不典型失神发作等。睡眠期较清醒时发作更频繁。多数患儿的智力和运动发育倒退。治疗困难，1/3 以上患儿对多种抗癫痫药物有耐药性，是儿童期一种主要的难治性癫痫。

Q: 什么是全面性癫痫伴热性惊厥附加症？

全面性癫痫伴热性惊厥附加症（GEFS+）患儿，6 岁后会继续有频繁的伴发热或者是无热的惊厥发作，总发作次数超过一般性热性惊厥，甚至可达数次。该病常有癫痫或者是热性惊厥家族史，一个家族中可有多种发作形式，多数仅表现为一般热性惊厥，但部分 6 岁后仍继续频繁的热性惊厥发作，称热性惊厥附加症（FS+）。较少见的发作类型包括 FS+ 伴失神发作、伴肌阵挛发作、伴失张力发作等。部分 GEFS+ 患儿一般呈良性经过，智力及运动发育正常，多在 25 岁前或儿童后期停止发作。GEFS+ 的发生受遗传因素影响。

Q: 什么是青少年肌阵挛癫痫？

青少年肌阵挛癫痫（JME）是一种特发性全身性癫痫，有明显的遗传因素，主要发作形式为肌阵挛，但常伴其他类型的全身性发作。起病年龄平均为 14 岁，12 ~ 18 岁起病者占 76%。JME 患儿肌阵挛发作时意识无障碍，发作在数小时内连续发生（肌阵挛持续状态），意识障碍较轻。面部抽动很少见。全身性肌阵挛时，可有忽然剧烈的全身晃动、躯干前屈或后倾、举臂、屈腿、不能维持正常体位，严重时可致跌倒；上肢肌阵挛时，可见猛烈击物、敲桌、掷出所握物体；下肢肌阵挛时，可忽然踢及家具，或在下楼梯时脚碰台阶而致伤痛；也可能只限于上躯干或只有头颈部出现肌阵挛。JME 失神发作可能每日数次，其严重程度与年龄有关。发作常有诱因，尤其以忽然觉醒、睡眠不足、情感波动、精神紧张、闪光刺激、过度换气为最常见。发作主要见于清晨刚醒及傍晚放松时。

Q: 癫痫需与什么疾病鉴别？

儿童癫痫应注意与其他发作性疾病鉴别，如低血糖症（可造成永久性脑损伤，需要高度重视）、屏气发作、晕厥、睡眠障碍、儿童癔症发作、偏头痛、抽动障碍等。婴幼儿期有很多非病理性的（非癫痫性的）"怪异"行为，尤其需要仔细与癫痫发作鉴别。脑电图有助于将癫痫与这些疾病进行鉴别，如儿童出现夜惊、梦魇、梦游及发作性睡病等睡眠障碍时，视频脑电图检查可见发作期和发作间期均无癫痫样放电。

Q: 癫痫与晕厥怎么鉴别？

晕厥是暂时性脑血流灌注不足引起的一过性意识障碍，年长儿多见，常发生在持久站立后，或从蹲位骤然起立时，以及剧痛、劳累、阵发性心律不齐、家族性 QT 间期延长等情况下。晕厥前，患儿常先出现眼前发黑、头晕、面色苍白、出汗、无力等，继而出现短暂意识丧失，偶有肢体强直或抽动，清醒后对意识障碍不能回忆，并有疲乏感。与癫痫不同，晕厥患者意识丧失和倒地均逐渐发生，发作中少有躯体损伤，脑电图正常。

Q: 癫痫与小儿癔症怎么鉴别？

小儿癔症可与多种癫痫发作类型混淆。但癔症并无真正的意识丧失，发作中缓慢倒下，不会有躯体受伤、大小便失禁或舌咬伤，抽搐动作杂乱无规律，瞳孔无散大，深、浅反射存在，发作中面色正常，无神经系统阳性体征，无发作后嗜睡，常有夸张色彩。发作期与发作间期脑电图正常，暗示治疗有效。

Q: 癫痫与抽动症怎么鉴别？

抽动症是以抽动为主要临床表现的一种慢性神经精神疾病，表现为不自主、无目的、快速、刻板的肌肉收缩，属于锥体外系症状。情绪紧张时可致发作加剧，睡眠时消失。临床上可表现为仅涉及一组肌肉的短暂抽动，如眨眼、头部抽动或耸肩等，或突然爆发出含糊不清的嗓音，如清喉、吭吭声等，或出现腹肌抽动、踢腿、跳跃等动作。抽动能被患者有意识地暂时控制，发作期脑电图无癫痫样放电。

Q: 小儿癫痫为什么要做基因检测？

癫痫病因复杂，部分与遗传因素有关，近年来，随着基因测序技术的快速发展，大量癫痫致病基因被发现。基因检测对小儿癫痫的意义主要体现在以下几个方面。

1. 可为患儿提供准确诊断，缩短就医周期，并有利于及时采取治疗。

2. 可作为临床医生准确选用现有抗癫痫药物的依据。例如，*KCNQ2* 基因突变导致的癫痫性脑病就可以采用瑞替加滨进行治疗，而 *SCNA* 基因突变导致的婴儿严重肌阵挛癫痫可采用丙戊酸和氯硝西泮或生酮饮食进行治疗，并且要避免采用拉莫三嗪、卡马西平或奥卡西平。

3. 可为新的抗癫痫药物开发和精准治疗提供靶标。虽然多数基因突变导致的癫痫尚无针对性治疗药物，但可以针对性地开发新的治疗药物。

4. 可作为遗传咨询和产前诊断的依据，避免严重的癫痫性脑病患儿出生。

Q：儿童癫痫基因检测技术包括什么？检测阳性率怎样？

儿童癫痫临床基因检测主要以基因芯片和基因测序技术为主，其次还包括染色体核型分析、荧光原位杂交及多重连接探针扩增技术等。基因芯片可分为比较基因组杂交芯片和单核苷酸多态性芯片 2 种类型，其检测目标均为具有罕见染色体区域的缺失或重复（拷贝数变异），尤其是除癫痫症状之外，还存在外貌畸形、发育迟缓和其他神经系统严重异常的患儿，基因芯片应作为首选。基因测序技术主要包括一代测序及二代测序。前者已逐渐被后者所替代。二代测序也称为高通量测序，目前在癫痫临床诊断中的应用主要以基因系列和全外显子（约 2 万个基因，目标区域占人类全基因组测序的 1%～2%）为主，检测目标为基因的蛋白质编码区的点突变和微小片段的插入或缺失。全外显子与基因系列相比，其优势在于检测范围更大、更全面，而且可以发现新的癫痫致病基因，其缺点在于检测费用相对较高，检测周期相对较长。儿童癫痫临床基因检测的阳性率目前为 35%～55%，其中基因芯片为 5%～10%，二代测序为 30%～45%，约有一半的儿童癫痫仍找不到明确的病因。随着二代测序检测成本的不断降低、数据分析技术和知识库的不断完善，全基因组测序将会替代基因芯片和全外显子测序，成为癫痫临床基因检测的主流方法，全基因组测序不但能同时检测拷贝数变异、点突变和小片段的插入或缺失，而且能检测到基因组非编码区的致病变异。

Q：小儿癫痫的治疗方法有哪些？

小儿癫痫的治疗方法有多种，包括针对病因治疗、保持规律健康的生活方式、避免睡眠不足及过度劳累诱发癫痫发作、抗癫痫药物治疗、外科手术治疗、生酮饮食、免疫治疗（大剂量免疫球蛋白和糖皮质激素等）等。抗癫痫药物治疗是癫痫的最主要治疗方法，常用的抗癫痫药物有苯巴比妥、丙戊酸、卡马西平、氯硝西泮、左乙拉西坦、拉莫三嗪等，要对患儿进行充分评估及与家长沟通后选择合适药物进行治疗。抗癫痫药物治疗效果不佳，又明确癫痫病灶时可考虑进行外科手术治疗，建议到有经验的中心进行评估。

Q: 小儿癫痫影响患儿的寿命吗？

80% 的小儿癫痫患者经过治疗后症状能够得到控制，有 50% 的患儿可以痊愈，不会再发，一般不会影响到患儿的寿命。少部分患儿在癫痫发作的时候，可能会出现意外，如气管的异物引起窒息，或者是外伤造成颅脑损伤，或者患儿突然从危险的地方摔下来，造成颅脑的损伤，这样可能会影响患儿的寿命。另外，癫痫持续状态如果不能完全得到控制，可能会危及患者的生命。这两种情况极少发生，对于癫痫患儿，平时坚持服药、控制发作很重要，发作时防止意外情况出现，是不会影响患儿寿命的。

Q: 小儿癫痫是可以治愈的吗？

因为小孩的身体功能发育还不是很完善，系统发育也不是很成熟，大脑正处于由不成熟到成熟的发育阶段，整体状态是不稳定的，所以很容易受到外界的刺激导致惊厥，也就是癫痫的发作。同时，小孩大脑可塑性很强，癫痫对大脑的影响比较小，只要是小孩的身体没有发生实质性的病变，通过积极的控制发作，治疗效果还是非常好的。癫痫的治疗是一个漫长的过程，但是小儿癫痫还是可以护理的很好的，平时要注意小孩的生活习惯还有饮食习惯，只要控制好了发作，那么治愈的可能性是非常大的。小孩患了癫痫以后，通常是需要长期服用药物来进行控制的，服用药物期间也要让小孩保持清淡、易消化的饮食习惯，平时也要养成早睡早起的良好生活习惯，在平时的生活中要少吃辛辣刺激性食物，让小孩儿多参加一些锻炼来加强自身的体质。小儿癫痫在控制很好的时候，可以根据医生的指示来逐渐减少药物用量，千万不要私自减少或增加药物的用量，以免出现其他不良后果。停药以后，如果小儿癫痫没有再次发作，那么就说明癫痫被治愈。

第四节　　急性细菌性脑膜炎

Q: 什么是小儿急性细菌性脑膜炎？

小儿急性细菌性脑膜炎也称急性化脓性脑膜炎，简称化脑，是指各种化脓性细菌引起的脑膜炎症，部分患者病变可累及脑实质，是小儿尤其是婴幼儿时期最常见的中枢神经系统感染性疾病。临床上以急性发热、惊厥、意识障碍、颅内压增高、脑膜刺激征、脑脊液脓性改变为特征。其主要致病菌是肺炎链球菌、脑膜炎球菌、流感嗜血杆菌，这 3 种细菌导致的脑膜炎大概占到所有化脓性脑膜炎的 2/3。致病菌与年龄有关，比如，新生儿常见致病菌是 B 族链球菌、大肠杆菌、李斯特菌等，免疫力低下患儿常见的是条件致病菌，如葡萄球菌、绿脓杆菌。随着脑膜炎球菌、流感嗜血杆菌、肺炎球菌疫苗的接种，以及诊断治疗水平不断发展，化脓性脑膜炎的预后也有了明显改善。但是病死率仍然有 5% ~ 15%，大约 1/3 的幸存者遗留有各种神经系统的后遗症，6 个月以下的婴幼儿患本病的预后更为严重。

Q: 中耳炎会引起化脓性脑膜炎？

中耳炎会引起小儿化脓性脑膜炎，这是因为小儿，尤其是婴儿的血-脑屏障比较薄弱，当人体其他器官发生感染时，细菌会通过血液进入脑膜引起发病；发生中耳炎时，细菌也可以直接扩散至脑膜。所以儿童，尤其是婴幼儿出现急性上呼吸道感染、化脓性中耳炎、化脓性扁桃体炎时，要及时治疗，避免感染扩散。

Q: 急性细菌性脑膜炎常见表现有哪些？不同病原体感染表现有差异吗？

急性细菌性脑膜炎多起病急，典型表现有发热、乏力、头痛、喷射性呕吐、惊厥、神志改变。小婴儿表现为哭闹不安、拒食、目光呆滞、出现前囟饱满，检查有颈项强直、巴氏征阳性等神经系统异常体征。肺炎球菌性脑膜炎多数见于幼儿，常常出现在脑外伤、鼻窦炎、中耳炎之后，少数经过上呼吸道直接侵袭脑膜。有一些早期小儿急性细菌性脑膜炎症状不明显，但是病程容易迁延或者复发。另外，患者出现脑脓肿、脑积水等并发症的概率比其他细菌性脑膜炎患者大。流感嗜血杆菌性脑膜炎主要见于2个月到2岁的婴幼儿，有一半左右病例发生在1岁内。初期发病有呼吸道感染症状，短期内有嗜睡、易怒、突然尖叫等表现，偶尔有皮疹。脑膜刺激征并不典型，同时容易感染并发硬膜下积液等症状。金黄色葡萄球菌脑膜炎在每一个年龄段都容易发病，但是以新生儿为主，常常继发于新生儿皮肤脓疱疮、败血症等。患者发病期间表现为淤斑、荨麻疹、猩红热等皮疹。大肠杆菌脑膜炎主要见于新生儿，尤其是有产伤及羊膜早破的患儿，常常在出生后1～2周发病，但临床症状不是很明显。熟悉这些特点有助于疾病诊断及病原体初步判断。

Q: 小儿急性化脓性脑膜炎与病毒性脑炎有何不同？

小儿急性化脓性脑膜炎是一种非常常见的脑膜炎类型，其与病毒性脑炎是最常见的2种中枢神经系统感染。化脓性脑膜炎主要是细菌性感染导致的，需要积极的治疗，如果治疗不及时，有可能会出现脑积水或者其他脑损伤的情况，就有可能会遗留后遗症，甚至有可能会出现脑瘫的情况，因为脑积水的主要表现就是影响运动功能的发育。化脓性脑膜炎主要的治疗方法是住院输抗生素，应用敏感的抗生素进行针对性的治疗，一般选择头孢类的抗生素或者更高级别的抗生素，如美罗培南、万古霉素等。病毒性脑炎的治疗需针对不同病毒选择有效的抗病毒药物，阿昔洛韦、更昔洛韦等，并予以对症支持治疗；而且还需要应用降低颅内压的药物，避免出现颅内压升高，从而导致明显的呕吐或者一些其他的严重后果。如出现硬膜下积液，还需要根据患儿的情况决定是否抽取硬膜下的积液。

Q: 急性细菌性脑膜炎需做哪些检查？

脑脊液检查是确诊急性细菌性脑膜炎的重要依据，临床拟诊脑膜炎时要积极行腰椎穿刺获得脑脊液做相关检查。对所有疑似化脓性脑膜炎的病例均应做血培养，以帮助寻找致病菌。血系列、CRP及降钙素原为细菌感染诊断提供依据。头颅影像学为急性细菌性脑膜炎并发症早期发现提供依据。皮肤淤点、淤斑涂片是发现脑膜炎球菌重要而简便的方法。有惊厥表现时需完善脑电图检查。另根据病情行生化、胸部 X 线片、心电图等检查。

Q: 急性细菌性脑膜炎患儿脑脊液典型表现是什么？

脑脊液检查是确诊急性细菌性脑膜炎的重要依据，对有疑似严重颅内压增高表现的患儿，在未有效降低颅内压之前，腰椎穿刺有诱发脑疝的危险，应特别谨慎。如果条件不允许，应该先静脉输注甘露醇降颅压，再谨慎地进行腰椎穿刺。急性细菌性脑膜炎脑脊液典型表现为压力增高，外观不清亮，较浑浊。白细胞总数明显增多，分类以中性粒细胞为主，糖含量常有明显降低（需要与同期血糖进行对比），蛋白含量显著增高。确认致病菌对明确诊断和指导治疗均有重要意义，涂片革兰染色检查致病菌简便易行，脑脊液培养则是明确病原菌最可靠的方法。在患儿病情许可的情况下，尽可能在抗生素使用前采集脑脊液，并尽量在保温条件下送检，有利于提高培养的阳性率。细菌培养阳性者应做药物敏感试验，以乳胶颗粒凝集试验为基础的多种免疫学方法可检测出脑脊液中致病菌的特异性抗原，对涂片和培养未能检测到致病菌的患者诊断有参考价值。

Q: 诊断脑膜炎时 CT、核磁能代替腰椎穿刺吗？

腰椎穿刺获得脑脊液标本后进行常规、生化、病原学检查，对脑膜炎诊断及鉴别诊断有重要意义。CT 及核磁是神经系统疾病的重要检查手段，能及时发现颅内感染引起的低密度、脑积水、硬膜下积液、脑萎缩等，能清晰反映脑实质病变，辅助脑膜炎诊断及发现并发症、后遗症。CT、核磁因其无创性受到患者青睐，但在诊断脑膜炎时不能代替腰椎穿刺检查。腰椎穿刺术有严格操作规范及流程，风险相对较小。

Q: 小儿急性细菌性脑膜炎需和什么疾病鉴别？

除化脓性细菌外，结核分枝杆菌、病毒、真菌等都可引起脑膜炎，并出现与化脓性脑膜炎相似的临床表现，因而需注意鉴别。脑脊液检查，尤其是病原学检查是鉴别诊断的关键。结核性脑膜炎呈亚急性起病，不规则发热 1～2 周后才出现脑膜刺激征、惊厥或意识障碍等表现，或于昏迷前先有脑神经或肢体麻痹。有结核接触史、PPD 皮试阳性或肺部等其他部位有结核病灶者支持结核性脑膜炎的诊断。脑脊液外观呈磨玻璃样，白细胞数增多，分类以淋巴细胞为主，薄膜涂片抗酸染色和结核分枝杆菌培养可帮助确立诊断。病毒性脑膜炎临床表现与化脓性脑膜炎相似，感染中毒及神经系统症状均较化脓性脑膜炎轻，病程自限，大多不超过 2 周。脑脊液较清亮，白细胞数为（0–10）×10^6/L，分类以淋巴细胞为主，糖含量正常。脑脊液中特异性抗体和病毒分离有助诊断。隐球菌脑膜炎临床表现和脑脊液改变与结核性脑膜炎相似，但病情进展可能更缓慢，头痛等颅内压增高表现更持续和严重。诊断有赖于脑脊液涂片墨汁染色和培养找到致病真菌。

Q: 小儿急性细菌性脑膜炎如何选择抗生素？

小儿急性细菌性脑膜炎预后较差，应力求用药 24 小时内杀灭脑脊液中的致病菌，应选择对病原菌敏感且能较高浓度透过血–脑屏障的药物。急性期要静脉用药，做到用药早、剂量足和疗程够。对于脑脊液检查已经完成，而细菌尚未确定的临床诊断为细菌性脑膜炎的患儿，包括院外不规则治疗者，应该先采用覆盖最可能病原菌的经验性抗生素治疗。对于生后 2 ~ 3 周的早期新生儿，推荐氨苄西林加头孢噻肟；对于晚期新生儿，推荐万古霉素加头孢噻肟或者头孢他啶；对于生后 1 个月以上的患儿，推荐万古霉素加一种三代头孢霉素（头孢曲松或者头孢噻肟）作为初始治疗方案。对于存在穿通伤、神经外科手术后或者脑脊液分流术后等具有基础疾病因素的细菌性脑膜炎患儿，经验性治疗推荐万古霉素加头孢他啶或头孢吡肟或者美罗培南，而对于基底骨折的细菌性脑膜炎患者，推荐万古霉素加头孢曲松或者头孢噻肟。常用抗生素为氨苄西林、头孢曲松、头孢他啶、头孢噻肟、万古霉素、美罗培南。病原菌明确后根据临床疗效及药物敏感试验结果酌情调整药物。

Q: 怎么确定小儿细菌性脑膜炎抗生素治疗的疗程？

一般认为，肺炎球菌性脑膜炎和流感嗜血杆菌性脑膜炎的抗生素疗程是静脉滴注有效抗生素 2 ~ 3 周，脑膜炎球菌性脑膜炎 7 ~ 10 天，金黄色葡萄球菌脑膜炎和革兰阴性杆菌脑膜炎应 21 天以上。有并发症或经过不规则治疗的患者，还应适当延长疗程。临床症状消失，体温稳定 1 周以上，脑脊液常规、生化及培养均恢复正常后方可停药。

Q: 化脓性脑膜炎为什么要用肾上腺皮质激素?

细菌释放大量内毒素，可能促进细胞因子介导的炎症反应，加重脑水肿和中性粒细胞浸润，使病情加重。抗生素迅速杀死致病菌后，内毒素释放尤为严重，此时使用肾上腺皮质激素不仅可抑制多种炎症因子的产生，还可降低血管通透性，减轻脑水肿和颅内高压。常用地塞米松，一般连续用 2 ~ 3 天，过长使用并无益处。肾上腺皮质激素有稳定血-脑屏障的作用，因而减少了脑脊液中抗生素的浓度，必须强调在首剂抗生素应用的同时使用地塞米松。对新生儿非常规应用肾上腺皮质激素。

Q: 如何治疗小儿急性细菌性脑膜炎的并发症?

小儿急性细菌性脑膜炎会出现硬膜下积液、脑室炎、脑积水等并发症，对此可采取以下治疗措施。

1. 硬膜下积液：少量积液无须处理。如积液量较大引起颅内压增高时，应行硬脑膜下穿刺放出积液，放液量每次、每侧不超过 15 mL。有的患儿需反复多次穿刺，大多数患儿积液逐渐减少而治愈。个别迁延不愈者需外科手术引流。

2. 脑室炎：进行侧脑室穿刺引流以缓解症状。同时，针对病原菌并结合用药安全性，选择适宜抗生素脑室内注入。

3. 脑积水：主要依赖手术治疗，包括正中孔粘连松解术、导水管扩张术和脑脊液分流术。

4. 抗利尿激素异常分泌综合征：适当限制液体摄入量，酌情补充钠盐。

Q: 小儿急性化脓性脑膜炎预后怎样?

急性化脓性脑膜炎一般经过及时的治疗，遗留后遗症的概率相对较小，但是如果治疗不及时，有可能会出现脑积水的情况而遗留后遗症，化脓性脑膜炎比病毒性脑炎遗留后遗症的概率要大很多，特别是小婴儿甚至新生儿，化脓性脑膜炎要重视，因其更加容易出现后遗症。所以，早期发现有化脓性脑膜炎的可能性，就需要及时治疗，经过及时、规范、有效的治疗，有可能完全的好转，但是也需要注意防止因治疗不及时而出现后遗症的可能。

Q: 急性细菌性脑膜炎常见的并发症是什么?

急性细菌性脑膜炎常见的并发症包括硬脑膜下积液、脑室炎、抗利尿激素异常分泌综合征、脑积水、各种神经功能障碍。30%～60% 的化脓性脑膜炎并发硬脑膜下积液，若加上无症状者，其发生率可高达 80%。本症主要见于 1 岁以下婴儿。经化脓性脑膜炎有效治疗 48～72 小时后脑脊液有好转，但体温不退或体温下降后再升高时；或一般状况好转后，又出现意识障碍、惊厥、前囟隆起或颅内压增高等症状时，首先应怀疑本症的可能性。头颅透光检查和 CT 扫描可协助诊断，但最后确诊仍有赖于硬脑膜下穿刺放出积液送常规和细菌学检查，同时也达到治疗目的。此症应与硬膜下积脓鉴别。正常婴儿硬脑膜下积液量不超过 2 mL，蛋白定量小于 0.4 g。脑室炎主要发生于治疗被延误的婴儿。患儿在有效抗生素治疗下发热不退、惊厥、意识障碍不改善、进行性加重的颈项强直甚至角弓反张，脑脊液始终无法正常化，以及 CT 见脑室扩大时，需考虑本症，确诊依赖侧脑室穿刺，脑室内脑脊液显示异常。治疗大多困难，病死率和致残率高。抗利尿激素异常分泌综合征是由于炎症刺激神经垂体致抗利尿激素过量分泌，引起低钠血症和血浆低渗透压，可能加剧脑水肿，致惊厥和意识障碍加重，或直接因低钠血症引起惊厥发作。由于炎症波及耳蜗迷路，10%～30% 的患儿并发神经性耳聋，也会合并智力障碍、脑性瘫痪、癫痫、视力障碍和行为异常等。

Q: 什么是脑积水？

炎症渗出物粘连堵塞脑室内脑脊液流出通道，如导水管、第四脑室侧孔或正中孔等狭窄处，引起非交通性脑积水；也可因炎症破坏蛛网膜颗粒，或颅内静脉窦栓塞致脑脊液重吸收障碍，造成交通性脑积水。发生脑积水后，患儿表现为烦躁不安、嗜睡、呕吐、惊厥发作，头颅进行性增大，颅缝分离，前囟扩大且饱满，头颅叩诊呈"破壶音"和头皮静脉扩张。至疾病晚期，持续的颅内高压使大脑皮质退行性萎缩，患儿出现进行性智力减退和其他神经功能倒退。

第五节　病毒性脑炎

Q: 什么是小儿病毒性脑炎?

病毒性脑炎是指由多种病毒引起的颅内脑实质的炎症。若病变主要累及脑膜，临床表现为病毒性脑膜炎；若病变主要影响大脑实质，则以病毒性脑炎为临床特征。由于解剖上两者相邻近，若脑膜和脑实质同时受累，此时称为病毒性脑膜脑炎。大多数患者病程呈自限性。儿童急性病毒性脑炎是指病毒直接侵犯脑实质而引起的原发性脑炎。本病一年四季均有发生，故又称散发性脑炎。常见引起脑炎的病毒有肠道病毒、单纯疱疹病毒、黏液病毒和其他一些病毒。临床上主要表现为脑实质损害的症状和颅内高压症，如发热、头痛、呕吐、抽搐，严重者出现昏迷。但由于病毒侵犯的部位和范围不同，病情可轻重不一，形式亦多样。

Q: 引起小儿病毒性脑炎的常见病毒有哪些?

目前仅能在 1/4 ～ 1/3 的中枢神经病毒感染病例中确定其致病病毒。虽然目前对于多数患者尚难确定其病原体，但其临床和实验室资料均能支持急性颅内病毒感染的诊断。多种病毒可以引起病毒性脑炎，其中肠道病毒最常见，占80%（夏秋季高发、小儿多见柯萨奇病毒、手足口病毒等），其次还有腮腺炎病毒、水痘-带状疱疹病毒、麻疹病毒、EB 病毒、巨细胞病毒及单纯疱疹病毒等。流行性乙型脑炎病毒由蚊虫传播，主要发生在夏秋季节（7 月、8 月、9 月）。因病毒感染类型及机体的免疫状态不同，病毒性脑炎病情轻重差异很大。

Q: 小儿病毒性脑炎是怎么引起的?

小儿病毒性脑炎通常是由病毒感染引起，其感染方式比较多，病毒可通过呼吸道、消化道、泌尿生殖系统、皮肤、黏膜等部位进入大脑，大量的病毒会对脑组织造成破坏，影响身体健康。引起小儿病毒性脑炎的病毒大部分是肠道病毒，如脊髓灰质炎病毒、柯萨奇病毒，还有虫媒病毒、腺病毒、腮腺炎病毒等。病毒会进入到淋巴系统中并大量繁殖，通过血液循环，透过血-脑屏障进入大脑。病毒会感染不同的脑部部位，因此小儿的临床症状并不会完全相同。病毒性脑炎通常会出现发热、头疼、恶心、呕吐、精神萎靡、嗜睡、昏睡、昏迷，甚至惊厥等临床症状。通常起病较急，且病情比较严重，因此一旦发现孩子出现可疑脑炎症状时，需要及时带孩子到医院就诊。

Q: 小儿病毒性脑炎有什么表现？

大多数患儿主要表现为发热、反复惊厥发作、不同程度的意识障碍和头痛等。惊厥大多呈全身性，但也可有局灶性发作，严重者呈惊厥持续状态。患儿可有嗜睡、昏睡、昏迷、深度昏迷，若出现呼吸节律不规则或瞳孔不等大，要考虑颅内高压并发脑疝的可能性。部分患儿可伴偏瘫或肢体瘫痪表现。还有以偏瘫、单瘫、四肢瘫或各种不自主运动为主要表现者。不少患者可能同时兼有上述多种类型的表现。另会出现病毒性皮疹、肝脾及淋巴结肿大等全身症状，可为病原学诊断提供线索，如手-足-口特异分布的皮疹提示肠道病毒感染，肝脾及淋巴结肿大提示可能为 EB 病毒、巨细胞病毒感染。

Q: 小儿病毒性脑膜脑炎有什么表现？

病情轻重差异很大，取决于脑膜及脑实质受累的相对程度。一般来说，病毒性脑炎的临床经过较脑膜炎严重，重症脑炎更易发生急性期死亡或后遗症。病毒性脑膜脑炎急性起病，或先有上呼吸道感染，或前驱传染性疾病，主要表现为发热、恶心、呕吐、精神差、嗜睡。年长儿会诉头痛，婴儿则烦躁不安、易激惹。一般很少有严重意识障碍和惊厥，可有颈项强直等脑膜刺激征，但无局限性神经系统体征。病程大多为 1 ~ 2 周。

Q: 小儿病毒性脑炎一般做什么检查？

临床上对有脑炎症状、体征的患儿进行脑脊液常规、脑脊液生化检查及脑脊液培养，病原学检查（对脑脊液、唾液、粪便、尿液进行病毒检查，提供病原学证据，具有确诊价值；通过血清学检查、脑组织和脑脊液中检出病毒 DNA 序列，从而确定病原），脑电图检查，尤其是有抽搐表现时，做头颅 CT 和磁共振成像等影像学检查。同时要做血系列、C反应蛋白、降钙素原等检查，发热时间长时需要做血培养、支原体抗体及支原体PCR等检查。通过这些检查明确疾病诊断，评估病情严重程度，了解疾病治疗效果。

Q: 小儿病毒性脑炎如何诊断？

小儿病毒性脑炎的诊断主要依据临床症状、体征及相应的辅助检查结果。病毒感染的前驱症状为发热、流鼻涕、咳嗽、呕吐、腹泻等非神经系统表现。神经系统表现为脑功能的紊乱，惊厥、性情改变和意识水平的下降，如昏睡、昏迷、嗜睡等。另外，还可有喷射性呕吐、剧烈头疼等颅内压增高表现。查体有脑膜刺激征、巴氏征阳性，眼科检查发现视盘水肿。根据前驱病毒感染史及典型临床症状、体征，拟诊病毒性脑炎，确诊还需做脑脊液检查、头颅影像学检查、脑电图及病毒学检查。

Q: 病毒性脑炎需与什么疾病鉴别？

病毒性脑炎在临床诊断时需注意与以下疾病进行鉴别。①化脓性脑膜炎：由化脓性细菌导致的颅内感染性疾病，经过不规律治疗后脑脊液改变与病毒性脑炎相似。②结核性脑膜炎：是由结核分枝杆菌引起的颅内感染性疾病，婴幼儿可以急性起病，脑脊液检查结果与病毒性脑炎相似。③隐球菌性脑膜炎：由隐球菌感染导致的颅内感染性疾病，对于病程迁延、疗效不佳病例需注意鉴别。④急性播散性脑脊髓炎：重症病例及精神症状明显病例需注意鉴别。⑤复发性的、无菌性的脑膜炎，中毒性脑病，脑肿瘤等。

Q: 护理病毒性脑炎患儿要注意哪些？

病毒性脑炎病情程度不一，对轻症患儿嘱卧床休息，密切观察病情变化，适当加强营养，加强护理，预防二重感染。重症患儿注意保持呼吸道通畅，必要时吸氧、吸痰，注意保暖，供给一定的水分、营养及电解质，不能经口进食的，可下胃管鼻饲支持，肢体活动障碍时协助翻身，预防褥疮。注意询问有无发热、头痛、呕吐、意识障碍、各类型癫痫发作或瘫痪。注意观察有无精神失常、智力减退，以及定向力、记忆力、理解判断等障碍。

Q: 小儿病毒性脑炎如何对症治疗?

对症治疗对小儿病毒性脑炎的预后至关重要,尤其是重症患者。有高颅压表现时给予甘露醇、呋塞米、白蛋白等降颅压治疗;有惊厥发作时给予地西泮、苯巴比妥、咪达唑仑等止惊治疗;有高热时给予物理降温治疗或口服布洛芬、对乙酰氨基酚退热治疗;对于重症患儿或考虑有异常免疫反应参与病例给予糖皮质激素抗炎、降颅压治疗;对于精神运动性兴奋者,可给予氯丙嗪等治疗。

Q: 小儿病毒性脑炎如何选择抗病毒药物?

目前多数病毒无特效治疗药物,由单纯疱疹病毒、EB病毒、巨细胞病毒等引起的疱疹病毒性脑炎可给予阿昔洛韦,疗程应视具体病情而定。甲型流感病毒引起的脑炎可使用奥司他韦,其他病毒感染导致的脑炎可考虑使用干扰素。临床中由于检查手段所限,能明确具体病毒病原体的病例比例并不高,所有病毒性脑炎治疗仍以对症治疗及支持治疗为主。

Q: 小儿病毒性脑炎的预后怎么样?

小儿病毒性脑炎属于常见的神经系统感染性疾病,是由于多种病毒感染引起的脑实质的炎症。根据病情的轻重,预后也不同。轻症者预后良好,不会留有后遗症;重症者往往会留有后遗症,甚至会有生命危险。大部分病毒性脑炎患儿1～2周即可康复,还有一部分患儿病程比较长。重症患儿可留下不同程度的后遗症,如肢体瘫痪、癫痫、智力低下、失明、失语等。肠道病毒和腮腺炎病情引起的病毒性脑炎死亡率比较低,而单纯疱疹病毒性脑炎和乙型脑炎死亡率则可以达到10%以上。

Q: 小儿病毒性脑炎会遗留什么后遗症?

病毒性脑炎经过正规治疗后,大部分患者可完全恢复,但部分会留有不同程度的后遗症。病毒性脑炎的后遗症包括以下几种。

1. 运动落后。部分病毒性脑炎患儿经过治疗,病毒感染得到控制,但是已经对脑细胞造成了一定的损伤,损伤大脑皮层的运动区或认知感觉区时,可出现运动方面的落后或者不协调。

2. 智力问题。病毒感染或病变部位损伤到大脑皮层的感觉区和认知区时,患儿智力会受到不同程度的影响，表现为反应迟钝、对外界的声音无反应或反应慢、认知障碍、学习困难或学习能力丧失。

3. 大脑皮层神经元的异常放电及癫痫。

Q: 小儿病毒性脑炎何时需要康复治疗？

大部分患儿发生病毒性脑炎后，只要积极的对症治疗、支持治疗，抗病毒治疗，一般 1 ~ 2 周就可以恢复正常，部分患儿病程较长。小儿病毒性脑炎症状越明显，所涉及的康复期也越长。恢复的情况和时间是因人而异的，有些患儿如果治疗不及时或者治疗效果不佳，可能恢复较慢，严重者甚至可能遗留不同程度的神经障碍，最多见的有精神异常、癫痫、智力障碍、大小便失常等。临床上对于治疗 2 周左右，过了急性期，病情稳定但未恢复或留有后遗症的患儿，建议给予康复治疗，包括针灸治疗、按摩、运动锻炼、语言训练、高压氧等。

Q: 什么是小儿脑性瘫痪?

　　小儿脑性瘫痪又称脑瘫,通常是指在出生前到出生后1个月内,由各种原因引起的非进行性脑损伤所导致的以中枢性运动障碍和姿势异常为主要表现的综合征,常伴有智力缺陷、癫痫、行为异常、精神障碍,以及视觉、听觉和语言障碍等症状。引起脑性瘫痪的原因有很多,常见有缺氧窒息、头部受伤、胎儿发育不良等,但找不到原因者可能达1/3以上。小儿脑性瘫痪的诊断主要依靠病史及症状。脑瘫在婴儿期的表现常以异常姿势和运动发育落后为主。小儿脑性瘫痪是可以治疗的,而且越早进行干预效果越好,所以早期的诊断和治疗对于脑瘫患儿的康复至关重要。

Q: 引起小儿脑性瘫痪的高危因素是什么?

　　脑性瘫痪的病因复杂,许多因素被认为与脑性瘫痪的发生有关,可分为出生前、围生期和出生后因素等,部分患儿的发病可能跟遗传因素也有关。孕妇妊娠期间重症感染(特别是病毒感染)、严重营养缺乏、外伤、妊娠高血压综合征、糖尿病及放射线照射等,影响了胎儿脑发育导致永久性的脑损害。早产(尤其是＜26周极早产)是脑性瘫痪的确定病因;分娩时间过长、脐带绕颈、胎盘早剥、前置胎盘致胎儿脑缺氧,产伤、急产、难产、出血性疾病致胎儿颅内出血,以及母子血型不合或其他原因引起的新生儿高胆红素血症所致的核黄疸等均可引起本病。中枢神经系统感染、中毒、头部外伤、严重窒息、心脏停搏、持续惊厥、颅内出血及不明原因的急性脑病等是引起小儿脑瘫的出生后因素。一些脑瘫患儿可有家族性遗传病史。父母近亲结婚及家族中出现过脑瘫、智力障碍或先天性畸形者,幼儿发生脑瘫的概率增高。这些因素可能共存,并相互作用。我国小儿脑性瘫痪多发生于早产、低出生体重、产时缺氧窒息及产后黄疸的婴儿。

Q: 如何早期识别小儿脑性瘫痪？

婴幼儿神经系统处于快速发育阶段，早期发现运动异常，尽快给予干预，容易获得好的疗效。孩子出现以下情况之一时要警惕，建议尽早找专科医生进行评估。①新生儿或 3 个月以内婴儿易惊、啼哭不止、厌乳和睡眠困难。②早期喂养、进食咀嚼、饮水、吞咽困难，以及有流涎、呼吸障碍。③感觉阈值低，表现为对噪声或体位改变易惊，拥抱反射增强，伴哭闹。④生后不久的正常婴儿，因踏步反射影响，当直立时可见两脚交互迈步动作。3 月龄时虽然可一度消退，但到了 3 个月仍无站立表示或迈步者，即要怀疑小儿脑瘫。⑤过"百天"的婴儿尚不能抬头，4 ~ 5 月龄挺腰时头仍摇摆不定。⑥握拳：一般生后 3 个月内婴儿可握拳不张开，如 4 个月仍有拇指内收，手不张开应怀疑小儿脑瘫。⑦正常婴儿在 3 ~ 5 月龄时看见物体会伸手抓，若 5 月龄后还不能者疑为小儿脑瘫。⑧一般生后 4 ~ 6 周会笑，以后认人。痉挛型脑瘫患儿表情淡漠，手足徐动型常呈愁眉苦脸的样子。⑨肌肉松软不能翻身，动作徐缓。触摸小儿大腿内侧时，以及让小儿脚着床或上下跳动时，出现下肢伸展交叉。⑩僵硬：穿衣时上肢难穿进袖口，换尿布清洗时大腿不易外展，擦手掌及洗澡时出现四肢僵硬。婴儿不喜欢洗澡。⑪过早发育：脑瘫患儿可出现过早翻身，但是一种突然的反射性翻身，全身翻身如滚木样，而不是有意识的节段性翻身。⑫痉挛型脑瘫的婴儿坐稳前可出现双下肢僵硬，像芭蕾舞演员那样的足尖直立。

Q: 小儿脑性瘫痪有什么临床表现？

运动发育异常是小儿脑性瘫痪最基本的临床表现，表现为运动发育落后及主动运动减少、肌张力异常、姿势异常及反射异常。运动自我控制能力差，严重者双手不会抓东西、双脚不会行走，有的患儿甚至不会翻身、不会坐起、不会站立、不会正常的咀嚼和吞咽。多数患儿肌张力增高，表现为肢体僵硬，洗手时不易将拳头掰开，也有患儿表现为肌肉松软，肌张力低下。各种姿势异常，姿势的稳定性差，3 个月时仍不能头部竖直，习惯于偏向一侧，或者左右前后摇晃。孩子不喜欢洗澡。觅食反射、吸吮反射等原始反射消退延迟，肌腱反射亢进。除以上 4 种主要表现外，脑瘫患儿常合并其他功能异常，包括智力障碍、语言障碍、视听觉障碍、牙齿发育障碍、身材矮小、癫痫等。

Q: 小儿脑性瘫痪为何要做基因检测？

小儿脑性瘫痪的诊断主要依据病史及全面神经系统体格检查及评估，强调是婴儿期就出现的非进行性的中枢运动障碍，诊断时需除外正常的一过性发育落后，也要除外各种代谢病或变性疾病所致进展性疾病。诊断时除完善头颅影像学、脑电图、代谢病筛查等检查外，有条件者建议行基因检测，尽早发现这些进行性疾病，避免误诊及造成不可逆后果。由于检测水平不一、检测深度影响，会出现假阴性结果，临床上出现病情进展，高度可疑此类疾病时，需扩展检测范围、检测深度。

Q: 易与小儿脑性瘫痪混淆的有哪几种疾病？

小儿脑性瘫痪临床表现多样，与许多疾病的临床表现有交叉，易于混淆，诊断时需与这些疾病进行鉴别。

进行性脊髓性肌萎缩症，本病于婴儿期起病，多于出生 3 ~ 6 个月后出现症状，少数患儿生后即有异常，表现为上下肢呈对称性无力，肌无力呈进行性加重，肌萎缩明显，腱反射减退或消失，常因呼吸肌功能不全而反复患呼吸道感染，患儿哭声低微、咳嗽无力，肌肉组织活检可助确诊，本病不合并智力低下，患儿面部表情机敏，眼球运动灵活。

先天性肌迟缓患儿生后即有明显的肌张力低下、肌无力、腱反射低下或消失，平时常易并发呼吸道感染，有时会被误诊为肌张力低下型脑瘫，但后者腱反射一般能引出。

智力低下患儿常有运动发育落后，动作不协调，原始反射、姿势反射、调正反应和平衡反应异常，在婴儿早期易被误诊为脑瘫，但其智力落后的症状较为突出，肌张力基本正常，无姿势异常。

Q: 是脑性瘫痪还是一过性运动发育迟缓？

正常儿童运动发育存在个体差异，有些小儿的运动发育会稍落后于正常同龄儿，特别是早产儿。而早产又是脑性瘫痪的确定病因，因此，当早产儿出现运动发育落后时，就需要区别是脑性瘫痪还是一过性运动发育迟缓。脑性瘫痪除运动发育落后外，常伴有姿势异常、肌张力异常及反射异常，而一过性运动发育迟缓不伴异常的肌张力、姿势及反射，无异常的运动模式，无其他神经系统异常反射，随着患儿年龄增长和着重运动训练后，运动发育落后的症状可在短期内消失。

Q: 小儿脑性瘫痪的治疗方法有哪些?

小儿脑性瘫痪的治疗是采用各种对患儿有益的手段进行全面、多样化的治疗。有针对运动障碍的躯体训练和技能训练,也有针对语言障碍的语言训练,这些训练是长期过程,要注重家庭训练与医生指导相结合。药物治疗主要是对症治疗,如癫痫发作者可根据不同类型使用相应的、恰当的抗癫痫药物;下肢痉挛影响活动者可使用苯海索等肌肉松弛药物降低肌张力。功能训练时为矫正异常姿势可借助一些辅助器和支具。外科手术治疗主要适用于痉挛型脑瘫患儿,目前临床上主要用于矫正畸形。针灸、理疗及中药均用于小儿脑性瘫痪的治疗,有益于疾病的恢复。

Q: 小儿脑性瘫痪如何进行综合康复训练?

脑性瘫痪康复训练包括运动训练、语言训练、理疗等。运动(体育)疗法包括粗大运动、精细运动、平衡能力和协调能力训练,如爬行、有目的地指认(鼻、耳等)、抓物、持物、起坐、摇摆、扶行(背靠墙、面朝墙)、原地运动(弯腰拾物、抬脚训练、单脚独立、原地起跳)、行、跑。物理疗法包括神经电刺激疗法、温热疗法、水疗法。另外,还有作业疗法即能力训练,提高患儿日常生活能力;语言训练包括发音训练、吞咽及咀嚼功能训练等。

Q: 小儿脑性瘫痪的预后怎样?

影响脑性瘫痪预后的相关因素包括脑性瘫痪类型、运动发育延迟程度、病理反射是否存在,以及智力、感觉、情绪异常等相关伴随症状的程度等。智力正常的患儿通常预后较好;躯干肌肌张力明显低下且伴有病理反射阳性或持久性强直姿势的患儿则预后不良,多数智力低下。本病不仅可使患儿肢体瘫痪,还能导致患儿智力低下,使患儿日后难以独立生存、生活下去。经治疗后,部分患儿可获得行走能力,智力正常的偏瘫患儿有望独立生活。治愈率无大样本数据研究。

Q: 如何防止小儿脑性瘫痪发生?

小儿脑性瘫痪存在很多高危因素,避免高危因素出现一定程度上可防止脑瘫发生。怀孕前预防措施包括禁止近亲结婚,婚前进行健康检查;对于有遗传性疾病家族史者，应进行遗传咨询，筛查遗传病。孕期预防措施有妊娠期间保证充足营养，预防感染；避免接触有毒物质，避免放射线照射；戒除不良嗜好，如吸烟、酗酒；遵医嘱用药，避免自行滥用药物；定期产检，发现异常积极接受治疗。婴儿期预防措施有为小儿提供汽车安全座椅、床上的安全栏杆和适当的看护，防止头部受伤；合理喂养小儿，定期带小儿到医院接种疫苗。

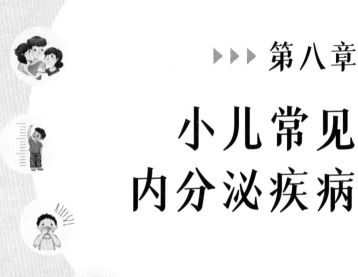

▶▶▶ 第八章

小儿常见内分泌疾病

Q: 中枢性性早熟的定义及概况?

中枢性性早熟是指由于内分泌系统下丘脑–垂体–性腺轴功能提前启动,导致女孩 8 岁前、男孩 9 岁前出现内外生殖器官快速发育及第二性征呈现,是一种常见儿科内分泌疾病,具体来说,就是女孩 8 岁前出现乳房发育(起初可单侧或双侧乳头突起,部分女童可有疼痛、发痒表现),10 岁前出现月经初潮,男孩出现阴茎发育(表现为变大、变粗)及睾丸容积增大。人群调查表明,中枢性性早熟的发病率为 1/10 000 ~ 1/5000,女孩发生率较高,为男孩的 5 ~ 10 倍。女孩病因相对单纯,往往就是单纯的早发育;男孩病因相对复杂得多,特别应注意除外肿瘤等病因。

Q: 中枢性性早熟对机体的影响主要表现有哪些?

由于性发育过早,引起女孩早初潮,小孩子心智不成熟,不能很好地管理自己,且初始月经往往不规律,可能带来相应的心理问题或社会行为异常。另有资料表明,成年后月经失调、妇科疾病出现概率也较正常性发育女孩高;由于中枢性性早熟,体内激素明显升高,性激素,特别是雌激素明显增高,性激素有明显促进骨骼成熟的作用,骨骺软骨加速硬化愈合,限制了长骨的生长发育,骨龄明显超过实际年龄,骨骺提前愈合,致使患儿的最终身高明显低于同龄人。基于上述因素,中枢性性早熟必须引起家长的重视,采取相应的治疗的措施。

Q: 女孩和男孩的青春期正常发育顺序是什么?

女孩和男孩的青春期发育大部分是有一定规律顺序的,极少数变异情况除外。

女孩青春期正常发育顺序大致按以下规律进行：先有单侧或双侧乳房结节，乳房发育，然后出现阴毛，之后外生殖器改变，再次出现腋毛生长，最后出现月经来潮。

男孩性发育顺序一般按以下规律进行：首先表现为睾丸容积增大（≥ 4 mL，或睾丸长径＞ 2.5 cm 时即标志青春期开始），继而阴茎增长、增粗，阴毛、腋毛生长及声音变得低沉，出现胡须，最后出现遗精。

Q: 中枢性性早熟的临床诊断是什么？

性早熟按下丘脑-垂体-性腺轴功能是否提前启动分为中枢性性早熟（真性、完全性性早熟）、外周性性早熟（假性性早熟）和不完全性性早熟（部分性性早熟，包括单纯性乳房早发育、单纯性阴毛早现和单纯性早初潮等）。中枢性性早熟的诊断需符合以下标准。

1. 第二性征提前出现：女孩 8 岁前、男孩 9 岁前出现第二性征发育。以女孩出现乳房结节、男孩睾丸容积增大为首发表现。

2. 线性生长加速：年生长速率高于正常儿童。

3. 骨龄超前：骨龄超过实际年龄 1 岁或 1 岁以上。

4. 性腺增大：盆腔 B 超显示女孩子宫、卵巢容积增大，且卵巢内可见多个直径＞ 4 mm 的卵泡；男孩睾丸容积＞ 4 mL。

5. 血清促性腺激素及性激素达青春期水平。

Q: 中枢性性早熟的病因诊断？

根据病因，中枢性性早熟又分为特发性中枢性性早熟（通过临床检查没能明确找到病因的一类性早熟）和继发性中枢性性早熟（继发于中枢神经系统异常病变或继发于外周性性早熟）。临床明确中枢性性早熟诊断后，应继续寻找引起中枢性性早熟的原因，就是所谓的病因诊断，根据病情表现评估进行头颅磁共振成像检查，了解是否是中枢神经系统病变及解剖异常病变引起，检测肾上腺功能、甲状腺功能等指标，了解外周内分泌器官是否有病变，以了解是否是中枢神经系统病变或其他疾病所致。

Q: 什么是慢进展型性早熟与快进展型青春期？

慢进展型性早熟：部分儿童在界定年龄前（7 ~ 8 岁）出现性发育征象，

但性发育进程及骨龄进展缓慢，线性生长亦保持在相应百分位数。

快进展型青春期：部分儿童虽然在界定年龄后才开始出现性发育，但性发育进程迅速，从一个发育分期进展到下一分期的时间较短（< 6 个月）。生长速率增加、骨骼成熟迅速，短期内骨龄明显超过实际年龄，由于骨骺早期愈合而影响最终成人身高。

对于慢进展型性早熟应坚持随访，必要时每半年复查一次骨龄，发现异常及时给予干预。对于快进展型青春期则可能需按性早熟方案处理。

Q: 何为 McCune-Albright 综合征？

McCune-Albright 综合征又称为多发性骨纤维发育不良伴性早熟综合征，多见于女性，是 *Gs* 基因缺陷所致的先天性疾病。本病以性早熟、皮肤咖啡斑、多发性骨纤维发育不良 3 个主要临床体征为特点。多数患儿可仅表现有一种或两种体征，可伴有垂体、甲状腺和肾上腺等外周内分泌器官功能异常，还可出现卵巢单侧囊肿。但本病性发育过程与中枢性性早熟不同。本病常先有阴道出血发生；乳头、乳晕着色较深；检测血液雌激素水平增高而促性腺激素水平低下；GnRH 激发试验呈外周性性早熟的表现。随着病程进展，部分患儿可转化为中枢性性早熟。

Q: 何为单纯乳房早发育？

单纯乳房早发育为女孩不完全性性早熟的一种类型，好发于 2 岁以内女童。临床上除发现乳房发育外，不伴有其他性发育的征象，也无生长加速的现象，拍骨龄片无骨骼发育提前的改变，不伴有阴道出血。检测性激素水平，血清雌二醇和卵泡刺激素基础值常轻度增高。一般认为乳房早发育是一种良性、自限性过程，但有 15% 左右的患儿会发展成中枢性性早熟。故对单纯乳房早发育的患儿应注意追踪随访检查，常规随访性激素水平、生长速率、骨龄进展等情况，以便及时对症预防及治疗。

Q: 中枢性性早熟的治疗？

中枢性性早熟的治疗主要是病因治疗及促性腺激素释放激素激动剂治疗。病因治疗：对于继发性中枢性性早熟，应强调明确病因，同时进行积极的病因治疗。有中枢神经系统病变的中枢性性早熟可考虑外科手术治疗或放疗，如鞍区肿瘤，特别是出现神经系统症状的肿瘤多需手术；但对于非进行性损害的颅内肿瘤或先天异常，如下丘脑错构瘤或蛛网膜囊肿等，则宜谨慎处理。对于继发于其他疾病的中枢性性早熟应同时针对原发病治疗。

Q: 促性腺激素释放激素激动剂治疗指征是什么？

促性腺激素释放激素激动剂治疗指征包括：①快进展型中枢性性早熟。此类患儿青春期发育进展快，生长加速程度明显，患儿骨骼成熟和第二性征发育加速显著。②通过内分泌门诊预测成年后身高受损者。预测成年后身高明显低于遗传靶身高。③快进展型青春期。在性早熟界定年龄后（女孩 8 岁后，男孩 9 岁后）开始出现性发育，但性发育进程及骨骼成熟迅速，生长加速程度明显，可影响最终成年后身高者。④因患儿年龄小，心智不成熟，出现与性早熟直接相关的心理行为问题的。

Q: 促性腺激素释放激素激动剂治疗过程中如何监测？如何把握促性腺激素释放激素激动剂的停药时机？

促性腺激素释放激素激动剂治疗过程中，应于内分泌门诊每 3 个月监测 1 次性发育情况、生长速率、激素水平等；每半年监测 1 次骨龄（一般可拍左全手正位 X 线片了解骨龄）。治疗过程中可监测任意或激发后的促性腺激素和性激素水平，以评估性腺轴抑制情况，评估疗效，调整治疗方案。关于促性腺激素释放激素激动剂何时停药，家长比较困惑。停药时机的选择取决于该患儿治疗的目的。以改善成年后身高为目的者治疗一般应该持续 2 年以上；骨龄监测以女孩 12 岁、男孩 13 岁停止为宜。

第二节　儿童糖尿病

Q: **什么是糖尿病？儿童糖尿病的类型有几种？**

糖尿病是一种常见的内分泌疾病，是由于人体内胰岛素绝对或相对缺乏而引起血中葡萄糖浓度升高，进而葡萄糖大量从尿中排出，临床上出现了多饮、多尿、多食、消瘦、头晕、乏力等症状，进一步发展则可引起全身各种严重的急、慢性并发症。儿童也有糖尿病，且近年来发病率逐渐增多。儿童和青少年糖尿病主要有3种类型，即1型糖尿病、2型糖尿病和单基因突变糖尿病，其中大多数（85%以上）为1型糖尿病，必须依赖胰岛素治疗。随着生活水平的提高，近年来2型糖尿病发病率也逐渐增多。

Q: **家中没有人得糖尿病，孩子为什么就得了糖尿病呢？1型糖尿病发病的常见因素有哪些？**

1型糖尿病绝大多数是自身免疫性疾病，遗传因素和环境因素共同参与诱发疾病，某些外界因素激活了一系列自身的免疫反应，引起胰岛 β 细胞破坏和功能衰竭，最终导致了胰岛素缺乏，引发糖尿病。1型糖尿病发病的常见因素包括：①寒冷的天气。流行病学数据显示1型糖尿病更多在冬天起病。②病毒感染引起呼吸、消化系统表现后诱发糖尿病的发生。③调查表明，1型糖尿病的发病与饮食习惯有一定的关系，婴儿时期接受母乳喂养的人群，1型糖尿病的发病率更低，长期不良的饮食习惯也容易诱发糖尿病。

Q: **1型糖尿病会不会遗传？1型糖尿病会影响寿命吗？**

1型糖尿病的发生与遗传有一定的关系，但糖尿病的遗传并不是疾病本身的遗传，也就是说，不是典型的遗传性疾病，而是遗传了某些致病基因，致病基因在后天环境（如感染、应激、不良饮食及生活习惯等）的影响下被激活导致发生糖尿病。1 型糖尿病的遗传概率要低于 2 型糖尿病，研究表明，如果父母有糖尿病，其子代只有 2%～5% 的概率得 1 型糖尿病。小儿得了 1 型糖尿病，家长不必焦虑不安，对未来失去希望，只要按时监测血糖，合理饮食，适度运动，正确应用胰岛素，控制好血糖波动，保持健康的生活方式，拥有良好的心态，糖尿病并不可怕，怕就怕在糖尿病的并发症。如果血糖控制不好，长期的高血糖会引起各种急、慢性并发症，如糖尿病酮症酸中毒、低血糖、糖尿病微血管病（眼病、肾病、神经病变）和大血管病（心脏病变、脑血管病变、下肢血管病变）、糖尿病足等。防止或延缓并发症的出现，1 型糖尿病患者也是能长寿的。

Q: 儿童糖尿病如何诊断？

目前使用的是 1999 年世界卫生组织公布的糖尿病诊断标准：临床上有典型糖尿病症状，即三多一少，多尿、多饮、多食、体重减轻。任意时间段随机静脉血糖 ≥ 11.1 mmol/L；晨起空腹静脉血糖 ≥ 7 mmol/L；葡萄糖耐量试验服糖 2 小时静脉血糖 ≥ 11.1 mmol/L；2010 年糖尿病诊断标准中新增了糖化血红蛋白（HbA1c）≥ 6.5%。

Q: 如何治疗糖尿病？什么是"五驾马车"？

1 型糖尿病一旦确诊，应立即胰岛素治疗，胰岛素是体内唯一的降糖激素，1 型糖尿病患者胰岛功能破坏，导致胰岛素分泌不足，血糖过高，因此患者需要补充胰岛素。2 型糖尿病一般采取分级治疗，即生活方式治疗、口服药物治疗及胰岛素治疗。

"五驾马车"是治疗糖尿病的核心手段，具体包括 5 个方面：①要有健康教育意识，家长要长期学习，有这样一个好的习惯，患儿糖尿病的管理就有了保证。②饮食是糖尿病治疗的基础，糖尿病饮食是一种健康饮食，需控制总热卡，蛋白质、脂肪、碳水化合物比例适宜，营养均衡，既要满足患儿生长发育所需，又不能让血糖太高，使血糖维持在一个正常的范围里。③运动方面，可根据糖尿病患儿自身情况，选择适宜的运动方式，以循序渐进、持之以恒为原则，是控制血糖波动的手段；运动前、中、后监测血糖，适当加餐，避免低血糖的发生；如血糖 > 15 mmol/L，应停止运动，避免引发糖尿病酮症酸中毒。④药物治疗方面，规律胰岛素及药物治疗，调整血糖在合理范围内，是糖尿病治疗的根本。⑤血糖监测方面，把握血糖波动规律，保证及时发现隐患，避免过低、过高血糖波动。糖尿病治疗中，心理指导和并发症的预防贯穿始终，保持良好的心理状态是糖尿病患儿长期治疗中的重要内容。

Q: 胰岛素有哪些种类？胰岛素注射部位有哪些？

胰岛素有速效、短效、中效、预混和长效五种，儿童1型糖尿病常用的方案是"三速一长"强化治疗方案或者使用胰岛素泵。常用的速效胰岛素有赖脯胰岛素、门冬胰岛素，常用的长效胰岛素有甘精胰岛素、地特胰岛素。

常用的注射部位有4个。上臂外侧：三角肌下缘2 cm至肘上外侧。大腿前外侧：大腿根以下2 cm至膝盖前外上1/3处。腹部：脐周旁开2 cm至两侧腰部。臀部：从臀裂顶点向左右划一水平线，从髂嵴最高点划一垂直线，外1/4处，避开内角。

注意，一定要合理有序地轮换注射部位，防止出现皮肤损害。

Q: 怎么给孩子监测血糖？

自我血糖监测操作方法如下。

1. 消毒待测手指，若孩子手很脏，先洗净双手，再消毒手指。消毒时酒精棉球上酒精不要过多，待酒精基本上干了再采血，以免血与未干的酒精混在一起影响检测结果。

2. 准备好血糖仪。不同的血糖仪有不同的启动和校准程序。

3. 采血。用专用的采血针或消毒的针头快速点刺手指侧面，可捏住手之后点刺，这样会减少疼痛和减轻患儿的恐惧感。

4. 挤出一小滴血，滴在试纸的方格（或圆圈）内。

5. 压住伤口，防止出血和感染。

6. 启动血糖仪，血糖读数便会自动显示出来。

Q: 什么是1型糖尿病的"蜜月期"？

1型糖尿病患者在发病早期应用胰岛素治疗后，用量可逐渐减少，甚至有些患者可完全停用胰岛素达数个月，其血糖水平也能维持在接近正常或正常范围内，称之为糖尿病缓解，这一缓解时段又称为"蜜月期"。每个人的体质不同，蜜月期出现的可能性及持续的时间是不尽相同的。"蜜月期"是一过性的，仅能持续数月，并非糖尿病治愈。"蜜月期"仍然要按照糖尿病的生活方式管理自己，科学膳食，适度运动，密切监测血糖，尽可能延长蜜月期的同时，也需要及时发现蜜月期的结束，以免因为糖尿病酮症酸中毒再次住院。

Q: 什么是糖尿病酮症酸中毒？糖尿病酮症酸中毒的诱因有哪些？

糖尿病酮症酸中毒是由于胰岛素不足和升糖激素不适当升高引起的糖、脂肪和蛋白质代谢严重紊乱综合征，临床以高血糖、高血酮、高尿酮、电解质紊乱和代谢性酸中毒为主要表现。糖尿病酮症酸中毒的诱因：①各种急性感染，如呼吸道感染、泌尿系统感染、皮肤感染，当机体因感染处于应激状态时升糖水平升高。②治疗不当：自行减少或停用胰岛素。尤其新发糖尿病的蜜月期需引起注意。③饮食失调及胃肠道疾病。④创伤、手术、精神刺激。⑤相关数据表明，10%～30% 的 1 型糖尿病患者可无明显诱因。

Q: 如何自我识别糖尿病酮症酸中毒？糖尿病酮症酸中毒如何紧急处理？

糖尿病酮症酸中毒识别依据。①有症状：三多一少症状加重，乏力、口渴、厌食、恶心、呕吐、腹痛、呼出气体有烂苹果味。②测血糖：血糖高，多超过 16.7 mmol/L。③测尿酮：尿酮试纸呈强阳性的紫红色。一旦发现立即采取措施，包括大量饮水并补充胰岛素，定期检测血糖和尿酮，根据血糖及时调整胰岛素用量，必要时到医院诊治；糖尿病酮症酸中毒程度较重的患者应尽早前往医院，在医生的指导下进一步治疗。

Q: 如何预防糖尿病酮症酸中毒？

①加强糖尿病教育。②严格遵守胰岛素及降糖药物的治疗方案，不随意减少胰岛素或降糖药物的用量，切不可迷信偏方而擅自停用。③患者及家属要提高对糖尿病酮症酸中毒的认识，家中备好监测工具，经常检测血糖、尿糖。④平时要培养多喝水的习惯，如出现不明原因的恶心、呕吐等，要及时检查血糖。⑤控制诱发糖尿病酮症酸中毒的因素，防止饥饿。⑥适当运动，运动可增加机体对葡萄糖的利用。⑦预防和及时治疗感染及其他诱因。⑧注意休息，过度劳累或长期精神紧张可致血糖增高。⑨增强体质。

Q: 什么是低血糖？低血糖怎么处理？

对于非糖尿病患者来说，低血糖症标准为血糖 < 2.8 mmol/L，而糖尿病患者血糖 ≤ 3.9 mmol/L 就是低血糖。低血糖分级处理：血糖 3.3 ~ 3.9 mmol/L 时，予 50 ~ 100 mL 果汁饮料口服；血糖 2.8 ~ 3.3 mmol/L 时，予 100 ~ 200 mL 果汁饮料口服；血糖 2.5 ~ 2.8 mmol/L 时，给予 5 ~ 10 g 葡萄糖口服；血糖小于 2.5 mmol/L 但意识清醒者可以给葡萄糖，15 ~ 30 分钟后复测血糖，若无升高，继续处理，直至升至正常值；血糖小于 2.5 mmol/L、意识不清醒且伴有抽搐者立即送到就近医院诊治。

Q: 胰岛素泵是什么？

胰岛素泵是一种持续皮下胰岛素输注装置，胰岛素泵由泵、小注射器和与之相连的输液管组成。小注射器最多可以容纳 3 mL 的胰岛素，注射器装入泵中后，将相连的输液管前端的引导针用注针器扎入患者的皮下（常规为腹壁），再由电池驱动胰岛素泵的螺旋马达推动小注射器的活塞，将胰岛素输注到体内。胰岛素泵能最大限度模拟人体胰岛素的生理分泌，是一种较为理想的控制糖尿病的方法。胰岛素泵按照预设的胰岛素输注程序进行工作，包括基础胰岛素用量、餐前泵入大剂量。

胰岛素泵具有很多优点，包括剂量精确、调节灵活、轻巧、方便等。

Q: 在家中应如何照顾患糖尿病的孩子？

在家中仍需要合理给孩子应用胰岛素，注意饮食管理，合理搭配膳食，均衡营养，带孩子进行运动锻炼，做好血糖监测，学习糖尿病知识和给予孩子心理支持，按时复查，做好并发症的早期筛查。患儿及家长要正视疾病，积极配合治疗，以延缓疾病的发展和减少并发症的发生，提高孩子的生活质量。家长要带孩子定期复查，新出院患儿 1 个月复查 1 次，以后根据病情每 2 ~ 3 个月复查 1 次。一年以上患儿每年定期进行并发症筛查，血、尿常规检测，血压、眼部检查，腹部超声、心电图检查等。

第三节　矮身材

Q: 什么是矮身材?

矮身材是指在相似生活环境下，同种族、同性别和同年龄的个体身高低于正常人群平均身高 2 个标准差者，或低于第 3 百分位数者（简单来说，就是同性别、同一个月出生的 100 个孩子，从矮到高排列，前 3 个孩子就是矮身材），其中部分属正常生理变异。通俗的理解就是孩子不长个，每年生长速度低于 4 ~ 5 cm。随着社会发展和生活水平的不断提高，家长和孩子对身高问题越来越关注。个子矮，在医学上称为儿童矮身材或儿童矮小症，这不但是一种躯体的异常，还会引起心理的压力，影响儿童健康，也是近年来儿科内分泌领域研究的一个热点。

Q: 如何全面把握矮身材病史及体格检查?

仔细询问下面这些信息有无异常：患儿母亲的妊娠有无并发症情况；患儿出生史有无异常及出生身长和体重数值；生后生长发育史及运动智力发育情况；父母亲的青春发育情况和家族中矮身材情况等。

体格检查方面：除常规体格检查外，还应正确测量和记录以下各项：①当前身高和体重的测定值和百分位数。②身高年增长速率（至少观察 3 个月以上）。③根据其父母身高测算的成年后靶身高。④有无肥胖，体质指数数值。⑤性发育分期。

Q: 矮身材的实验室检查有哪些?

常规检查：应常规进行血常规，尿常规和肝、肾功能检测；疑似有代谢紊乱、发育异常者宜作血气及电解质分析、生化等指标的检查。

骨龄判定：骨骼的发育贯穿整个生长发育过程，是评估生物体发育情况的良好指标。骨龄即各年龄时的骨成熟度，是对左手腕、掌、指骨行正位 X 线片观察其各个骨化中心的生长发育情况进行测定的。

特殊检查：①生长激素–胰岛素样生长因子 1 轴（GH–IGF–1）功能测定。目前多数主张选择作用方式不同的两种药物试验，一种抑制生长抑素的药物（胰岛素、精氨酸、吡啶斯的明）与一种兴奋生长激素释放激素的药物组合，可按时取血样检测生长激素（GH），一般在病房住院检测。②胰岛素样生长因子 1 和胰岛素样生长因子结合蛋白 3 测定。两者的血清浓度随年龄增长和发育进程而增高，且与营养等因素相关。③其他内分泌激素的检测。依据患儿的临床表现，可视需要对患儿的其他激素选择性进行检测。④下丘脑、垂体的影像学检查。矮身材儿童均应进行头颅磁共振成像检查，以排除先天发育异常或肿瘤的可能性。⑤染色体核型分析。对疑有染色体畸变的患儿都应进行染色体核型分析。

Q: 如何让孩子配合做生长激素激发试验？

1. 做生长激素激发试验时必须有家长陪护，检查期间勿让孩子单独行走或者如厕，防止跌倒、晕倒。

2. 试验中禁水禁食，严密监测血糖变化及低血糖症状，防止发生低血糖休克，并做好应急处理措施。

3. 检查结束前，不能外出检查或者离开病房。

4. 告之检查报告的出具时间及出院程序。

Q: 矮身材的治疗有哪些？

1. 矮身材儿童的治疗措施取决于其病因：精神心理性、肾小管酸中毒等患儿在相关因素被消除后，其身高增长率即见增高，日常营养和睡眠的保障与正常的生长发育关系密切。

2. 生长激素：基因重组人生长激素（rhGH）。

3. 其他药物：①治疗过程中应注意钙、微量元素等的补充，以供骨生长所需。②蛋白同化激素常与生长激素并用治疗 Turner 综合征，国内大多使用司坦唑醇，常用剂量为 $0.025 \sim 0.05$ mg/（kg·d），使用过程中需注意骨龄增长情况。③IGF–1、性腺轴抑制剂（GnRHa）、芳香酶抑制剂（来曲唑）等亦曾被用于治疗矮身材，国内目前尚无足够资料分析，故不建议常规应用。

Q: 生长激素的适应疾病有哪些？生长激素如何使用？

自 1985 年美国 FDA 批准 rhGH 治疗 GH 缺乏症以来，陆续核准的疾病有慢性肾功能衰竭（1993 年）、先天性卵巢发育不全（1996—1997 年）、Prader-Will 综合征（2000 年）、小于胎龄儿（2001 年）和特发性矮身材（2003 年）。

国内可供选择的 rhGH 有粉剂和水剂 2 种，后者的增长效应稍好。生长激素的剂量范围较大，应根据需要和观察到的疗效进行个体化调整。对青春发育期患儿、Turner 患儿、小于胎龄儿、特发性矮身材患儿和某些部分性生长激素缺乏症患儿的应用剂量应适当增大。用法为每晚睡前皮下注射 1 次，常用注射部位为大腿中部 1/2 的外、前侧面，每次注射应更换注射点，避免短期内重复注射而致皮下组织变性。生长激素治疗矮身材的疗程视个体需要而定，通常不宜短于 1 ~ 2 年，过短时，患儿的获益对其终身高的作用不大。

Q: 生长激素的常见不良反应有哪些？

GH 常见不良反应如下。①甲状腺功能减低：在开始注射 2 ~ 3 个月后可能发生，可按需给予 L- 甲状腺素片纠正。②糖代谢改变：对有糖尿病家族史者和肥胖患儿长期、较大量使用 GH 可能会使患儿发生胰岛素抵抗，空腹血糖和胰岛素水平上升，但很少超过正常高限，停用 GH 数月后即可恢复。③特发性良性颅内压升高：慢性肾功能衰竭、Turner 综合征和 GH 缺乏症所致生长障碍患儿治疗中可能引起钠、水潴留，个别患者会出现特发性颅内压升高、外周水肿和血压升高，可暂停 GH 治疗，并加用小剂量脱水剂降低颅内压。④抗体产生：由于制剂纯度的不断提高，目前抗体产生率已减少，水溶液制剂更少。⑤股骨头滑脱、坏死：少数患儿在治疗后运动增多时易引起股骨头滑脱、无菌性坏死，亦可出现膝关节、髋关节疼痛，可暂时停用 GH 并补充维生素 D 和钙片。⑥诱发肿瘤的可能性：国际上有关组织进行相关调查研究显示，对无潜在肿瘤危险因素存在的儿童，GH 治疗不增加白血病发生和肿瘤复发的危险，但对曾有肿瘤、有家族肿瘤发生遗传倾向、畸形综合征患儿，长期超生理剂量 GH 应用时需谨慎，治疗过程中应密切监测血清 IGF-1 水平，超过正常参考值上限者宜暂时停用。

Q: 矮身材治疗过程中如何随访？

所有确诊矮身材患儿都应进行长期随访。使用生长激素治疗者每 3 个月应于内分泌门诊随访 1 次，测量身高，评估生长速率，与治疗前比较，记录生长曲线图及相应数值。若治疗有效，第一年身高增加明显，记录生长速率等具体数值。此外，还要进行 IGF-1、IGFBP-3、甲状腺功能、血糖和胰岛素等检测，以便及时调整生长激素剂量和补充甲状腺素。每年检查骨龄 1 次。治疗过程中应观察性发育情况，以便及时发现异常情况，对症处理。疑有颅内病变者应注意定期复查头颅磁共振成像。

Q: 矮身材患儿出院后应该注意什么？

矮身材患儿出院后应注意以下几点。

1. 严格监测身高，定期医院随访检查，评估疗效。

2. 平衡膳食，食物要丰富多样，吃高营养、高蛋白的食物，提高食欲。

3. 了解运动和饮食的重要性及对以后最终身高的影响。

4. 疗程中应观察性发育情况，出现异常及时对症处理。

5. 坚持体格锻炼，如引体向上、篮球、排球、跳跃、跳绳、踢毽子、快速跑等强度略大的运动，促进身高增长。

第四节　　甲状腺功能减退症

Q: 什么是甲状腺功能减退症?

甲状腺功能减退症又称为甲状腺功能不全,是由于甲状腺激素合成及分泌减少,或其生理效应不足所致机体代谢降低的一种疾病,是最常见的甲状腺疾病。甲状腺功能减退症简称甲减,可分为原发性甲减、继发性甲减及周围性甲减 3 类。病因较复杂,以原发性多见,为甲状腺腺体本身病变引起的甲减,占全部甲减的 95% 以上,且 90% 以上原发性甲减是由自身免疫、甲状腺手术和甲亢治疗所致;其次为继发性甲减,由下丘脑和垂体病变引起;由甲状腺激素在外周组织实现生物效应障碍引起的甲减少见。儿童中发病率大约为 0.14%。

Q: 甲状腺素有什么作用?

甲状腺素可以维持和促进正常人体的新陈代谢,维持人体的正常体温,调节人体生长发育,促进骨骼、牙齿、大脑神经、智能正常发育,调节水电解质代谢平衡,以及三大营养物质的代谢,促进情绪稳定和神经功能稳定。

以上都是人体维持正常生命和生理功能不可或缺的,因此甲状腺激素在人的生殖和生长发育、调节方面起着至关重要的作用,人体在疾病过程中如果影响甲状腺功能,只要早期发现,早期给予替代治疗,纠正甲状腺不足的情况,通常可以避免疾病发生。

Q: 甲减有什么临床表现?

甲状腺功能低下在临床上可表现为以下几点。

1. 孕期甲减可导致早产、胎儿窘迫、低出生体重儿,还可导致胎儿生长发育迟缓及神经智力发育受损。

2. 新生儿期及婴儿期的甲减表现为胎便排出延迟、嗜睡、食欲差、生理性黄疸时间延长、哭声嘶哑、腹胀、脐疝、表情呆滞、体温不升、心率减慢、皮肤发凉、舌大宽厚、面容臃肿、鼻根低平、眼距宽。

3. 幼儿及儿童期甲状腺激素缺乏严重时，症状典型。表现为智力低下、表情呆滞、反应迟钝、面部及全身臃肿、安静少动、怕冷、前后发际低、毛发稀疏无光泽、眼距宽、鼻根低平、唇厚、舌大宽厚且常伸在唇间、手足宽厚、指（趾）短、心率慢、血压低、腹胀、脐疝、食欲缺乏、便秘、生长发育迟缓、坐站走均落后于同龄儿、说话晚、前囟闭合及出牙晚。

Q: 确诊甲减后要怎么做？

进行新生儿筛查。对于有甲状腺功能异常的母亲，新生儿更需进行甲状腺功能测定。对于新生儿筛查发现促甲状腺激素（TSH）有异常的，则需进一步检测甲状腺功能，确诊甲减的新生儿要及早进行治疗。

确诊甲减的患儿需配合医生积极用药。饮食上不宜食生冷食物，宜摄入高热量、高蛋白、高维生素、适量脂肪，适量节制饮食，多吃水果、新鲜蔬菜，以及海带等含碘丰富的食物。了解患儿心态，帮助患儿消除思想顾虑，树立自信。观察有无精神萎靡、智力减退、疲乏、嗜睡、大便秘结等表现，有无低基础代谢率等情况，如并发严重急性感染，有重症精神症状，应立即送医院治疗。

Q: 先天性甲减的治疗目标是什么？甲减治疗过程中如何随访检测？

先天性甲减治疗应尽早使 FT_4、TSH 恢复正常，治疗目标是维持血清 TSH ≤ 5 mIU/L，TT_4、FT_4 在参考范围上 1/2 水平。在 1 ~ 2 周使患儿血清 T_4 恢复到正常水平，2 ~ 4 周血清 TSH 恢复至正常水平。FT_4、TSH 在治疗 2 周内达到正常，能够改善患儿认知。

患儿应定期检测甲状腺功能，前 6 个月每 2 ~ 4 周检测 1 次，6 个月至 1 岁每 1 ~ 2 个月检测 1 次，1 ~ 3 岁每 3 ~ 4 个月检测 1 次，3 岁至生长期结束每 6 个月检测 1 次。

Q: 何为甲状腺功能正常性病变综合征？

甲状腺功能正常性病变综合征是以临床上甲状腺本身无病变而有异常甲状

腺功能改变为特征的一种综合征，也称为低 T_3 综合征，是由严重疾病、饥饿状态导致的循环甲状腺激素水平的减低，是机体的一种保护性反应。

如果将低 T_3 综合征误认为是甲减，而给予甲状腺激素替代治疗，会导致疾病恶化甚至死亡。对于伴有低 T_3 综合征的重症患者，在疾病恢复以后应该注意检查下丘脑–垂体–甲状腺轴，排除下丘脑和垂体性甲减，应予以必要治疗。

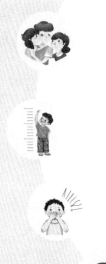

▶▶▶ 第九章

小儿常见
风湿性疾病

第一节 川崎病

Q: 川崎病是什么病？发病率如何？哪个季节最容易发病？哪个年龄段的孩子容易出现？

川崎病又称为皮肤黏膜淋巴结综合征，最初由日本川崎富作于1967年报道，我国首例患儿于1976年出现，其实质是一种急性全身性血管炎症性疾病，易累及中等大小动脉，最常见累及冠状动脉，从而引发后天性心脏病。该病在东亚地区显著高发，且发病率呈不断增高趋势，欧美国家发病率较低。我国北京和上海近年来发表的资料显示，每10万名0～4岁儿童中每年就有超过100例新发川崎病。四季均可发病，冬春季发病率较高，发病人群以婴幼儿多见，5岁以下占80%，平均发病年龄约为1.5岁。

Q: 为什么会得川崎病？

川崎病病因尚不清楚，多数认为各类病原体感染是发病的诱因，包括丙酸杆菌、葡萄球菌、链球菌及其产物、立克次体、尘螨抗原、反转录病毒、支原体等感染均可能与该病有关。近年来研究表明，某些遗传标记（如HLA-B51和HLA-Bw22j2血清型、趋化因子受体基因簇CCR2-CCR5单倍型和IgG受体IIIa的FCGR3A多态性）显示出疾病易感性。患者的兄弟姐妹患这种疾病的可能性要比普通人群高出10～20倍。但是，目前没有证据表明这种疾病会在人与人之间传播。

Q: 川崎病是否能够预防？

目前川崎病尚不能有效预防，但可在一定程度上减少其发生，需要做到以下几点。保持良好的心态；保证充足、均衡的营养，不挑食、不偏食；适当进行体育锻炼，增强体质，提高免疫力；养成良好的生活习惯，睡眠充足，劳逸结合；避免感染，避免到人群密集的地方，根据天气变化情况做好日常防护措施，避免受寒；定期体检，如发现发热等情况，及时就诊，及早发现，及早诊治，从而降低其冠状动脉并发症的发生率，明显改善其预后。

Q: 川崎病有什么症状？

川崎病表现分以下几个方面。

1. 主要表现：发热是最常见症状。双眼结膜充血，无脓性分泌物。口唇充血呈樱红色，常伴皲裂，口腔黏膜弥漫充血、草莓舌。掌跖心潮红或局部红斑，手足硬性水肿，尤以指（趾）端为显，恢复期（10～14天）指（趾）端出现膜状脱皮，常自甲床和皮肤交界处开始，一般局限于第一指节；指（趾）甲有横沟，称为 Beau 线，严重者指（趾）甲亦可脱落。弥漫性红斑样皮疹，肛周皮肤发红及脱皮。颈部淋巴结一过性肿大，直径 1.5 cm 以上，往往为单侧肿大，压痛较轻微，皮温增高不显。

2. 心脏表现：心包炎、心肌炎、心内膜炎、心律失常，甚至心肌梗死。冠状动脉病变包括冠状动脉扩张、冠状动脉瘤形成、冠状动脉狭窄和闭塞等。

3. 其他系统表现：神经系统症状有急性期易激惹、烦躁不安，少数有无菌性脑膜炎表现；消化系统症状有腹痛、呕吐、腹泻、麻痹性肠梗阻、肝大、黄疸、血清转氨酶升高；呼吸系统症状有咳嗽、流涕等，胸部 X 线片示支气管周围及间质渗出、少量胸腔积液甚至肺部结节等；肌肉骨骼系统症状有关节痛或关节炎；泌尿系统症状有无菌性脓尿、尿道或尿道口炎、鞘膜积液等。

Q: 川崎病发热症状有何特点？抗生素治疗效果如何？

川崎病发热热型多样，一般为稽留热或弛张热，也有不规则发热。那么怎么识别是哪种热型呢？在此之前需要了解发热分度。低热为 37.5～38.0 ℃，中度热为 38.0～39.0 ℃，高热为 39.0～41 ℃，超高热为＞41 ℃。稽留热是指持续高热，即体温持续≥39.0 ℃，可达数天或数周；弛张热是指高热在 24 小时内波动≥2 ℃；不规则发热是指发热持续时间不定，热度变化无规律。日常生活中最常见的是不规则发热，由于高热可致惊厥，因此当体温超过 38.5 ℃时需要积极予以退热药对症治疗。由此可见，川崎病发热体温可高达 39～40 ℃，持续 7～14 天，甚至 1 个月，且经抗生素治疗无效。临床中，若经抗生素治疗后仍有反复发热者，需注意该病。

Q: 肿大的颈部淋巴结会变小吗？会不会引起淋巴瘤？

淋巴结是人体产生免疫应答的重要器官，其遍布全身，但是只有浅表部位的淋巴结可触及，如颈部、颌下、腋窝、腹股沟淋巴结。正常人浅表淋巴结很小，不超过豌豆大小，无压痛，质地软，与周围组织无粘连，可移动。颈部淋巴结肿大可见于多种疾病，如呼吸道感染、中耳炎、过敏反应等，这些情况下肿大淋巴结经治疗后可缩小，但是在长期反复刺激下，淋巴结可出现反应性增生，不会缩小。川崎病是自身免疫性血管炎，该病导致的颈部淋巴结肿大呈一过性，在病初出现，热退时消散。而淋巴瘤是恶性疾病，其淋巴结在短期内会迅速肿大，经淋巴结活检可确诊，川崎病引起的淋巴结肿大不会引起淋巴瘤。

Q: 得了川崎病需要做哪些检验或检查？

根据病史及临床表现可诊断川崎病，此时需完善以下辅助检查。

1.实验室检查：包括血液学检查和免疫学检查。

血液学检查：血常规可见白细胞增高，以中性粒细胞增高为著，轻度贫血，血小板早期正常，第 2～3 周增多；C 反应蛋白（CRP）增高，红细胞沉降率（ESR）增快，血浆纤维蛋白原，血生化表现为转氨酶增高，白蛋白降低等；心肌标记物增高等。

免疫学检查：IgG、IgM、IgA、IgE、血循环免疫复合物及细胞因子如IL-6、补体增高等；尿常规示白细胞增多但尿培养阴性。

2.心电图及超声心动图，必要时行冠状动脉造影；其他检测冠状动脉病变的检查有多层螺旋 CT 血管成像（MSCTA）、磁共振冠状动脉成像（MRCA）。

3.胸片、腹部彩超、淋巴结彩超，必要时行血管彩超。

Q: 如何解读血常规从而及早发现川崎病，及早就诊？

血常规即为血象，解读血常规前需先认识血细胞。血细胞主要分为 3 类：白细胞（包括中性粒细胞、淋巴细胞、单核细胞、嗜酸性粒细胞、嗜碱性粒细胞）、红细胞（包含血红蛋白）、血小板。各类白细胞参与不同的免疫反应。血小板参与止血和凝血过程。川崎病是一种自身免疫性血管炎，其血常规表现为白细胞计数增高，以中性粒细胞增高为著；血红蛋白降低；血小板在早期正常，2～6 周后增多，4～6 周恢复正常；少数患者可出现血小板降低，提示病情严重。

❓ 川崎病 C 反应蛋白增高及红细胞沉降率增快有何意义？

C 反应蛋白由肝细胞合成，在机体受到感染或是组织受到损伤时，可出现迅速增高，因此是一种急性时相反应蛋白，常于疾病初发的 6 ～ 8 小时开始升高，24 ～ 48 小时达到高峰，其升高程度与感染或炎症严重程度呈正相关。红细胞沉降率可以简单理解为红细胞沉降的速度，是多种因素作用的结果。在各种炎症如细菌感染时，以及组织损伤时均可出现 ESR 增快。增快程度与感染或炎症严重程度呈正相关。川崎病患者 C 反应蛋白增高、红细胞沉降率增快，一方面提示疾病活动期；另一方面反映疾病严重程度，提示发生冠状动脉病变的危险性增高。

❓ 川崎病的诊断标准是什么？

川崎病诊断主要依靠临床表现，并结合实验室检查及心脏辅助检查。川崎病包括完全性川崎病和不完全性川崎病。完全性川崎病诊断：发热 5 天以上，伴下列 5 项临床表现中 4 项者。①四肢变化：掌跖红斑，手足硬性水肿，恢复期指（趾）端膜状脱皮。②多形性红斑。③眼结膜充血。④口唇充血皲裂，口腔黏膜弥漫充血，草莓舌。⑤颈部淋巴结肿大。不完全性川崎病诊断：发热 ≥ 5 天，但主要临床表现不足 4 项的患儿，按图 9-1 流程评估是否是不完全性川崎病。

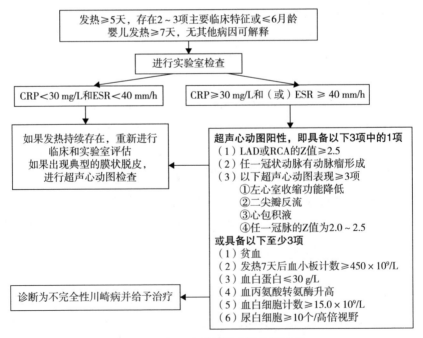

图 9-1　不完全性川崎病的诊断流程

Q: 川崎病需与哪些疾病相鉴别？

川崎病需与传染性单核细胞增多症、猩红热、败血症、渗出性多形性红斑等发热出疹性疾病相鉴别。

传染性单核细胞增多症：该病由 EB 病毒感染引起，临床表现为不规则发热、咽痛、淋巴结肿大，部分患者可有皮疹、肝大、脾大、肝功能损害等，可有肺炎、神经系统及其他脏器损害的改变，通过 EB 病毒抗体及 DNA 结果可确诊。

猩红热：该病是由 A 组乙型溶血性链球菌感染引起的传染病，临床表现为发热、咽痛、杨梅舌、口周苍白圈、颈部淋巴结肿大、皮疹，其皮疹特点为发病后 1 ~ 2 天出现，皮肤充血发红，皮疹呈小点状，略隆起，密集，呈"鸡皮样"，用手按压可见消退，去压后复现，全身皮肤均可出现；感染后抗链球菌溶血素 O 增高，化验其可助确诊。多数经抗生素治疗后症状改善。

败血症：该病由细菌感染引起，各种病原菌侵入血液循环，并在血液中生长产生毒素，临床表现为高热、皮肤及黏膜淤点等，发病前有皮肤或呼吸道、消化道、泌尿系统等感染，通过血培养可确诊。

Q: 得了川崎病怎么治疗？

川崎病急性期标准治疗为口服阿司匹林和静脉滴注大剂量丙种球蛋白等。阿司匹林可减轻炎症反应，防止血小板聚集；大剂量丙种球蛋白静脉滴注，一方面可减轻炎症反应，另一方面可预防冠状动脉病变。糖皮质激素治疗不建议单独使用，可作为丙种球蛋白治疗无效时的挽救治疗，其他挽救治疗还有英夫利昔单抗、环孢素、血浆置换等。其他治疗包括：①抗血小板聚集治疗：除阿司匹林外，可加用双嘧达莫、肝素类药物。②对症治疗：根据病情给予对症和支持治疗，如补充液体、保护肝脏、控制心力衰竭、纠正心律失常，有心肌梗死时应及时溶栓，合并感染时积极应用抗生素抗感染治疗，有严重冠状动脉病变患者可就诊于心胸外科，行心脏介入治疗和外科治疗。

Q: 得了川崎病为什么要使用丙种球蛋白？用了丙种球蛋白后冠状动脉病变还会不会出现？

丙种球蛋白在 20 世纪 50 年代最初用于低丙种球蛋白的替代治疗，在 1981 年首次用于治疗特发性血小板减少性紫癜，取得良好疗效后，其免疫调节作用逐步被认识；于 1983 年首次用于川崎病治疗，之后逐步完善成熟。丙种球蛋白治疗川崎病的机制复杂，在此不做详细阐述，但是不论通过哪种途径发挥作用，其使用目的是抑制急性炎症反应，中和炎症因子，保护冠状动脉，从而减轻临床症状的严重程度，减少甚至避免冠状动脉病变的发生。因此，应用丙种球蛋白后冠状动脉病变仍有可能出现。然而，临床研究表明，应用丙种球蛋白后冠状动脉病变的发生率低于未应用组。

Q: 丙种球蛋白治疗川崎病可发生哪些不良反应？

丙种球蛋白治疗川崎病总体是安全的，但是仍不可避免不良反应的发生。可能的不良反应有发热、过敏、头痛、肌肉疼痛、恶心、呕吐、腹泻、胸闷、呼吸困难，血压变化甚至休克，一过性无症状中性粒细胞减少，免疫性溶血，血栓形成，急性肾功能衰竭，无菌性脑膜炎等。此外，由于其原料来自健康人血浆，虽经过筛查病原体以及运用相关去除和灭病毒的措施，但仍可能携带某些或某种病原体，导致传染病出现。不良反应的发生风险与丙种球蛋白输注速度及剂量均有关系。在临床治疗中，输注丙种球蛋白时要密切关注患儿的生命体征，出现不良反应及时对症治疗，必要时停止输注丙种球蛋白。

Q: 得了川崎病为什么要吃阿司匹林？阿司匹林需要吃多久？

阿司匹林又称乙酰水杨酸，属于非甾体类抗炎药，其治疗川崎病的作用机制一方面是减轻炎症反应，减轻临床症状，起到解热作用；另一方面是抗血小板聚集，避免形成血栓。单用阿司匹林是否可以预防冠状动脉病变或是降低冠状动脉病变发生率仍有争议，且有研究表明，与剂量无关。

阿司匹林治疗川崎病方案：一般每天 30 ~ 50 mg/kg，分 2 ~ 3 次服用，热退后 3 天逐渐减量，2 周左右减至每天 3 ~ 5 mg/kg，维持 6 ~ 8 周；如有冠状动脉病变时，应延长用药时间，直至冠状动脉恢复正常。有巨大冠状动脉瘤者可能需要终身小剂量服用。

Q: 川崎病为什么会出现冠状动脉病变？一般在什么时候出现？其发生的概率是多少？

川崎病的基本病理变化是全身性血管炎，病变可分为 4 期，在病程的各个阶段累及各种大小的血管，其中冠状动脉易于受累。冠状动脉病变包括冠状动脉扩张、冠状动脉瘤形成、冠状动脉狭窄和闭塞，多发生在病程第 2 ～ 4 周，也可发生于疾病恢复期。冠状动脉病变发生率与多种因素有关。男婴，发热超过 2 周，红细胞沉降率＞ 100 mm/h，血小板、C 反应蛋白明显增高，体温增高超过 4 周及有体动脉瘤者更易出现冠状动脉病变；此外，与治疗时是否及时应用高效免疫球蛋白有关，静脉免疫球蛋白使用前，冠状动脉病变发生率为 20% ～ 25%，使用后其发生率为 2% ～ 8%。

Q: 冠状动脉病变能治好吗？会长期存在吗？如何预防冠状动脉病变？

冠状动脉病变是否能治好与其病变程度相关，临床上对冠状动脉病变进行风险分级，共五级，风险等级越高，预后越差。多数一过性冠状动脉扩张可治好，少数冠状动脉瘤，如巨大冠状动脉瘤，一般不能自行恢复，后期可发生狭窄、血栓形成，导致远端心肌血供障碍而发生心肌梗死，或可发生冠状动脉瘤破裂引发猝死。晚期冠状动脉病变与成人冠状动脉粥样硬化极为相似。在一定程度上，及早诊治可预防冠状动脉病变。研究表明，大剂量丙种球蛋白可阻断炎症反应，联合阿司匹林可降低冠状动脉病变的发生率。在病程 10 天内，特别是在病程第 5 ～ 7 天使用大剂量丙种球蛋白，剂量为 1 ～ 2 g/kg，于 8 ～ 12 小时静脉输入，并联合应用阿司匹林等抗凝药物。

Q: 得了川崎病，首次完善心脏彩超结果正常，是否需要复查？是否可以直接做冠状动脉造影，不做心脏彩超？

得了川崎病，若患儿首次心脏彩超结果未发现冠状动脉病变，但经治疗后仍有反复发热等症状，仍需要复查心脏彩超，可指导下一步治疗方案；另一方面，由于冠状动脉病变可发生于疾病进展期，也可发生于疾病恢复期，故只要得了川崎病，就需要随访心脏彩超。心脏彩超除了可观察冠状动脉异常，还可观察心肌功能、瓣膜和主动脉异常、有无心包积液等；冠状动脉造影为非常规检查手段，不建议直接做冠状动脉造影；在心脏彩超发现冠状动脉异常后，行冠状动脉造影可进一步明确冠状动脉病变部位及程度。

Q: 川崎病能治好吗？会不会复发？

川崎病是否能治好取决于病情严重程度。无冠状动脉并发症患儿多数可治愈，其临床表现随着体温恢复逐渐好转，恢复时间为 2 ～ 4 周，炎性指标如

CRP、ESR 等逐渐下降，甚至正常，恢复时间为 6 ~ 8 周，预后良好。有一部分患儿因免疫功能低下会再次发病，复发率为 1% ~ 2%。有冠状动脉并发症患儿预后取决于冠状动脉病变程度，炎症反应多在 1 年之内恢复，部分 2 ~ 3 年，甚至需更久时间恢复。多数患儿仅为轻度冠状动脉扩张，可以恢复；巨大冠状动脉瘤恢复的可能性小。尽管冠状动脉内径恢复正常，但是常存在血管结构及功能异常，并可进展为冠状动脉狭窄或闭塞。

Q: 川崎病治好出院后多久需要复诊？随访多长时间？随访时需完善哪些检查？

川崎病无冠状动脉病变患儿分别于出院后 1 个月、3 个月、6 个月及 1 ~ 2 年各进行 1 次全面检查，主要包括体格检查、血常规、C 反应蛋白、红细胞沉降率、血生化、心肌标记物、心电图、超声心动图等。有冠状动脉病变患儿，根据《川崎病冠状动脉病变的临床处理建议（2020 年修订版）》，依据冠状动脉病变风险分级进行随访。Ⅰ级和Ⅱ级随访 5 年，Ⅱ级以上需终身随访，需进行诱导性心肌缺血评估、心血管风险评估和指导，随访内容包括心电图、超声心动图、冠状动脉造影、多排螺旋 CT 血管造影、磁共振冠状动脉造影，必要时行胸部 X 线片。

Q: 得了川崎病，合并冠状动脉病变，日常生活中需注意什么？

保持空气流通，温湿度适宜；清淡饮食，避免进食硬性食物损伤胃肠黏膜，引起出血；保持皮肤清洁、口腔清洁、眼部清洁，避免去人群密集的地方，避免二次感染；根据医生指导，定期随访；适当体育锻炼，提高免疫力，具体运动指导根据《川崎病冠状动脉病变的临床处理建议（2020 年修订版）》，包括：急性期绝对卧床休息；Ⅰ级和Ⅱ级冠状动脉病变者限制活动 2 ~ 3 个月，直至阿司匹林停用；Ⅲ级冠状动脉病变且正在服用抗血小板药物的患儿，避免冲撞性运动，同时依据诱导性心肌缺血评估结果指导运动；Ⅳ级冠状动脉病变者应避免竞争性或冲撞性运动；Ⅴ级冠状动脉病变者限制运动。

Q: 社区基层医生如何早发现川崎病？

川崎病是全身性血管炎，临床症状多样，各个系统均可累及，可以某些脏器损伤为首发症状，容易误诊为其他疾病。社区基层医生应加强对川崎病的学习，掌握其临床表现及诊断、鉴别诊断；接诊患者时要详细询问病史，观察其临床表现，重视其伴随症状，全面进行体格检查，仔细分析病情，对于发热超过 5 天的患儿，当抗生素治疗无效且临床表现符合时，要高度怀疑此病。必要时完善各项相关检查，包括血常规、CRP、ESR、生化、超声心动图等。

Q: 治疗川崎病，大概需要花费多少钱？

在 2021 年一项基于多中心研究的川崎病儿童住院治疗费用测算中，选取了 4 家三级甲等儿童专科医院，随机抽取 2018—2019 年度出院诊断为"黏膜皮肤淋巴结综合征"或"川崎病"的病例，对其药物治疗相关数据进行描述性统计分析，结果显示，川崎病治疗平均住院时间为 5 ~ 7 天；住院总费用平均为 9962 ~ 16 808 元，医院间存在一定差异；治疗药品总金额平均为 5826 ~ 8281 元，药占比为 49% ~ 61%；治疗药物中丙种球蛋白总金额平均为 5049 ~ 6300 元，占药品总金额比平均为 80% ~ 89%；3 家医院的医疗保险支付药品费用平均比例为 53% ~ 69%。因此，治疗川崎病的费用主要为丙种球蛋白费用，而丙种球蛋白费用与患儿体重、病情严重程度相关，存在个体差异。

第二节　过敏性紫癜

Q: 过敏性紫癜是什么病？有哪些类型？

过敏性紫癜又称亨-舒综合征，是以全身小血管为主要病变的系统性血管炎，临床特点是血小板正常，特征性皮疹为双下肢对称性出血性斑丘疹，常伴关节肿痛、腹痛、便血、血尿、蛋白尿等多系统器官损害。国外报道过敏性紫癜的发病率为（5～10）/（10万～20万），国内尚无确切的流行病学数据报道。根据临床表现，常将过敏性紫癜分为单纯型、胃肠型、关节型、肾型、混合型等。单纯型指仅有皮疹；胃肠型指合并消化系统症状；关节型指合并关节症状；肾型指继发肾脏症状；混合型指各种症状的不同组合。

Q: 多大孩子容易得过敏性紫癜？为什么会得过敏性紫癜？是否能够预防？

过敏性紫癜可发生于任何年龄，多发生于2～8岁的儿童，男孩多于女孩；四季均可发病，以冬春季居多。其病因尚未明确，可能涉及感染、免疫紊乱、遗传等因素，具体如下。

1. 感染：包括细菌、病毒、寄生虫感染等。研究表明，A组溶血性链球菌感染是诱发过敏性紫癜的重要原因。

2. 食物过敏：蛋白、乳类、海鲜过敏等。

3. 药物因素：阿司匹林、苯妥英钠、卡马西平、阿糖胞苷以及抗生素等。

4. 遗传因素：有家族遗传和种族发病倾向，不同种族人群的发病率不同。

5. 其他：有研究报道疫苗接种如乙肝疫苗、麻疹疫苗、流脑疫苗、狂犬疫苗等可诱发过敏性紫癜，虫咬、麻醉、恶性病变等也可诱发过敏性紫癜，均需进一步研究明确。

尽管过敏性紫癜病因复杂，但是在一定程度上是可以预防的，如积极控制感染，避免接触过敏原等。

Q: 过敏性紫癜有什么症状？

过敏性紫癜的诊断依据典型皮肤紫癜，多见于臀部、双下肢，以伸侧为著，双侧对称。易合并胃肠道症状，表现为阵发性剧烈腹痛、呕吐、血便、黑便，严重者并发肠梗阻、肠套叠或肠穿孔。关节症状也多发，表现为关节肿痛，有活动受限。肾脏症状多发生于疾病恢复期及后遗症期，表现为血尿、蛋白尿、管型尿，也有急性肾炎、肾病综合征、急进性肾炎或慢性肾炎。少数累及神经系统，可出现头痛、抽搐、瘫痪、昏迷、失语、失明、颅内出血、颅内占位等；循环系统受累可出现心肌炎、心包炎；呼吸系统受累可发生喉头水肿、哮喘、肺出血等；生殖系统受累常见睾丸炎；也可出现反复鼻出血、牙龈出血、结膜下出血、腮腺炎。各种症状可以不同组合，均可为首发症状，且出现顺序先后不一。起病前 1～3 周常有上呼吸道感染史。

Q: 过敏性紫癜的皮疹有什么特点？

皮疹是过敏性紫癜常见的首发症状，是本病的重要特征，是诊断的必要条件。该病皮疹主要见于下肢远端、踝关节周围，其次是臀部、上肢和面部，躯干部少见。典型皮疹起初呈紫红色，高出皮面，压之不褪色，对称分布，伸侧较多，分批出现，可融合成片，伴或不伴痒感，数日后转为暗紫色，最终呈棕褐色而消退，不留瘢痕。少数患儿紫癜可融合成疱疹伴出血性坏死、溃疡。部分病例可伴有荨麻疹和血管神经性水肿。一般在 4～6 周后消退，部分患儿间隔数周、数月后又复发。

Q: 过敏性紫癜为什么会导致关节肿痛及腹痛？关节肿痛会遗留后遗症吗？

过敏性紫癜是系统性血管炎，主要病变部位是全身小血管，病变累及关节周围的小血管，可引起关节积液，从而导致关节肿痛；病变累及胃肠道，可出现肠道黏膜下出血、水肿，重者发生黏膜溃疡，甚至出现肠套叠、肠梗阻、肠穿孔。部分患儿以关节肿痛或腹痛起病，关节受累特点为以单个关节为主，主要累及双下肢，依次为膝关节、踝关节、腕关节、指（趾）关节，常有活动受限，关节腔有浆液性积液，一般无出血，可在数日内消失，不留后遗症。腹痛特点为位于脐周或下腹部、阵发性、钝痛，可伴呕吐。

Q: 得了过敏性紫癜需要做哪些检验或检查？

过敏性紫癜无特异性诊断、检查手段，完善辅助检查有助于了解病情和并发症，因此，可根据病情选择如下检验或检查，包括血常规、CRP、ESR、凝血功能、肾功能、免疫球蛋白测定、补体测定、风湿系列、过敏原检测、尿常规、隐血试验等。有肾脏损害患儿需完善肾早损指标、24 小时尿蛋白测定，必要时应行肾穿刺；腹痛患儿需完善腹部彩超、腹部立卧位片以除外外科急腹症，必要时行 CT 及消化道内镜检查；关节肿痛患儿需完善关节彩超；有神经系统症状患儿可行头颅磁共振成像检查；临床皮疹不典型或疑诊患儿可行皮肤活检。

Q: 对于尿常规结果应重点关注什么？

尿液分析是临床中常见的检验项目之一，通过尿液常规检查，有助于泌尿系统疾病的筛查、诊断、鉴别诊断及疗效观察。因过敏性紫癜可继发肾脏损害，尿液常规检查意义重大，需重点关注有无红细胞、蛋白质、管型。正常人尿液中偶见红细胞，红细胞计数 > 3 个 / 高倍视野称为镜下血尿（肉眼不可见），部分患者有肉眼血尿。正常人尿液中无蛋白质，若有必须要完善 24 小时尿蛋白检查。管型是尿液中一类有重要价值的有形成分，类型多样，不同管型有不同的诊断价值，正常人尿液显微镜偶见透明管型，≤ 1 个 / 低倍视野。当发现异常时，需重视，并于泌尿内科积极就诊。

Q: 过敏性紫癜的诊断标准是什么？能否在家发现自己得了过敏性紫癜？

过敏性紫癜的诊断主要依赖于典型皮肤症状。依据 2006 年欧洲抗风湿病联盟和欧洲儿童风湿病学会制定的儿童血管炎新的分类标准，我国 2013 年儿童过敏性紫癜循证诊治建议制定的诊断标准如下：皮疹同时伴有以下四项之一者，可以确诊。四项标准包括：弥漫性腹痛、关节炎或关节痛、任何部位活检显示 IgA 免疫复合物沉积、肾损害表现 [血尿和（或）蛋白尿]。若无皮疹出现，则容易误诊为其他疾病。据此，患儿在家中出现皮疹，若为典型皮疹症状，家长可发现其得了过敏性紫癜；若为不典型皮疹或是皮疹未出现时，家长则难以发现；无论哪种情况，均需积极就诊，以免耽误病情。

Q: 过敏性紫癜需与哪些疾病鉴别?

过敏性紫癜需与特发性血小板减少性紫癜、出疹性疾病、外科急腹症、关节受累疾病等相鉴别,具体如下。

1. 特发性血小板减少性紫癜:本病是最常见的出血性疾病,由血小板计数减少引起,皮疹多为针尖大小的出血点,或紫癜和淤斑,分布不均,全身皮肤均可出现,四肢较多,磕碰部位更明显,常伴鼻出血或牙龈出血,行血常规检查可见血小板计数减少。

2. 出疹性疾病:如麻疹、猩红热、败血症、渗出性多形性红斑等,根据皮疹特点结合病原体检测、血培养等可鉴别。

3. 外科急腹症:过敏性紫癜有胃肠道症状者,尤其是以胃肠道症状为首发症状者,需与外科肠套叠、梅克尔憩室等相鉴别。

4. 关节受累疾病:需与风湿性关节炎等结缔组织病变、化脓性关节炎等相鉴别。

Q: 得了过敏性紫癜怎么治疗?

过敏性紫癜尚无特殊治疗措施,主要是对症支持治疗。包括:①一般治疗。急性期应卧床休息,积极寻找和去除致病因素,如控制感染、避免接触过敏原等。单纯型,仅有皮肤症状,可酌情应用抗组胺药物、维生素 C 和钙剂等对症支持治疗。胃肠型,症状轻微时,腹痛可给予解痉剂、胃黏膜保护剂改善相关症状;如胃肠道症状进一步加重,应禁食,给予补液支持,维持电解质、酸碱平衡正常,并及时应用糖皮质激素;若消化道出血重,必要时可输血治疗。关节型患儿需卧床休息,并及时应用糖皮质激素。肾型患儿应根据症状及病理情况,制订个体化治疗方案,使用糖皮质激素及免疫抑制剂等。其他系统损害应及时对症处理。②其他治疗。给予抗凝治疗改善肾脏血供,减轻肾损害,如阿司匹林、双嘧达莫、肝素等;严重病例可使用大剂量静脉丙种球蛋白治疗;中成药可补肾益气和活血化瘀;此外,还有血浆置换及透析治疗。

Q: 生活中可见使用糖皮质激素后变胖的,能不用糖皮质激素吗? 不用会越来越严重吗?

有无激素使用指征需根据患儿临床症状确定。仅存在单纯皮肤病变时,无须使用激素。合并胃肠道症状、关节症状或严重肾脏损害时需使用激素,具体如下。出现消化道病变，特别是出血、血管性水肿、严重关节炎等，需使用激素，症状缓解后逐渐减量直至停用，总疗程推荐 2 ~ 4 周，不宜过长；严重紫癜性肾炎，表现为肾病综合征时，可用泼尼松治疗，疗程 8 周以上；如表现急进性肾炎时，可用甲基泼尼松龙冲击治疗。若激素效果不佳，可加用免疫抑制剂。对于确需使用激素的患儿，不用激素将会导致病情进展。

Q: 糖皮质激素不良反应有什么？影响大吗？治疗期间，若发现孩子脾气暴躁，正常吗？

糖皮质激素是把"双刃剑"，其参与糖、脂肪、蛋白质、水盐代谢，具有抗炎、抗毒、抗休克、抗过敏及免疫抑制作用，但在治疗时常伴一些不良反应。糖皮质激素常见的不良反应有类肾上腺皮质功能亢进症（满月脸、水牛背、多毛、肌无力、低血钾、水肿、高血压、糖尿病等）、骨质疏松和肌萎缩、类固醇糖尿病、诱发或加重胃溃疡、引发或加重感染、诱发精神症状等。少见的不良反应有心绞痛、急性胰腺炎、股骨头缺血性坏死、肺动脉栓塞、胆道出血、类固醇肌病。临床上治疗过敏性紫癜是短期应用糖皮质激素，其毒副作用小，但需补充钙剂拮抗钙流失。若治疗期间发现孩子脾气暴躁，除外感染性病变外，则属于正常现象，因激素对中枢神经系统有兴奋作用，可引起失眠、精神兴奋、情绪及行为发生异常。要密切观察，及时处理，必要时减少激素剂量或者停药。

Q: 得了过敏性紫癜吃中药有用吗？

得了过敏性紫癜，中药治疗是有用的。2020 年发表的《过敏性紫癜的诊治进展》提到，中药如雷公藤多苷、甘草酸苷及芍药苷制剂具有糖皮质激素类似作用，但无糖皮质激素相关的不良反应，不仅可以起到抗炎和免疫抑制作用，还可以改善肾小球血管壁的通透性，减少蛋白滤过，从而起到减轻甚至消除尿蛋白和红细胞的作用，并减轻肾组织损伤。中成药如贞芪扶正冲剂、黄芪颗粒、复方丹参片、银杏叶片，口服 3 ~ 6 个月，可补肾益气和活血化瘀。研究者通过比较中西医治疗与单一西医治疗过敏性紫癜的效果，发现中西医结合治疗过敏性紫癜的疗效优于单一西医治疗。

Q: 过敏性紫癜的并发症有哪些？发生的概率是多少？一般在什么时候出现？

过敏性紫癜的并发症有肠套叠、肠梗阻、肠穿孔、关节炎、肾脏损害，以及颅内出血、肺出血等多脏器出血，肾脏损害最常见且最严重。较多并发症的发生率尚无确切数据。国内报道，30%～80%的病例有肾脏受损的临床表现，并可导致其中的11%～38%后期出现慢性肾衰竭，成人发病率较儿童高。肾脏损害可发生于病程的任何时期，多发生在紫癜后1个月内，亦可在其他症状消失后发生，少数以肾炎作为首发症状。临床主要表现为血尿，伴或不伴红细胞管型，以及轻度蛋白尿或无蛋白尿。

Q: 什么是紫癜性肾炎？能治好么？

在过敏性紫癜病程中（多数在6个月内）出现血尿和（或）蛋白尿者即可诊断为紫癜性肾炎。在《紫癜性肾炎诊治循证指南（2016年）》中，血尿的诊断标准为肉眼血尿或1周内3次镜下血尿（红细胞≥3个/高倍视野）；蛋白尿的诊断标准为满足以下任一项者：①1周内3次尿常规定性示尿蛋白阳性。②24小时尿蛋白定量＞150 mg或尿蛋白/肌酐（mg/mg）＞0.2。③1周内3次尿微量蛋白高于正常值。极少部分在病程6个月后出现，需行肾活检再进一步确诊。紫癜性肾炎可持续数月甚至数年，但大多数都能完全恢复，少数发展为慢性肾炎，患者可死于慢性肾衰竭。

Q: 过敏性紫癜能治好吗？一般多久会治愈？治好后还会复发吗？

过敏性紫癜是自限性疾病，大多能痊愈，多数预后良好，有少数重症患儿死于肠出血、肠套叠、肠坏死或神经系统损害。远期预后取决于肾脏是否受累及其受累程度。病程一般为1～2周至1～2个月，少数可长达1年以上。肾脏病变常较迁延，可持续数月或数年，少数发展为持续性肾脏疾病。不同随访中心数据不一致，有随访研究显示，在肾病水平性蛋白尿的患儿中，约20%最终发展为慢性肾功能不全。其复发率高，复发间隔时间长短不一，可数周或数月甚至1年以上，一年内复发率为30%～40%。

Q: 得了过敏性紫癜，有什么忌口吗？

在过敏性紫癜急性期，应禁止患儿食用肉、蛋、奶、海鲜类等易过敏食物，以及生姜、生葱、胡椒等刺激性食物；禁止食用杧果、桃子等易过敏的水果；禁止食用调料、零食，以及过热、辛辣油腻食品；禁止食用坚硬、粗糙食物，以免损伤胃肠道黏膜；应以过敏原检测结果作为饮食参照，一旦发现对某种食物或药物等过敏，需严格停用可疑食物或药物；如出现剧烈呕吐或腹痛、消化道出血等严重消化道症状，应严格禁食，同时予以肠外营养支持。

Q: 得了过敏性紫癜，在日常生活中需注意什么？

合理饮食，食物添加需遵循由少到多、由单一到复杂、由 1 种到多种的原则，按照量的变化和种类的变化添加食物，且每次只添加一种，无新发皮疹等症状出现后间隔 3～5 天再添加另一种食物。总的顺序：谷物、蔬菜、水果、肉类；蛋白质类。添加蔬菜的顺序：青菜→花菜→黄瓜→土豆→西红柿等，暂不加香菜、韭菜、芹菜、葱、蒜；添加水果的顺序：苹果→香蕉→梨等，暂不添加草莓、菠萝；肉类添加顺序：猪肉→鸡肉→鸭肉→牛肉；蛋白质类食物添加顺序：瘦猪肉→鸡蛋→牛奶→淡水鱼类→其他蛋白类食物；在大米、青菜、猪肉可以耐受的基础上，再加其他食物；严格禁食致敏食物；3 个月后可恢复正常。

避免接触可能引发过敏的物体，如动物毛、花粉等；避免接触新衣服、新玩具。

急性期需卧床休息，直至皮疹消退，无新发皮疹，无关节症状；恢复期需适度运动，提高免疫力。

保持环境卫生，保持空气流通，注意个人清洁，避免感染，有感染时积极控制感染。

疫苗接种需咨询专业预防保健科医生。

Q: 得了过敏性紫癜，应就诊于哪个科室？常规诊疗流程是什么？

若只有皮疹，可就诊于皮肤科或血液科，门诊医生通过详细询问病史、全面体格检查、充分识别皮疹特点、完善血尿常规等相关检查，即可确诊，并予以口服药物治疗，同时做好饮食和运动管理指导，告知复诊时间，门诊定期随访监测。若合并肠胃道症状或关节症状，可就诊于血液科或泌尿内科，门诊医生做好病史及体格检查，完善血常规、尿常规、腹部或关节彩超等，除外特发性血小板减少性紫癜、肾脏损害、外科急腹症等后，可于血液科住院治疗。若合并肾脏损害，则于泌尿内科住院治疗。治疗期间，根据患儿症状不同，需完善的检查不同，治疗方案也不同。

第三节　湿疹

Q: 湿疹是皮肤病吗？与遗传有关系吗？

湿疹是儿童常见的皮肤病，与变态反应有关，病因复杂，皮疹形态多样，有明显渗出倾向，常伴有瘙痒，病程常迁延，并反复发作，严重影响患儿的生活质量。近年来，随着人民生活水平不断提高，饮食习惯、居住条件及周边环境的变化，儿童湿疹发病率越来越高。湿疹可影响全球 20% 的儿童，可在任何年龄首次出现，但多数病例在 2 岁前发病，6 ~ 12 月龄是儿童首发湿疹的高峰期，1 岁内发生湿疹的比例达 70.1%。湿疹与遗传相关。多数研究表明，父母具有过敏性疾病，其子女过敏性疾病的发生率会增高；有家族遗传过敏史的婴幼儿湿疹患者占 70% 左右，无家族史的大约占 30%。

Q: 为什么会得湿疹？是否能够预防？

湿疹的发病与个体遗传因素和多种内外因素有关，但是往往不容易找到具体病因。遗传因素是最强风险因素，其影响患者的皮肤屏障功能与免疫平衡。内在因素包括存在感染病灶（如扁桃体炎、龋齿、肠寄生虫病等）、慢性消化道疾病、胃肠道功能紊乱、肿瘤疾病等。外在因素包括食入及吸入变应原，如肉、蛋、奶、海鲜、水果、花粉、灰尘、尘螨、霉菌等；此外，日光、冷热、局部刺激、过度擦洗等也可诱发或加重湿疹。社会心理因素如紧张焦虑、压力也可诱发或加重本病。湿疹是可以预防的，要尽可能寻找病因，减少诱发因素。

Q: 湿疹类型多样，有什么特点？

湿疹的临床表现不同，但都具有以下共同特点。皮疹为多形性，急性期有红斑、丘疹、水疱、糜烂和渗液，亚急性期以鳞屑、结痂为主，间有少许丘疹、水疱或小片糜烂；慢性期皮肤增厚、苔藓样变及色素沉着。皮疹往往对称分布，边界多不清楚，严重瘙痒，容易反复发作。儿童湿疹以急性、亚急性湿疹多见，以婴儿湿疹或特应性皮炎常见。不同年龄段特应性皮炎患者的临床表现各异，婴儿湿疹属于婴儿期的特应性皮炎，临床表现除有湿疹外，可伴有过敏性哮喘、过敏性鼻炎、过敏性结膜炎、蛋白过敏、血清 IgE 增高。

Q: 得了湿疹需要做哪些检验？过敏原检测需要采血吗？所有异常的过敏原都需要避免接触吗？

得了湿疹需完善血常规检查，可见嗜酸性粒细胞计数增高；通过吸入及食入变应原筛查可明确过敏原，指导治疗；血清总 IgE 增高，提示机体处于致敏状态。过敏原检测方法多样，包括抽血化验、皮肤试验、斑贴试验等，2 ~ 3天可出检测结果。不推荐对湿疹患儿常规做过敏原检测，仅持续中重度湿疹，常规治疗效果不佳的患儿需做过敏原检测。检测结果仅作为参考，并不是所有异常的过敏原均需规避，必须优先考虑患儿临床症状。如果确认是过敏引起发病的，一定要严格规避过敏原。

Q: 湿疹的诊断标准是什么？需与哪些疾病鉴别？

湿疹的诊断主要根据病史、皮疹形态和病程，需详细询问患儿和家族的过敏性哮喘、过敏性鼻炎等过敏性病史，并结合外周血嗜酸性粒细胞计数、血清总 IgE 测定和过敏原检测等检查。目前尚无统一的诊断标准，世界各地区制定了各自的标准，大部分应用于流行病学研究。其主要与同样表现为多形性皮损（红斑、丘疹、水疱、鳞屑等）的炎症性疾病进行鉴别，如脂溢性皮炎、接触性皮炎、银屑病，此外，还需与一些少见的皮肤肿瘤，如朗格汉斯细胞组织细胞增生症等相鉴别。基于皮疹的复杂性，有时家长在家难以确认孩子是否得了湿疹。

Q: 湿疹怎么治疗？

湿疹的治疗措施如下。

1.去除病因：尽可能寻找发病原因，减少诱发因素，避免接触生活环境中的变应原，避免进食致敏食物。

2.全身治疗：可选用抗组胺类药物抗过敏及止痒，对于继发感染者可应用有效的抗生素治疗；可口服维生素 B、维生素 C 及钙剂辅助治疗；严重者全身应用糖皮质激素，必要时应用免疫抑制剂。

3. 局部治疗：根据皮损情况选用适当的剂型和药物。急性期皮疹仅有红肿、丘疹、水疱，无渗出时，可选用 1% 炉甘石洗剂；有糜烂、渗液时选用 3% 硼酸溶液、醋酸铝溶液或 0.02% 呋喃西林溶液等冷湿敷；亚急性期选用氧化锌糊剂、煤焦油糊剂或糖皮质激素类霜剂外用；慢性期可采用糖皮质激素类和非激素类（如煤焦油）软膏交替外用。除上述治疗方法外，还可采用紫外线照射等物理治疗及中医中药疗法。

Q: 长期反复湿疹，外用糖皮质激素类药物对皮肤有没有损伤？预防处理措施是什么？

长期外用糖皮质激素会破坏皮肤屏障功能，致使创面不愈合、痤疮、毛囊炎、皮肤变薄等。因此，要在皮肤科医生的指导下应用，使用时遵循如下原则。①能不用尽量不用。②需要用时尽量予小量。③能短期使用，就不长期用。④需要足量时给足，病情控制后合理减量。⑤认真评估，斟酌得失，有些疾病需要早用，避免拖延，选择最佳时机，不要等病情加重再用，否则需要增加药量，不良反应更大。⑥充分了解激素的作用，不可忽视不良反应。⑦合理应用，权衡利弊，避免滥用、乱用。

Q: 中医是如何认识湿疹的？

中医认为湿疹是一种由多种内外因素引起的有渗出倾向的炎症性疾病。以皮损多形性、对称分布、有渗出倾向、自觉瘙痒、反复发作、易成慢性为临床特征。可发生于任何年龄、性别和季节，以先天禀赋不耐者为多，严重影响患者的生活质量。本病总由先天禀赋不耐，风、湿、热邪客于肌肤而发。常因饮食不节，过食辛辣腥发动风之品，或嗜酒伤及脾胃，脾失健运，湿热内生，复外感风湿热邪，内外合邪，两相搏结，浸淫肌肤；或情志不畅，肝气郁滞，疏泄不利，痰湿内生；或素体脾虚，脾为湿困，水湿停滞，生化乏源；或因湿热蕴久，耗伤阴血，日久生风化燥，肌肤失养。

Q: 中医对湿疹有哪些治疗方法？

辨证论治。根据不同证型制订相应的治疗方案，包括风热蕴肤证、湿热浸淫证、脾虚湿蕴证、血虚风燥证及阴虚血燥证、阴虚湿滞证、阳虚证、风寒证、寒热错杂证等。

中成药。①内服中成药：消风止痒颗粒、皮敏消胶囊、龙胆泻肝丸、金蝉止痒胶囊、参苓白术丸、润燥止痒胶囊、疗癣卡西甫丸、湿毒清胶囊、防风通圣颗粒等；以及雷公藤类制剂，如雷公藤多苷片、火把花根片、昆仙胶囊；中成药可单独使用或视病情与复方甘草酸苷、抗组胺药等联合使用，起到减毒增效作用。应注意疗程，一般起效后可减量维持直至停药。②外用中成药：复方黄柏液、甘霖洗剂、儿肤康搽剂、青鹏软膏、除湿止痒软膏、消炎癣湿药膏、丹皮酚软膏、蜈黛软膏、肤舒止痒膏、肤痔清软膏、冰黄肤乐软膏等。

湿疹中医特色外治。①中医药物疗法：中药涂擦疗法、中药塌渍疗法、中药药浴疗法、中药封包疗法、穴位注射疗法、中药熏蒸疗法、中药喷雾疗法；②中医非药物疗法：针刺疗法、刺络拔罐疗法、火针疗法、穴位埋线疗法、穴位自血疗法、耳穴疗法、艾灸疗法、划痕疗法。

Q: 湿疹能治好吗？治好后会遗留瘢痕吗？

湿疹能否治愈与疾病严重程度有关，多数湿疹是可以治愈的，但其病因复杂，外在因素难以避免，做不到真正的避免不接触，因此可发展为慢性湿疹，并且容易复发，反复发作将影响生活质量，需定期复诊。急性湿疹患者在治疗后1周、亚急性湿疹患者在治疗后1～2周、慢性湿疹患者在治疗后2～4周应复诊一次。复诊时评价疗效、病情变化、是否需要进一步检查，以及评价依从性。绝大多数湿疹治好后不会遗留瘢痕，但可在局部留有色素沉着，多数在一段时间后消退，消退的时间有个体差异。

Q: 婴儿得了湿疹，母亲在哺乳期间应注意什么？

婴儿湿疹与母亲哺乳期健康和饮食结构、不同的喂养方式、肠道菌群、吸烟、季节变化、维生素等相关。婴儿得了湿疹，母亲在哺乳期间，应注意饮食均衡，营养全面，不偏食、不挑食；不宜进食生冷、辛辣、刺激性强的食物；应避免进食牛奶、鸡蛋、海鲜类及坚果类等确定或可疑致敏的食物；不可规避过度，以免造成患儿营养不良，不利于婴儿健康发育。除非有医学指征，否则都应进行母乳喂养。必要时，可在消化科或营养科医生指导下，辅以低过敏原性配方奶粉代替。

Q: 得了湿疹，是否可以接种疫苗？

得了湿疹是可以接种疫苗的，注意接种时要避开皮肤有病变的部位。对鸡蛋严重过敏者应避免接种黄热病疫苗；对非疫苗成分如食物（牛奶、鸡蛋、花生等）、尘螨、花粉、霉菌、动物皮毛等轻度过敏者，可以正常接种；对已知疫苗中的某种成分（明胶、新霉素、链霉素、庆大霉素、多黏菌素 B、乳胶等）严重过敏者，应避免接种含该成分的疫苗。正在口服抗过敏性药物者可以接种。进行局部糖皮质激素治疗者可以接种。接受过敏原特异性免疫治疗及抗免疫球蛋白 E 单克隆抗体治疗期间，不影响正常接种。

Q: 得了湿疹，如何对家长进行健康教育？

首先，要对湿疹有相对简单全面的认识，要了解该病的复杂病因，熟知其反复发作的临床特点，使家长有更好的依从性；其次，通过详细病情评估，做出详细治疗方案，并耐心告知家长，向其说明药物的使用方法、预期疗效及可能的不良反应，并告知其复诊时间、复诊注意事项，说明随访的重要意义。同时，予以生活指导，与家长详细分析寻找发病原因和诱发加重因素，告知其严格规避过敏原及诱发因素，避免和减少接触可能致敏的环境因素，避免进食致敏食物和接触致敏物；合理洗浴和润肤；适当运动，增强免疫力；可口服益生菌调节肠道菌群，诱导免疫耐受；可口服维生素 D 降低致敏风险，帮助皮肤屏障修复，调节免疫力。此外，应对家长进行心理干预，予以心理指导，减轻家长焦虑，使其更好地配合医生进行治疗，从而控制症状，减少复发，提高生命质量。

Q: 哪种类型的湿疹需要到医院就诊？

长期反复发作、持续不愈、累及范围广、规避过敏原后无效、家长不能确认是否是湿疹等，均需要就诊于医院皮肤科。长期反复发作、持续不愈的湿疹原因较多，常见的有：①治疗药物应用时间长，破坏了皮肤的屏障功能，正常情况下无刺激性因素也成为刺激源。②存在交叉过敏原，忽视了家庭中某些接触性过敏原，对药物及化学物质等产生继发过敏反应。③患有某些基础疾病，皮肤容易合并感染。因此，需积极就诊于皮肤专科，在专科医生指导下及时治疗，从而改善生活质量。

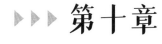

▶▶▶ 第十章

儿童行为发育异常及情绪管理

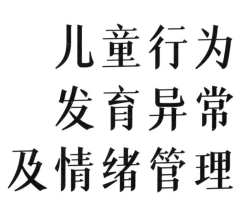

第一节　　注意缺陷多动障碍

Q: 孩子上幼儿园的时候就好动，现在上学前班了，上课注意力不集中，小动作多，是不是多动症？

注意缺陷多动障碍（ADHD）俗称小儿多动症，临床上以持续存在且与年龄不相称的注意力不集中、多动、冲动为核心症状。ADHD 症状多在学龄前出现，到 9 岁尤为凸显。如果孩子存在注意缺陷，如上课注意力不集中、思想常开小差，对老师的提问茫然不知，容易受外界刺激分心，常常丢三落四，马虎粗心；有多动、冲动，如课堂上小动作不停，坐在座位上扭来扭去，上课纪律性差，无法静心做作业；不遵守游戏规则，缺乏忍耐或等待，容易犯错误，屡教屡犯，与别人谈话时不能耐心倾听别人说话，往往是别人的话还没讲完就插嘴、抢答等，且影响了孩子的学习成绩及社会交往，那么就需要考虑为注意缺陷多动障碍，建议带孩子到专科医院就诊，明确诊断，及时治疗。

Q: 为什么孩子会得注意缺陷多动障碍？

ADHD 病因复杂，同时具有个体差异性，至今尚未阐明 ADHD 发病的生物学机制。大多数学者认为，ADHD 是多病因引起多重障碍的一种综合征，与遗传、神经生物及社会心理等多种因素有关。

1. 遗传因素：遗传因素是 ADHD 发病的主要原因，其遗传度高达 80%。家系研究表明，ADHD 具有明显的家族聚集性。多巴胺等中枢神经递质的不足易导致患儿活动过度，警觉性高，心境、认知等异常。

2. 神经生物因素：在大脑的发育过程中，额叶进化成熟最迟，最易受损，有学者认为 ADHD 与大脑额叶发育迟缓有关。多巴胺和去甲肾上腺素失调导致了 ADHD 的核心症状。这些神经递质可增加前额叶皮质活动对皮质下的抑制作用。

3. 社会心理因素：ADHD 的病因还包括社会心理学因素。单亲家庭，父母存在精神或行为问题，父母离异，家庭氛围紧张，童年早期暴露于高水平的铅环境，母亲吸烟、酗酒等都与 ADHD 的症状相关。

Q: 怀疑孩子有注意缺陷多动障碍，需要做什么检查？

孩子的父母需向医生提供正确、完整的病史，包括孩子的主要症状（在学校和家庭的表现）及持续的时间，院外的诊治情况，孩子出生时的情况及生长发育过程是否正常，既往曾患哪些疾病，以及家族史（包括父母健康状况、性格特点、家族中是否有类似现象）等。孩子需要完善一些心理评估，主要包括注意力测试、智力测定和其他一些行为评估。根据患儿情况，必要时完善脑电图、血液等其他辅助检查。

Q: 注意缺陷多动障碍的孩子和调皮的孩子有什么区别？

正常儿童的多动一般发生在 3 ~ 6 岁，男童多见，也表现为好动和注意集中时间短暂。但是这些小儿的多动常由外界无关刺激过多、疲劳、学习目的不明确、缺乏注意训练、不善于正当转移、平时未养成有规律的生活习惯所致，而且这些儿童没有社会功能受损，学习成绩和与小朋友交往均正常。他们的多动常常发生在环境允许的场合，在不允许的场合则能够有效地控制自己，而且他们的多动多是有目的性的。

Q: 患注意缺陷多动障碍，该怎么治疗？

注意缺陷多动障碍的治疗需要老师、家长和医生共同参与，采用心理支持、行为矫正、家庭和药物治疗的综合措施，才能获得良好的效果。对于 4 ~ 5 岁的学龄前期儿童建议以行为治疗为主；对于 6 ~ 11 岁学龄期儿童建议首选药物治疗，推荐药物治疗和行为治疗的联合疗法；对于 12 ~ 18 岁的青少年建议以药物治疗为首选，同时配合心理治疗。

1. 药物治疗：治疗 ADHD 的药物主要包括中枢兴奋剂和去甲肾上腺素再摄取阻断剂。在治疗过程中，应采用恰当的方法对药物的疗效进行评估；注意可能出现的不良反应。

2. 行为治疗：行为治疗的方法包括行为矫正技术和社交学习理论，强调预防性管理，通过观察与模仿恰当的行为、态度和情感反应，来塑造 ADHD 患儿的行为。常用的行为治疗方法包括正性强化、消退、惩罚等。消退与正性强化合用可促进恰当行为的出现，减少不良行为。

（1）正性强化：通过表扬、赞许、奖赏等方式使儿童良好的行为得以持续。在应用正性强化之前应先确定儿童的靶行为（不良行为）和需建立的恰当行为。当儿童出现恰当行为时，应立即给予正性强化，使儿童感到满足。如ADHD患儿做作业速度慢，将做作业过程中玩耍铅笔橡皮作为靶行为，而将认真写作业作为恰当的行为，当儿童能自觉坐下来写作业时，应立即给予赞赏、表扬和奖励。

（2）惩罚：惩罚有助于减少或消除儿童的不良行为。但对于孩子的不良行为要避免开始就进行严厉的处罚。轻微的处罚应与鼓励相结合，鼓励应多于惩罚，鼓励与惩罚的比例达到4：1至5：1对不良行为的消除会起到良好的效果。

（3）消退：对某些会强化不良行为的因素予以撤除，不良行为得不到强化后就会减少或消失。如对于儿童不合理的发脾气或哭闹，家长采取冷处理的方法，不再给予关注，儿童的发脾气或哭闹就会逐渐减少。

Q: 孩子患注意缺陷多动障碍，家长需要注意哪些方面？

当注意缺陷多动障碍儿童、青少年进入治疗阶段时，父母应该做到以下几点。

1. 父母要了解有关ADHD的知识。可以通过书籍或者定期参加医院组织的父母培训对ADHD有一个正确的认识。

2. 父母要做出明智的决定。应尽早进入规范治疗过程，接受正规的药物治疗，如果贻误病情，接踵而来的是产生一些共患病，如对立违抗障碍、学习障碍等。

3. 父母要改善亲子关系。应更好地理解ADHD患儿的行为表现，并进行良好的沟通，而不是按主观意愿一味地指责和批评ADHD患儿。

4. 父母要配合药物治疗，学习行为矫正的基本方法，针对ADHD患儿的行为症状，给予指导和教育。

第二节 　 抽动障碍

Q: 最近 3 个月，宝宝总是眨眼睛，这是病吗？

　　3 岁的宝宝，近 3 个月总是爱眨眼睛，有时候伴有鼻子、口角抽动，尤其是看电视或被批评时眨眼更频繁，睡着了症状就消失了。这种情况宝宝可能患有抽动障碍。抽动障碍是指以单一或多部位肌肉运动性和（或）发声性抽动为特征的神经精神疾病，按抽动形式可以分为运动性抽动、发声性抽动。运动性抽动可以表现为眨眼、皱眉、噘嘴、张口、摇头、耸肩、仰头等；发声性抽动表现为清嗓子、干咳声、吸鼻声、打嗝声等。常常被家长误认为是眼睛、鼻子或咽喉有问题而延误治疗时间。

Q: 孩子为什么会患抽动障碍？

　　抽动障碍的病因及发病机制尚未明确，可能与以下因素有关。

　　1. 神经生物学因素：近年来，与本病相关的皮质–纹状体–丘脑–皮质通路和多巴胺神经递质系统研究受到关注。

　　2. 遗传因素：抽动障碍具有遗传性。研究显示，在家族先证者的一级亲属中，有 10% ~ 20% 被诊断为抽动障碍。

　　3. 感染相关性免疫因素：近年来，研究显示一些感染性疾病也与抽动障碍有关，其中，研究最多的是 A 族 β – 溶血型链球菌，有研究者提出个体抗链球菌抗体与链球菌抗原的交叉反应作用于基底神经节，是导致抽动障碍的病因。

　　4. 环境因素：目前认为，抽动障碍受环境因素影响。神经系统过高或过低唤醒状态均能增加抽动频率和严重程度。在年长的儿童中，报道指出其重复行为经常出现于低唤醒状态，如疲劳、乏味、被其他刺激分心（例如，读书、看电视等）；过高唤醒状态，如压力、焦虑、集中精神、愤怒、沮丧等也会增加抽动频率。

Q: 除了药物治疗抽动障碍以外，家长应该注意哪些?

因为抽动障碍与环境因素相关，尤其是对于中重度患者，除了配合医生进行规律药物治疗外，一些家庭干预技巧也是很重要的。首先，家长应正确认识抽动障碍的特征和病程，孩子的症状是疾病的表现，不是故意为之，大部分孩子的症状随着年龄的增长会逐渐减轻，到青春期后期或成年早期，超过1/3不再抽动，少于1/2的仅有轻微的临床表现，无须临床关注，仅有约20%的患者持续具有中重度抽动障碍。其次，要减少加重孩子病情的诱因，如避免感染、劳累、压力过大、情绪激动、紧张、疲劳或父母过度关注及提醒，父母越关注、越提醒，症状会越严重。最后，当孩子有抽动症状时，可以采取转移注意力的方法，如当孩子清嗓子的时候，可以让孩子做深呼吸运动来对抗，当孩子耸肩的时候，可以给孩子递个水杯，让孩子做些家务，通过有目的的肢体活动来缓解症状。另外，要合理安排孩子的作息，做到劳逸结合；让孩子健康饮食，尽可能减少食用添加剂多的食品以及避免喝含咖啡因的饮料。

综合以上所述，家长要给孩子创造一个温馨的家庭环境，使其放松心情、减少压力、避免感冒、劳累；不歧视、不指责、多鼓励、多表扬，使孩子增强自信心；对学习困难者，应请求老师的帮助；合理安排作息及饮食，经常进行户外活动，和班主任老师经常联系，避免同学对患儿的讽刺、挖苦。

第三节　情绪问题

Q: **儿童的情绪变化特点有哪些？**

人人都有情绪，正因如此，我们才更鲜活、更有温度，而不是冰冷生硬的机器人。对于儿童来讲，他们的语言逻辑思维还未建立成熟，情绪是一种非常重要的沟通工具，能够帮助孩子最简单直白地表达自己的感受，发出求助信号。孱弱的小婴儿一出生就会用哭来表达生理上或心理上的需求，仅一个"哭"在不同的需求面前都会"七十二变"。所以从某种意义上讲，情绪就是孩子"初来乍到"这个世界时一种必不可少的生存机制。而且随着年龄的增长，儿童对情绪的调节能力会越来越强，调节策略越来越多元、丰富，并选出几种好用的"情绪模式"，自由切换以应对不同的需求。

因此，儿童情绪是原生态的，儿童像个"透明"人，情绪随时表现出来，随着年龄的增长及不断社会化，其情感透明度会越来越低。儿童情绪的"可视化"特点往往成为父母通往孩子内心需求和真实想法的有效通道，因而儿童时期是父母培养儿童情绪调节能力，尤其是调节负性情绪能力的黄金期。

Q: **儿童为什么容易情绪化？**

1. 父母不懂孩子的心理需求。随着年龄的增长，儿童在生理和心理上的依赖性逐渐减弱。父母逐渐加强了他们自己认为更需要的关注，比如儿童的学习成绩、人际关系和成功学相关品质的具备，也就是更关注行为"结果"。实际情况是儿童在成长过程中更需要父母对自己的接纳、肯定和鼓励，更渴望在"过程"中体验到被家长关爱、接纳、理解、认可、尊重等情感上的满足。很多家长没有学习过，不懂儿童的心理需求，继续沿用从父母那里学来的纠错教育方法，以自己认为对的方式而不是现代科学的方式管理孩子，逐渐形成越不懂孩子，孩子的情绪就越激烈的恶性循环。

2. 儿童的情绪调节能力发展不顺利。儿童的情绪发展正常情况下要经历情绪体验、情绪调节、情绪思考、情绪管理四个阶段，意味着随着儿童年龄的增长和自我调节情绪能力的增强，触发情绪的原因越来越深刻，情绪表达越来越社会化和内隐。如果没有正确的引导，阻碍了情绪调节能力的发展，儿童情绪只能停留在"婴幼儿阶段"或过度保留低层次的情绪，相当于动物情绪的阶段。这样的孩子可能到了 8 岁，仍然常以"哭闹"表达感受，仍不能合理地发泄自己的负面情绪。

Q: 影响儿童情绪发展的因素有哪些？

儿童不仅是自然人更是社会人。也就是说儿童情绪的发展受内部因素和外部因素的双重影响。内部因素主要指生物因素，外部因素主要指家庭氛围、学校教育、社会生活等外部条件。

生物因素具有先天性，是儿童情绪发展的物质基础，其个体差异性对儿童的情绪发展有一定的影响，但是随着个体的不断发展，生物因素的影响会日益减弱。

外部因素具有可创造性，是情绪得以发展的现实基础和源泉，其相对于生物因素是复杂多变的，在儿童情绪发展过程中潜移默化地起着消极或积极的作用。外部因素发挥的作用是消极的还是积极的，我们是有一定的主动权的。总体上讲，作为教养者要和孩子一起从生活的点点滴滴开始探索与成长，我们要牢牢抓住"可创造性"，努力给孩子提供安全、接纳、关怀、理解的成长环境。更重要的是发自内心地尊重孩子、欣赏孩子、信任孩子，紧贴孩子情绪发展的节奏，循序渐进地在情绪发展的每一阶段给孩子提供相应需求的教养，从而为儿童情绪的健康"塑形"提供最大的可能性。

Q: 儿童情绪发展有什么规律？

每个人从出生开始就自带情绪。随着儿童年龄的增长，以及身体的生长发育，情绪也在不断地成熟和发展，每个阶段都会出现不同的反应，情绪发展的过程可视为"情绪免疫力"不断提高的过程。

紧跟儿童认知发展规律，儿童情绪发展过程也可分为 4 个阶段。0 ~ 1 岁属于情绪体验阶段，儿童会本能地产生不同的情绪反应，并感受情绪的变化。1 ~ 3 岁属于情绪调节阶段，儿童会体验到越来越多的无法被彻底满足的情感，努力学着多种情绪表达，但看起来只有越来越激烈。3 ~ 5 岁属于情绪思考阶段，儿

童因为学会了语言，"花招不断"，情绪开始"捉迷藏"，让人抓不着头绪。5 ~ 6
岁进入情绪管理阶段，儿童能够反思自己的情绪，思考他人的情绪，像"照镜
子"一样洞察他人的反馈，逐步学会控制自己的情绪。

6 岁以下的儿童进行情绪管理会比较困难，所以，在孩子 6 岁以前，接纳
孩子的情绪是第一甚至是唯一要务，在保证孩子、他人安全的前提下允许孩
子，让孩子在"失控"中自己寻找适合自己的"自控"方式。6 岁以后可以通
过一些方法来帮助孩子更加合理地识别、理解、表达情绪。总之控制人类情绪
的大脑皮质部分，20 岁才能完全成熟。

Q: 儿童情绪的表现形式有哪些？

一种表现形式是外显情绪，就是孩子通过面部表情、身体语言、语音语调
等易被看到或感受到的信息传递情绪的过程。这类情绪表达虽"来势汹汹"，
但比较直白，能够第一时间明确地让父母知道"我怎么了"。

另一种表现形式是内隐情绪，多是长时间无法或不懂表达被压抑的负向情
绪，内隐情绪虽不易被察觉，其能量往往不亚于外显情绪的强度。孩子看起来
比较平静，或者是外在表现不明显，但是他的内心却是波涛汹涌的，有的孩子
是生闷气，有的孩子变得更加封闭自己，有的孩子有强烈的焦虑感，甚至有强
迫倾向，有的孩子出现问题行为。总之就是以父母感到麻烦、担心、讨厌甚至
不可思议的样子来呈现情绪，提醒父母"我不太好"。

显而易见，对于外显情绪父母好觉察，内隐情绪需要父母留心关注。生活
中儿童呈现出的"问题"，可能是情绪的变相表达，父母要能够识别出被"问
题"隐藏的情绪，能够解读出情绪背后的原因，"对症下药"帮助孩子解决困
惑，必要时可到专业机构向心理咨询师或精神科医生寻求帮助。

Q: 孩子频繁愤怒的常见原因有哪些？

愤怒是儿童常见的一种负面情绪，它会给家庭生活带来困扰。愤怒往往是
一种强有力的信号，提示我们要透过愤怒，看到情绪背后的"真相"，从而有
的放矢地化解愤怒。

1. 如果孩子看起来无法和小朋友享受游戏时光，并且大部分时候都愤怒或
易激惹，这也许意味着你需要关注孩子是不是有其他方面的一些状况。

2. 有时候愤怒是告诉家长，孩子感觉到了威胁或危险，需要保护。

3.有时候孩子愤怒的原因看起来很"不应该"，如家中降临了小生命。

4.有时候愤怒背后的原因可能很难去面对，如父母关系紧张或破裂。

5.孩子无法清晰地表达需求，并且不能顺利地应对挫折或困难。

6.孩子可能在学校或是其他地方被威胁了，可能来自于一些嘲弄、欺负他的"坏"孩子，或者其他一些更为严重的威胁。

如果愤怒顽固或无法解决，可以向儿科医生、老师或心理咨询师及精神科医生求助，让他们帮助进一步了解孩子攻击与愤怒背后的原因。

Q: 父母如何帮助儿童应对负面情绪？

人类之所以被归类为唯一的高级哺乳动物，其中一个很重要的原因是，相对于低等哺乳动物而言，人类在保有"本能脑""情绪脑"的基础上，发育出了"理智脑"，赋予了我们智慧。虽然直接用理智对抗情绪，往往非常痛苦且收获甚微，但理智可以成为情绪的"刹车"，只要有足够的智慧，就能降低情绪的"冲击力"。具体如下。

1.引导孩子把情绪"说"出来。鼓励孩子主动表达情绪和感受，帮助孩子给自己的情绪命名，可以记录在卡片上，不断丰富孩子的情绪词汇库。语言是思维的外化，在"说"的过程中孩子可以"整理"自己的情绪。

2.通过理智脑提高"情绪免疫力"。"吃饭长个，做事增智"，可以通过培养兴趣爱好、加强体育锻炼、多去旅游参观、安排做家务等方式，让孩子打破"舒适圈"创造新经验。不断提高孩子"理智脑"的储备与能力，让"理智脑"能够赶在"情绪脑"前面去应对好一些问题和困难，减少情绪触点，从而达到控制情绪的目的。

3.教会孩子拆解情绪。拿生气示范：我对谁感到生气吗？我是不是不想做一些事情，或者我在做什么，我想干什么？我有什么感受？接下来我能做什么或者可以做什么？无论孩子能否想明白，这个理智的思维过程都会分散情绪的能量，以降低情绪的威力。

4.让孩子意识到不恰当的情绪可能造成伤害。在成长过程中，儿童控制情绪的能力还不成熟，难免过度，父母要理解儿童的不易，平静而坚定地告诉孩子我们自己真实的感受"我很疼或不舒服，这样不可以"。

5.帮助孩子做经验总结，建立合理"期待"。引导孩子复盘情绪，建立合理的"期待"，缩小期望与失望之间的"落差"，钝化情绪的"能量"。

Q: 儿童大发雷霆时家长如何做能有效缓解孩子情绪？

当孩子大发雷霆时，走进孩子心灵的所有通道全部被封锁，这个时候走开就是最好的方式，让孩子独自待一会儿。期间，无论孩子做什么，只要没有安全隐患和过大的破坏性，都不要干涉孩子。父母一定要"忍住"内心的五味杂陈，通过这样的方式把空间和时间留给孩子，也是在暗示孩子，父母相信孩子能够重新恢复自控，是尊重孩子情绪的，知道情绪一旦产生，只能等待平复，别无他法。

如果是在公共场合，要坚定有力地把孩子抱起来走一段儿，默默地等待孩子情绪的消退，有些孩子会因感觉到持续拥抱的温暖而安静下来。切记不要对抗、不要理会孩子的任何挑战，除了让孩子知道在他平静下来以前什么事情都不会发生。

如果孩子撞击自己的头部或者想要打人、咬人、踢人，此刻应想办法控制住孩子的手脚，并冷静地向他解释，会一直抓着他，直到他安静下来，这样他不会受伤，也不会有其他人受伤。

如果孩子是想用大发雷霆告诉我们什么，要让孩子学会情绪平静以后再谈论情绪背后的事件，要给孩子充分的时间让他自己平静下来，不要急于解决问题，否则孩子有可能再次崩溃。

Q: 父母如何教儿童情绪管理？

儿童处于智力发展阶段，情绪管理能力的培养主要是父母的言传身教。需要家长坚持学习，用心、用情、用智慧给孩子营建绿色的情绪发展空间，用"静待花开"的理念呵护孩子。

1. 父母要打破情绪管理的误区。误区一：认为好的情绪管理就等于不发脾气。误区二：认为负向情绪是不好的，一味地极力避免让孩子去体验这些情绪。比如有的家长通过无底线的物质满足，以避免孩子闹情绪。误区三：质疑或直接否定孩子的负面情绪。经常听到家长说："不许生气/哭，给我憋回去！""就这么点儿事儿，值得你这么伤心吗？"等。这3个误区，只能让情绪变得更加糟糕，让情绪管理越来越困难。

2. 父母要给足孩子安全感。孩子很需要父母的陪伴，他们只有在安全的心理环境下，才能精力集中地投入到自我成长中。在当今物质过剩却精神匮乏的时代，影响其安全感的因素主要为父母给的精神心理环境是否稳定、健康，具体包括父母的态度、情绪、言行、关爱、认可、信任等方面。

3. 要建立鼓励、欣赏儿童的意识。面对孩子时应当收起我们的"威严"，充分尊重孩子的认知，打破成人的束缚，精心品读孩子的言行，从"零"开始寻找促进孩子发展的契机和方法。育儿的过程，也是自我修炼的过程。

4. 学会"远距离"守护。在能够读懂孩子言、思、行的基础上，做一个"不直接抛给道理"的守护者，把视线拉长，给孩子的自然成长力腾出空间，让孩子在实践中自行体验方法，积累经验、形成认知。

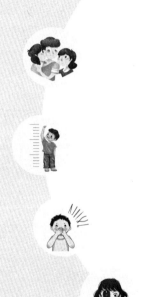

▶▶▶ 第十一章

小儿常见眼部疾病

第一节　近视

Q: 什么叫近视？

在眼调节放松的状态下，外界的平行光进入眼内，其焦点正好落在视网膜上，则形成清晰像，此称为正视；若焦点无法落在视网膜上，则称为屈光不正；而近视则是其聚焦在视网膜之前，这导致视网膜上不能形成清晰像，称为近视（图 11-1）。

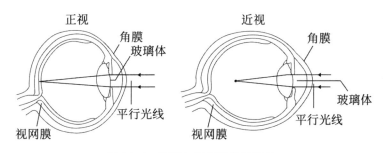

图 11-1　正视与近视的眼睛结构

近视如何分类？

1. 根据近视度数分类：300 度以下为低度近视；300 到 600 度为中度近视；600 度以上为高度近视。

2. 根据屈光状态分类：轴性近视与屈光性近视。

轴性近视：眼的各屈光成分基本正常而眼轴偏长。大多数近视眼可归类于轴性近视。

屈光性近视：眼的屈光间质的屈光力过强，而眼轴正常。

曲率性近视：最常见的是角膜或晶状体曲度增大，如圆锥角膜，大角膜或小角膜，角膜移植术后，球形晶状体或小晶状体等。

调节性近视：长时间近距离用眼，过度使用调节，出现调节紧张或调节痉挛引起的近视，经休息或使用睫状肌麻痹剂后，近视状态消失，这种现象为调节性近视，也被称为"假性近视"。

3. 按近视的性质分类：分单纯性近视和病理性近视。

单纯性近视：绝大多数发生于青少年期，进展缓慢，屈光度偏低，矫正视力佳，随着身体发育的停止，近视眼的进展趋于稳定，这类近视为单纯性近视。大多数后天性近视可归于此类。

病理性近视：又称为恶性近视、变性性近视、高度近视、进行性近视等，属基因遗传性近视或先天性近视。其特点是出生时或生后早期即发生，有遗传因素；发展快，呈持续进行性加深，青少年时期近视程度进展明显；近视度数大，一般 600 度以上；眼轴明显延长，眼底病变早期出现并呈持续进行性加重；视功能受损明显，远视力低下，常不能完全矫正，大多数患者近视力尚可，严重者近视力也低于正常。

Q: 真性近视和假性近视有什么区别？

一般来说，真性与假性近视均表现为远视力下降，近视力较好，比较难以区分。真性近视为器质性改变，不能自然恢复。假性近视视力可在数周或 1 ~ 2 个月下降，适当休息后又可得到某种程度的恢复，但是如果不及时纠正和治疗，很容易变成真性近视。

Q: 怎样辨别真性近视与假性近视？

如果怀疑有假性近视，可以到医院做眼睛检查。散瞳（将对睫状肌麻痹）后进行验光，如果没有近视、远视以及散光屈光度的改变，视力也有明显进步或恢复到正常，说明有假性近视存在。因为如果是真性近视，患者眼轴已经变长，那么散瞳后必然存在相应的近视屈光度改变，散瞳后视力也不会提高。

Q: 家长怎样才能在早期发现孩子是否近视？

1. 看物体时经常眯眼：近视患者看东西时经常眯眼，这是因为眯眼时眼睑可以遮挡部分瞳孔，这样就能减少光线的散射，从而可以暂时提高和改善视力。

2. 频繁眨眼：频繁地眨眼在一定程度上可以缓解近视，增强视力。

3. 经常揉眼睛：一些孩子因为近视而看不清物体时，经常用手揉眼睛，为的是更好地看清物体。

4. 经常歪着头看物体：一些患有早期近视的儿童常常会歪着头看物体，这是因为歪着头看物体可以减少散射光线对其视力的影响。

5. 经常皱眉：一些患近视的儿童有皱眉的习惯，这是他们试图改善视力的一种方法，但经常皱眉会使眼外肌压迫眼球，这反而会加快近视的发展速度。

6. 经常拉扯眼角：少数孩子患了近视以后，常会用手向外侧拉扯自己的眼角，因为这样做可以出现同歪头、眯眼一样的效果。

7. 看东西时经常斜视：部分患近视的孩子常会合并斜视（即当其一只眼睛向前看时，另外一只眼睛会不自主地向外侧看）的习惯。

8. 看东西时眼睛跟东西贴得很近：当孩子看物体时总要跟物体贴得很近，读书写字时常常抱怨屋子里的光线太暗时，要考虑到孩子可能患有近视。

9. 经常看错人或看不清东西：当孩子见了熟人常常不打招呼、在暗处行动时常被东西绊倒或碰伤，或是常常看不见黑板上写的字迹时，也应考虑孩子是否患有近视。

Q: 近视眼该如何治疗？

验光及配镜原则：远视力低于正常而近视力正常的儿童少年，可能为近视或近视现象，需行验光。验光是配镜的基础，为得出准确的结论，要在散瞳后睫状肌充分麻痹的状态下进行，尽可能去除调节对验光结果的影响。

框架眼镜矫正：通常说的配镜是指佩戴有框架的，合适患儿眼睛度数的普通眼镜，由框架将矫正眼镜固定在眼前，戴取方便。近视眼用凹透镜矫正，通过凹透镜的屈光作用，使平行光线聚焦于视网膜上从而获得清晰物像。

角膜接触镜：角膜接触镜俗称隐形眼镜，借助泪液膜贴附于角膜表面，克服了普通框架眼镜矫正近视造成的物像缩小、框架遮挡视野的缺点。角膜接触镜分为软镜和硬镜，各有优缺点。

角膜塑形镜（OK镜）：这是一种特殊设计的透气性硬镜，通过佩戴该镜使角膜中央区域的弧度在一定范围内变平，从而暂时性降低一定量的近视度数，一般适用于600度以下的人群，一旦停戴，近视度数会恢复原有水平，不能真正治愈近视。长期佩戴角膜塑形镜可延缓青少年眼轴长度进展，减缓近视度数增长，需由临床经验丰富的医生酌情考虑验配，且要保持良好的清洁习惯及作息，定期复诊，未成年儿童需要有家长监护配合治疗。

药物治疗：低浓度阿托品滴眼液用于控制近视进展是近年来视光学中药物控制近视研究的热点，虽然已有大量的临床研究证实了其对儿童近视控制的有效性，但并未进入临床指南推荐。

手术治疗：近视矫正手术主要适用于18岁以上度数稳定的近视患者，即近视发展稳定在2年以上，每年近视度数增长不超过50度。

Q: 近视可以治愈吗？

近视一旦发生不能治愈或逆转。目前为止，还没有一种药物或者一种手术能把近视治好。近视的手术，仅仅是为了给大家摘眼镜，近视的状态是永远没有变化的。尤其是高度近视、超高度近视，可引起我们眼球的变化，视网膜会变得越来越不健康，最终有失明的可能。

Q: 近视有哪些危害？

1. 视力低下，眼睛经常干涩和疲劳，影响学习、生活和工作质量；长期戴镜，导致生活工作不便。

2. 中高度近视，会导致眼球突出，眼睑松弛，影响容貌。

3. 升学、参军和找工作受限。

4. 老年后因为老花眼而必须配两副眼镜。

5. 近视患者白内障、青光眼的发病率明显高于正常人。

6. 最主要的危害是，中高度近视，特别是高度近视容易引发玻璃体混浊、视网膜出血和视网膜脱离而致盲。

Q: 该如何预防近视的发生？

首先必须从小培养儿童良好的用眼卫生习惯。

1. 培养正确的读书、写字姿势，不要趴在桌子上或扭着身体。书本和眼睛应保持一尺，身体离课桌应保持一个拳头（成人）的距离，手应离笔尖一寸。学校课桌椅应适合学生身材。

2. 看书写字时间不宜过久，持续30～40分钟后要有10分钟的休息。眼睛向远眺，多看绿色植物，认真做好眼保健操。

3. 写字读书要有适当的光线，光线最好从左边照射过来。不要在太暗或者太亮的光线下看书、写字，教导学生写字不要过小过密，更不要写斜、草字。

写字时间不要过长，减轻学生负担，保证课间 10 分钟休息，减轻视力疲劳。

4. 积极开展体育锻炼，保证学生每天有两小时体育活动。鼓励孩子多参加室外活动。打羽毛球、乒乓球可防近视，在打球过程中眼睛须快速追随羽毛球和乒乓球这类灵活性很强的"小球运动"轨迹变化，这对 5 ~ 9 岁孩子的眼球功能完善有意想不到的好处。

5. 看电视时要注意电视高度应与视线相平；眼与荧光屏的距离不应小于荧光屏对角线长度的 5 倍；看电视时室内应开一盏弱光的电灯，有利于保护视力；在持续看电视 30 ~ 40 分钟后要有一个短时间的休息。

6. 应多吃些含维生素较丰富的食物，各种蔬菜及动物的肝脏、蛋黄等。胡萝卜含维生素 B，对眼睛有好处；多吃动物的肝脏可以治疗夜盲。近视患者普遍缺乏铬和锌，应多吃一些含锌较多的食物。食物中如黄豆、杏仁、紫菜、海带、羊肉、黄鱼、奶粉、茶叶、肉类、牛肉、肝类等含锌和铬较多，可适量增加。补锌最好服用蛋白锌。少食用含糖高的食物。

第二节　远视

Q: 什么叫作远视？

　　远视眼的屈光系统与眼轴长度不相匹配，当不使用调节时，外界平行光线经眼的屈光系统屈折聚焦于视网膜之后（图 11-2）。所以，远视眼是屈光力相对小于眼轴长度的屈光异常。许多家长担心孩子会发生近视，很少注意孩子是否有远视。实际上，在极为敏感的视觉发育阶段，如果远视程度高，尤其是有远视性屈光参差者，如得不到及时矫正，常导致弱视的发生。远视性屈光不正是引起视疲劳的常见原因。因此从保护视力，防治弱视的角度出发，对儿童的远视眼应引起重视。

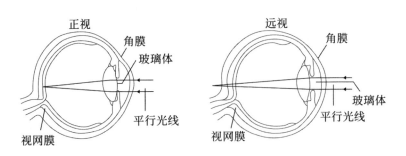

图 11-2　正视与远视的眼睛结构

Q: 远视有哪些分类？

　　远视一般分轴性远视和屈光性远视。

　　1. 轴性远视是指眼的前后径过短，而屈光力相对正常的远视。新生儿眼球小，眼轴短，绝大多数为远视眼。随着年龄的增长，眼轴延长，婴幼儿的屈光状态由远视向正视方向发展，即所谓正视化。如果正视化过程不充分，眼轴发育停止在远视状态，则形成轴性远视。儿童时期的远视大多是生理性的，至学龄前多数发育为正视眼，一部分甚至会发育成近视眼，只有少数仍为远视眼。

2. 屈光性远视是指眼轴相对正常而屈光系统屈光力弱的远视，常见于角膜曲率半径过大而表面弯曲度小的扁平角膜。根据远视程度可将远视眼分为轻度、中度和高度，通常将300度以内的远视称为轻度远视，600度以上的远视称为高度远视。

Q: 远视眼有哪些表现？

视力减退：对于轻度远视儿童具有调节代偿能力，其远、近视力都正常，犹如正视眼。但远视程度较高者，其远、近视力均不正常，且年龄越大，调节力越弱，在视网膜上形成的环状光圈越大，物像越模糊，因而近视力比远视力更差。

视疲劳及"假性近视"：儿童的调节力比成人强，因此，为了求得清晰的物像其经常运用过度的调节，近距离工作时更为强烈，容易引起视力疲劳，甚至影响儿童的正常学习。主要表现为头痛、眼痛、眼酸胀，持续使用眼睛时加重，看书写字时间稍久就感觉字迹模糊，休息片刻可能好转，但继续学习后又会感到模糊，这是视力疲劳的典型症状。健康状况差的患者，身体虚弱，调节力衰退，更容易产生视疲劳。如果长期过度使用调节，可使睫状肌发生痉挛造成"假性近视"。

内斜视及弱视：远视眼的调节与集合之间的平衡关系被打破，使用的调节总要大于集合，导致集合作用超过实际需要，久之则易引起内斜视，常见共同性内斜视，表现为患儿不自觉地放弃双眼视，只用一只眼注视，另一眼呈内斜位。如果远视得不到及时矫正，容易导致失用性弱视的发生。

眼底改变：轻度远视眼儿童的眼底是正常的。中度以上的远视眼，眼底可表现为视乳头较小，色泽潮红，边缘模糊稍有隆起，颇似视乳头炎，但该情况可矫正，眼底长期无变化，故称为假性视乳头炎。

Q: 什么是远视储备？

远视储备就是视觉发育正视化过程中的远视眼状态。低度的远视（＜300度）对小朋友来说是一个正常状态，新生儿的眼球前后径比较短，远处的物体经过眼睛的屈光系统之后，落在了视网膜的后方，这就是远视。随着年龄的增长，孩子眼睛慢慢发育，眼球前后径在变长，远视度数慢慢减少，一直减少到0，如果在发育期间没有刹住车，眼球继续变长，就往近视发展了。可以说，远视储备是眼睛的一种保护因素，让孩子没那么快近视。

Q: 远视储备不足的孩子日常生活中应如何预防近视？

1. 建立屈光发育档案：建议从孩子 3 岁，即幼儿园阶段起，建立屈光发育档案。通过定期（每 3 ~ 6 个月）复查视力、屈光度，测量眼轴、角膜曲率等，综合全面评价儿童的视力和屈光发育情况。如果孩子有眼轴增长过快或近视的倾向，则需要更进一步的专业近视防控管理。

2. 充足的户外运动：孩子在户外活动是避免远视储备过度消耗的最佳途径，能有效预防近视。接触户外自然光的时间每天达 2 小时以上，每周达 10 小时以上，可让儿童青少年的近视率大幅降低，光线会刺激视网膜中多巴胺的分泌，能够保护眼轴不过快增长，预防近视发生。

3. 养成科学的读书写字姿势：孩子要从小养成科学的读写姿势。眼睛与书本距离约为一尺、胸前与课桌距离约为一拳、握笔手指与笔尖距离约为一寸，切勿躺着看书。在室内学习时，要确保有充足的光源。近距离用眼（40 ~ 50 cm）时，尽量做到每用眼 20 分钟后，看向 6 米远的地方休息 20 秒。注意，近距离用眼不仅包括手机、平板等电子屏幕，还包括看绘本、写字、画画这些活动。

4. 养成良好的生活方式：要保证孩子每天有充足的睡眠。研究表明，睡眠时间越少、夜晚睡眠时间越迟越会增加近视的发生风险，家长要确保孩子有充足睡眠——小学生 10 小时、初中生 9 小时、高中生 8 小时。此外，要保证营养均衡，并减少垃圾食品的摄入。

近视一旦出现，就是不可逆的，只能矫正，无法治愈。所以，如果想让孩子免受"戴眼镜的罪"，最有效的方法就是及早预防。除了常规的预防手段，关注"远视储备"，了解孩子"远视储备值"，也是预防近视、提前预警的重要手段，家长千万不要忽视！

Q: 远视眼该怎么治疗？

治疗原则：6 岁以下儿童的轻度远视被认为是生理性的，不必矫治；青少年、成年人如远视程度较低，远近视力均正常，无视疲劳等症状，无内斜视或内隐斜，也不必矫治；儿童、少年如远视程度重，出现视力减退或弱视，应尽早矫治，如果出现内斜视或内隐斜，即使远视度数不大，也应早期矫治；远视程度较低而远近视力均达不到正常者，在排除其他眼部疾病之后，应考虑与调节力不足有关，需予以矫治。

Q: 远视眼的配镜原则是什么？

镜片矫正：远视眼配镜时一般应采用充分矫正的原则，即选择获得正常视力或最佳视力的最大度数。儿童、青少年均应在麻痹睫状肌后检影验光（一般应用阿托品），配镜。

对于中、高度远视患儿，应把握以下原则。

1. 及时佩戴：即要求 4 岁以前，最迟 6 岁以前佩戴矫治眼镜，尽可能避免斜视弱视发生。

2. 长期坚持：即要求患儿坚持佩戴矫治眼镜，即使矫正视力达到正常，仍应坚持戴镜。部分共同性内斜视的患儿，由于隐性远视部分也需一同被矫正，戴镜后远视力暂时模糊不清，可使用低浓度的阿托品眼膏，使患儿适应所佩戴的眼镜。

3. 追踪观察：由于儿童的远视程度随着身体及眼球的发育有逐渐降低的趋势，直至成年为止，故佩戴矫治眼镜的患儿，要随访观察，每半年到一年应验光复查，如所戴眼镜与屈光状态已不相适应，则需重新配镜。

4. 中、高度远视患儿，即使已经发生共同性内斜视或弱视，如坚持上述戴镜原则戴镜，内斜视的程度会逐渐减轻乃至消失，弱视眼的矫正视力也有可能提高，直至正常。注意，任何一个环节出现问题，均可导致治疗失败，甚至失去治疗时机。

5. 低度远视如果经常出现视疲劳症状，即使远近视力均正常，也应于读、写等近距离工作时戴矫治眼镜；若无临床症状，则不必佩戴眼镜。

第三节　散光

Q: 什么是散光?

眼的各径线屈光力不一致，导致进入眼内的光线不能会聚成一个焦点，这种屈光状态称为散光（图11-3）。我们在测量视力的时候，通常会有散光度数的一项测量数据。有人可能认为散光是近视之后才会有，事实上并非如此，两者并没有实质上的关联。散光对视力的影响很大，学龄前儿童更需重视，及早矫正能较大程度地预防弱视。低度数散光症状对生活影响不是特别严重，在散光初期，常常没有得到及时的矫正，而这也会大概率引起散光度数急剧增加，最后只能后悔莫及。

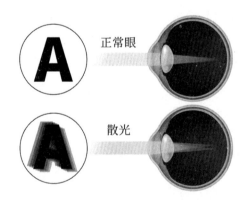

图 11-3　正常眼与散光的成像示意图

Q: 散光是怎么形成的?

眼的散光是由于角膜、晶状体前后表面，以及视网膜面不规则造成。小儿的散光与先天及发育因素有关。

1. 规则散光。

（1）遗传因素：规则散光大多为角膜先天异态改变，有遗传倾向。家系调查发现，家庭成员散光的程度和轴向有相似之处；通过对双生子的研究发现，同卵双生子散光接近，异卵双生子有较大差异。考虑散光可能为多基因遗传。

（2）发育因素：初生婴儿一般无明显散光，在早期发育阶段出现散光改变，随着眼球的发育，散光的程度以及散光轴会发生变化。目前认为，这些变化与多因素有关，如眼睑的压迫，眼外肌的不均匀牵拉，眼轴及眼球壁各部分发育不均匀一致，以及高度近视造成的巩膜异常扩张等。

2. 不规则散光。

（1）角膜因素：大部分不规则散光源于角膜表面不平，例如，角膜炎所致的角膜瘢痕、翼状胬肉等病变造成的角膜形状改变、圆锥角膜、手术后（角膜、角巩膜切口手术）角膜散光等。

（2）其他因素：如白内障、锥形晶状体、晶状体脱位、睑结膜肿物压迫等。

Q: 散光有哪些症状？

1. 视物模糊：散光初期偶尔会引发眼疲劳、视物模糊、头疼，当度数增加到一定程度，视物就开始不清晰、扭曲，甚至出现重影。

2. 视疲劳：由于视物模糊，眼球需要不断进行精细的调节，时间长了，眼睛酸痛不可避免，并会流泪、头痛，无法近距离工作。

3. 歪头眯眼：散光患者由于双眼的度数不对称，为了看清楚，会习惯性歪着脑袋，或者眯着眼睛，通过这样的方式来看清楚。

Q: 散光常见吗？

其实在人群中散光的发生率并不低，大部分人都或多或少有散光，100度以内的散光很常见，50度以内的散光都属正常。英国一项针对超过1万名戴镜者（包括儿童和成人）的研究发现，47.4%的戴镜者至少有一只眼的散光是 ≥ 0.75D（75度散光）的。

Q: 散光应该怎么办？

当看东西不自觉的眯眼、歪头、视力下降时，就需要到医院行进一步检查。对于儿童及青少年来说，明显影响视力的散光应及时予以光学矫正。散光应早发现、早治疗，六岁以下的儿童如患上散光，应及早做检查，若在视力筛检过程中发现了散光的问题，就要及早戴上治疗散光的眼镜。200度以上的散光会引发弱视的症状，如果过了 6 ~ 9 岁这段治疗的黄金期，即使未来戴上眼镜，也无法治疗后来所衍生的弱视问题了，所以对于儿童散光的治疗一定要提前。

目前还没有有效的药物可以控制或治愈散光，所以治疗主要依靠光学矫正。现在常用的光学矫正方法是戴框架眼镜、角膜接触镜，以及做角膜屈光手术。具体选择哪一种方式，需要遵循专业眼科医生的建议。

Q: 为什么处方单写的配镜度数低于验光单的度数？

在临床上，根据孩子具体情况，有时候处方适当降低顺规性散光度数，是为了促进孩子眼球和视功能正常发育。同时也考虑到高度的散光镜片会产生物像周边畸变，很多孩子是很不适应的，合理地降低散光度数可以减少一些孩子对于戴眼镜的排斥，这样能保证孩子戴镜治疗时间，有利于斜视、弱视的治疗。因此在散光眼配镜中有顺规散光可低矫，逆规散光要足矫的说法。另外医生开配镜处方时，得考虑许多因素，包括最佳矫正视力，应根据眼位、有无弱视、散光程度、散光轴位及试戴接受程度等不同情况综合考虑。

Q: 如何预防散光的发生？

1. 最好在儿童 3 ~ 4 岁时做第一次全眼部检查，以后每年定期做眼部检查 1 ~ 2 次。指导幼童养成良好的卫生习惯，不随便用手或其他物品揉眼睛。看书时光线要充足，光线最好来自左前方；看书姿势要正确，并且保持在 30 ~ 40 cm 的距离。

2. 选择读物时字体要清晰，不可太小。

3. 合理饮食，多做户外运动，保证睡眠，每天睡眠时间至少大于 8 小时，要定期进行眼睛的检查和保健。

4. 看电视时眼与电视的距离应为电视画面对角线的 5 ~ 7 倍。连续看书不超过 1 小时。需配眼镜者，应由医生检查后配镜。

第四节　弱视

Q: 什么是弱视？

弱视是一种严重危害儿童视功能的眼病，是指视觉发育期内，由于单眼斜视、屈光参差、高度屈光不正以及形觉剥夺等异常视觉经验引起的单眼或双眼最佳矫正视力低于相应年龄正常儿童，且眼部检查无器质性的病变。大多数弱视经过适当治疗是可逆的，但是如果不及时治疗可引起严重的视力损害。

对于生长期的孩子，在不同的年龄段，有不同的视力要求，并不是简单地以 1.0 为评判标准。不同年龄儿童视力的正常值下限：年龄为 3 ~ 5 岁儿童视力的正常值下限为 0.5，≥ 6 岁儿童视力的正常值下限为 0.7。

Q: 弱视和近视是一回事吗？

弱视和近视是两个不同的视力问题，它们存在本质性差异。弱视是一种视觉发育障碍，而近视是一种屈光不正。弱视的孩子即使经过系统的矫正，视力仍然无法达到 1.0 的标准。与之相反，近视的孩子在坚持佩戴矫正眼镜后，视力通常可以得到较大程度的回升。儿童弱视如果不及早诊断和治疗，可能会影响其成年后的视力，并且有时可能无法逆转成为正常视力。因此，对于发现儿童存在弱视的情况，及早进行系统的弱视治疗是非常重要的。

Q: 弱视有哪些分类？

1. 斜视性弱视：患者有斜视或曾有过斜视。

2. 屈光参差性弱视：患者双眼的屈光度相差球镜 ≥ 150 度，柱镜 ≥ 100 度。

3. 屈光不正性弱视：为双侧性，发生于未戴过矫正眼镜的高度屈光不正患者，双眼视力相等或接近，远视 ≥ 300 度，近视 ≥ 600 度，散光 ≥ 200 度。

4. 形觉剥夺性弱视：在婴幼儿期由屈光间质混浊、上睑下垂遮挡瞳孔、不适当地遮盖等引起的视功能障碍。

5. 先天性弱视或器质性弱视。

Q: 造成弱视的原因有哪些？

1. 斜视性弱视：发生在单眼，患儿有斜视或曾有过斜视，常见于 4 岁以下发病的单眼恒定性斜视患儿，其由于大脑皮质主动抑制斜眼的视觉冲动，长期抑制形成弱视。斜视发生的年龄越早，产生的抑制越早，弱视的程度越深。

2. 屈光参差性弱视：因两眼不同视，两眼视网膜成像大小清晰度不同，屈光度较高的一眼黄斑部成像大而模糊，引起两眼融合反射刺激不足，不能形成双眼单视，从而产生被动性抑制，两眼屈光相差 300 度以上者，屈光度较高常形成弱视和斜视。

3. 屈光不正性弱视：多为双眼性，发生于高度近视、近视及散光而未戴矫正眼镜的儿童或成年人，多数患者近视在 600 度以上，远视在 500 度以上，散光 ≥ 200 度或近视兼有散光。

4. 形觉剥夺性弱视：在婴儿期，由于上睑下垂、角膜混浊、先天性白内障或眼睑手术后遮盖时间太长等原因，使光刺激不能进入眼球，妨碍或阻断黄斑接受形觉刺激，因而产生了弱视，故又称遮断视觉刺激性弱视。

5. 先天性弱视或器质性弱视：由于出生时黄斑出血，导致锥细胞排列不规则。先天性弱视或器质性弱视在婴儿出生后、双眼视觉形成以前发生，因而预后不好。

6. 有些弱视虽然视网膜及中枢神经系统不能查出明显的病变，但目前仍认为其属器质性病变，只不过用现有检查方法不能发现，此型被称为恒定性弱视，治疗无效。

Q: 家长怎样才能在早期发现孩子是否有弱视？

1. 观察孩子是否有畏光的症状。

2. 孩子是否自述看不清楚，视物眯眼。

3. 孩子是否看东西时距离近。

4. 孩子是否有只眼睛偶尔或经常向内或向外偏转。

5. 孩子是否每次需要用眼时，如看电视时，会出现头向某一方向偏转、倾斜，或下巴压低、抬高等不良姿势。

6. 观察孩子是否有眼球震颤。

7. 观察孩子在阅读时是否常看错行，或写字时有相反或倒置的现象。

8. 观察孩子是否眼手协调能力较差，且易碰撞或跌倒。

当孩子出现以上症状中的一种或者多种时，家长一定要引起重视，因为孩子有可能患上斜、弱视，这时候需要带孩子去专业的眼科医院检查，做进一步的判断。此外，为了尽早发现孩子的弱视迹象，父母还应定期通过儿童视力表来检测孩子的视力情况（通常，未入学的孩子至少应每半年做一次视力检查），或者通过遮盖试验来判断孩子的眼睛是否有异常情况。

Q: 发现孩子弱视了需要到医院做哪些检查？

1. 视力及屈光度检查［视力低于 0.8（4.9）的儿童需用 1% 阿托品散瞳验光，婴幼儿可通过检查眼底时眼底镜所用的屈光度初步判断及预测其屈光度］。

2. 斜视检查。

3. 外眼及眼底检查。

4. 固视性质检查。

5. 双眼单视功能检查。

6. 视网膜对应检查。

7. 融合功能检查。

8. 立体视觉检查。

Q: 弱视如何治疗？

一旦确诊为弱视，应立即治疗，否则年龄超过视觉发育的敏感期，弱视治疗将变得非常困难。弱视的疗效与治疗时机有关，发病越早，治疗越晚，疗效越差。治疗弱视的基本策略为消除形觉剥夺的原因、矫正在视觉上有意义的屈光不正和促进弱视眼的使用。

1. 消除病因：早期治疗先天性白内障或先天性完全性上睑下垂等，消除形觉剥夺的原因。

2. 佩戴儿童弱视矫正眼镜：人的眼睛就好比一部照相机，弱视的宝宝看不清东西，是因为眼部屈光出了问题，佩戴矫正眼镜是非常必要的治疗方法。在某些家长的潜意识中，戴眼镜似乎不是什么好事，但是这对于弱视的治疗来说却十分必要，家长必须走出这种没有根据的思想误区。

3. 遮盖治疗：常规遮盖治疗即遮盖优势眼，强迫弱视眼使用。该方法已有200余年历史，迄今仍为最有效的治疗单眼弱视的方法。用遮盖法治疗时，须密切观察被遮盖眼视力的变化，避免被遮盖眼发生遮盖性弱视。复诊时间根据患儿年龄确定，年龄越小，复诊间隔时间越短。具体如何进行遮盖治疗，每个疗程中应该如何操作，医生会综合考虑弱视的情况和孩子的年龄等因素，给出专业的判断。因为弱视治疗易反复，双眼视力平衡后，要逐步减少遮盖时间慢慢停止遮盖治疗，以使疗效巩固。

4. 光学药物疗法（压抑疗法）：孩子须先接受专业的验光，然后配制合适的眼镜。在佩戴眼镜的同时，健康的眼睛必须每天坚持滴一次1%的阿托品滴眼液。

5. 其他治疗：后像疗法、红色滤光片法、海丁格刷也是弱视治疗的有效方法，作为遮盖疗法的辅助治疗，以缩短疗程。

6. 综合疗法：对于中心注视性弱视，采取常规遮盖疗法或压抑疗法，联合视刺激疗法辅助精细训练；对于旁中心注视性弱视，先采取后像、红色滤光片或海丁格刷刺激转变注视性质，待转为中心注视后，再按中心注视性弱视治疗，也可以直接常规遮盖。

Q: 弱视治疗有哪些注意事项？

首先健眼遮盖要完全，不得偷看，同时警惕在幼儿中发生遮盖性弱视，一定要定期复查。其次就是防止弱视复发，在视觉没有成熟之前，每一个治愈的弱视患者都有可能复发，复发的主要原因是未遵医嘱复诊检查，视力恢复后自行打开遮盖，或提前打开遮盖。弱视治疗需患儿及家长的积极配合，认识弱视的危害及治疗的可复发性和长期性。建立立体视觉是治疗弱视的理想目标，坚定治疗信心，一定会有好的疗效。弱视的预后：形觉剥夺性弱视最差，屈光不正性弱视和斜视性弱视最好，屈光参差性弱视介于前两者之间。弱视治疗后需3年左右时间随访观察，以防弱视复发。

Q: 弱视有哪些危害?

形成斜视：单眼的弱视容易形成斜视。弱视眼视觉细胞和神经因长期脱离外界物象的准确刺激而功能衰退，如果不及时防治，视力便会永久低下，成为单眼视觉，长此以往，必然会加重健眼的负担，视力逐渐衰退，弱视眼也会发展成斜视。

视力低下：弱视眼视力差，与近视不同，弱视戴眼镜仍看不清，这也是弱视的主要危害，会造成儿童学习和生活不便，并且会造成孩子终身视力低下。

学习不好：弱视导致孩子学习成绩不好。因视力低下，孩子课堂质量差，学习内容无法看清楚，不仅影响学习，还影响孩子的自信。

无立体视觉：弱视导致孩子立体视觉缺陷，立体视觉是视觉器官对三维空间各种物体的远近、前后、高低、深浅和凸凹的感知能力。弱视儿童不能准确地判断物体的方位和远近，影响孩子的前途。

发育不良：研究表明，弱视会影响孩子的生长发育，一般情况下，弱视儿童会比同龄孩子个矮，这会对孩子的生活产生一定影响。

性格孤僻：弱视可造成孩子性格孤僻，弱视儿童每天面对模糊的影像，大脑接受的信息有别于正常儿童；同时孩子也能从别人的评价中知道自己与他人不同，容易形成孤僻、自卑的性格，不利于心理健康。

Q: 如何预防弱视?

1. 从孩子 3 岁起，要每年定期做视力检查，若发现孩子有歪脖、眯眼等习惯，更要及早检查。

2. 对于筛查出视力问题的孩子，一定要散瞳验光。确诊为远视或近视的孩子，要佩戴度数合适的眼镜矫正视力。

3. 维生素 A 具有维持正常视觉功能的作用，在饮食上增加一些动物性食物（如猪肝、羊肝）和橙黄色蔬果等的摄入量可有效补充维生素 A。但是，不要忽视锌和硒这两种营养素，它们与儿童弱视存在着重要的关系。

4. 甜食过多也会影响孩子的视力发育，因而儿童出现弱视后要注意尽量减少甜食的摄入量，适当地增加稍微有硬度的食物，这样可以在增加咀嚼频率与力度的同时促进儿童视力的发育。这是因为多做咀嚼活动可以增加面部肌肉包括眼部肌肉的力量，使其调节眼睛晶状体的功能增强，避免近视眼的发生。适合儿童的硬质食物较多，如胡萝卜、水果、甘蓝、豆类等。

5. 在孩子学习时应注意采光要充分，照明要适度；图片和文字尽量不要太小，一次性看书或学习的时间不要超过半小时；培养正确的看书、写字姿势，眼睛与书本的距离要保持 30°～ 40° 的角度。看电视时眼与电视的距离应该大于电视屏幕对角线的 5 ～ 7 倍，时间不要超过半小时。增加锻炼性的游戏，如蒙眼抓人、筷子捡豆子、放风筝、踢毽子等，有助于早期发现儿童弱视的问题。

第五节 斜视

Q: 什么是斜视？

斜视是指两眼不能同时注视目标，可分为共同性斜视和麻痹性斜视两大类。共同性斜视以眼球无运动障碍、第一眼位和第二眼位斜视度相等为主要临床特征；麻痹性斜视则有眼球运动受限、复视，可为先天性，也可由外伤或全身性疾病导致。

Q: 为什么会发生斜视？

1. 眼的调节作用与眼的集合作用是互相联系的，一定的调节会带来相应的集合。常常由于调节–集合反射过强，其内直肌的作用有超出外直肌的趋向，形成共同性内斜视。近视眼看近目标时少用或不用调节，集合力同时减弱，因此其内直肌的张力减低，有时会形成共同性外斜视。

2. 双眼单视是条件反射，依靠融合功能来完成，是后天获得的。如果在这个条件反射形成的过程中两眼视力不同，一眼视力存在明显的感觉或运动障碍妨碍了双眼单视的功能，就会产生这种眼位分离状态。

3. 某一眼外肌发育过度或发育不全、眼外肌附着点异常，以及眼眶的发育、眶内筋膜结构的异常等，均可导致肌力不平衡而产生斜视。

4. 与遗传因素有关。

Q: 怎样辨别孩子是否斜视？

1. 观察孩子是否有一眼球向一侧偏斜，或两眼球靠拢，或两眼球分开，或一眼高一眼低。

2. 询问孩子是否有视物重影的情况。

3. 观察孩子是否有眩晕、步态不稳的症状。

4. 观察孩子是否有歪头看东西的习惯。

Q: 斜视有什么危害?

视觉功能受到损害:斜视患者大部分都易形成斜视性的弱视,导致其斜视眼的视力都比较差。即使斜视患者的视力正常,但看东西时,由于一眼偏斜,仅仅能用一眼注视目标,其视野远不如正常人开阔,更重要的是斜视患者没有融像能力和立体视觉,在从事许多专业工作时会受到限制,如驾驶、绘图、精细工作等。

影响全身骨骼,导致发育畸形:一些麻痹性斜视的患者,由于眼肌麻痹,常采用偏头、侧脸等一些特殊的头位来克服视物时的不适,医学上称"代偿头位",如不及早矫治斜视,长期的"代偿头位"会导致全身骨骼发育的畸形,如脊柱侧弯等。

外观异常影响心理健康:斜视严重影响美观,斜视患者常被人起外号,难免给患者心理蒙上阴影,从而造成其孤僻、自卑及反常的性格,据调查,大多数斜视患者容易自卑,并且影响正常的工作和社交。

Q: 发现孩子斜视了该怎么办?

非手术疗法:治疗斜视首先是针对弱视,以促使两眼良好的视力发育,其次为矫正偏斜的眼位。①佩戴适当的眼镜(根据病情由医生确定佩戴种类:远视、近视、双光、棱镜等)。②借助轴矫正训练的方法来帮助两眼单视功能的恢复,增加融像能力。③进行弱视训练。

手术疗法:以手术的方法调整外眼肌的强度与附着点的位置,使眼位趋于正常。斜视治疗的年龄越小,治疗效果越好。斜视手术不仅可以矫正眼位、改善外观,更重要的是建立双眼视功能。手术时机以 6 ~ 7 岁前为最佳。术后通过双眼视训练以增强和保持稳定的立体视功能。

不论何种斜视,用保守方法及训练疗法无效时,可用手术使眼肌恢复正常协调一致的功能。术后双眼不但在原位时变为正位,而且向各方向运动时同步一致,能双眼单视,有立体视觉。手术无不良并发症者,都可进行手术。手术的安全性非常高,但要一次性矫正得非常准确,就要靠严格的术前检查。

Q: 何为小儿斜视手术的最佳年龄?

小儿先天性斜视最好在 1 岁半左右进行手术,最晚不要超过 2 周岁。而对于间歇性外斜视控制良好的患儿,在 4 ~ 6 岁做手术最为适合。做儿童斜视手术的年龄越早,术后的效果越好。因为斜视使患儿两只眼睛不能同时注视一个物体，时间长了会导致眼睛没有立体视觉、立体感，即使在成年后进行斜视手术，也有可能会失去部分双眼视功能。

Q: 做完斜视手术后，该如何护理？

1. 注意用眼卫生，不要揉眼，避免眼睛过度疲劳，保证充足睡眠。

2. 斜视术后应该保持眼睛局部清洁干燥。

3. 儿童做完斜视手术后，饮食上要注意营养摄入均衡，忌烟酒和辛辣刺激性食物。对有屈光不正的患儿，术后需及时配镜治疗，定期复查。

4. 家属或儿童本人应学会正确点眼药水的方法：首先家长或患儿将手洗干净，然后患儿取仰卧位，眼睛向上看，家长或患儿左手拇指食指分开上下睑，拇指向下轻拉下睑，右手持眼药瓶，将眼药点于下睑穹隆部，轻转眼球后闭目1 ~ 2分钟，点眼药时瓶口距眼睑1 ~ 2 cm，勿触及睫毛，同时点两种药物以上者每种药间隔3 ~ 5分钟，每次点1 ~ 2滴。

5. 家长要带患儿定期到医院进行复查，观察术后恢复情况。

Q: 斜视做完手术后还会复发吗？

斜视手术后可能会复发。是否复发取决于多个因素，包括斜视的类型、手术的成功程度、患者的个体差异等。一般来说，斜视手术可以有效地纠正眼球的位置和眼外肌肉的平衡，从而改善斜视的外观。然而，手术并不能解决患者的视觉功能问题，如双眼协调能力等。如果患者在手术后不能学会很好地使用两只眼睛来看东西，无法达到相对正常的双眼单视功能，那么复发的可能性就会增加。因此，在斜视手术后，患者还需要进行定期的眼科检查和视觉训练，以帮助维持手术效果和提高视觉功能。

Q: 如何降低斜视复发概率？

1. 定期复查：定期到眼科医生那里进行复诊和眼部检查，以监测斜视的情况和及时发现复发的迹象。

2. 科学验光配镜：对于有屈光不正的斜视患者，验光配镜后双眼看东西越清晰，越容易建立和稳定视觉功能。

3. 进行视觉训练：参加视觉训练和矫正活动，以提高眼球肌肉的协调能力和双眼的立体视功能。

第六节　睑板腺囊肿

Q: **什么是睑板腺囊肿？睑板腺囊肿有哪些表现？**

睑板腺囊肿又称霰粒肿，是由于睑板腺管阻塞，分泌物潴留，并刺激其管壁细胞增殖形成的睑板腺内的慢性肉芽肿。少儿腺体分泌旺盛，增殖能力强，发病率也特别高。

睑板腺囊肿的临床表现如下。

1. 本病为慢性病程，除非囊肿较大或合并感染，一般无自觉症状，有时仅有沉重感，可因肿块压迫出现暂时性散光或异物感。

2. 多发生于上眼睑，下眼睑较少。一般为单发，亦可为多发性，或上下眼睑同时均有，或新旧交替出现。

3. 眼睑皮下可触及一至数个大小不等的圆形肿块（小至米粒、绿豆，大至黄豆、樱桃），表面光滑，不与皮肤粘连，边缘清楚，无触痛。

4. 病变相应的睑结膜面充血，呈紫红色或紫蓝色，久之可呈灰白色。如有继发感染，可演变成睑腺炎。

Q: **睑板腺囊肿该怎么治疗？**

1. 早期较小的霰粒肿，可通过热敷或其他理疗方法，促进消散吸收。小的囊肿无须治疗。

2. 大的霰粒肿需手术摘除。手术切除时应将囊肿内容物及囊壁一并剪除干净，以免复发。

3. 继发感染者按睑腺炎的治疗原则处理，所遗留的炎性结节及囊肿，若不能吸收，待炎症稳定后行手术治疗。该病在小儿常有自行消退的可能。

4. 睑结膜面已破溃形成肉芽肿者，需将肉芽肿剪除，并将残留囊壁清除干净。

5. 睑板腺囊肿破溃于皮下并已形成肉芽肿者，可做平行于睑缘的皮肤切口，彻底清除肉芽组织，并行皮肤缝合。

第七节　过敏性结膜炎

Q: 什么是过敏性结膜炎? 过敏性结膜炎有哪些分类?

过敏性结膜炎是由于眼部组织对过敏原产生超敏反应所引起的炎症。

根据超敏反应的类型, 过敏性结膜炎可以分为速发型过敏性结膜炎和迟发型过敏性结膜炎。速发型过敏性结膜炎 (Ⅰ型超敏反应), 这是最常见的过敏性结膜炎类型, 包括季节性过敏性结膜炎、常年性过敏性结膜炎、巨乳头性结膜炎、春季角结膜炎等。迟发型过敏性结膜炎 (Ⅳ型超敏反应), 包括药物引起的过敏性结膜炎和泡性结膜炎等。

在这里主要讨论常见的季节性过敏性结膜炎、常年性过敏性结膜炎和春季角结膜炎三种类型。

Q: 过敏性结膜炎的发病原因是什么?

结膜含有大量来自免疫系统的细胞 (称为肥大细胞), 这些细胞在受到刺激 (如花粉、霉菌孢子或尘螨) 时能释放化学物质 (称为介质), 这些介质可导致眼部组织的炎症, 病程可长可短。约 20% 的患者会出现不同程度的过敏性结膜炎。

季节性过敏性结膜炎 (枯草热性结膜炎) 致敏原主要是植物的花粉, 通常在春季发病。

常年性过敏性结膜炎的致敏原通常为粉尘、虫螨、动物的毛发。由于致敏原常年均有, 故其症状持续存在, 一些患者有季节性加重现象。

春季角结膜炎确切的病因尚不明确, 通常认为和花粉敏感有关, 各种微生物的蛋白质成分、动物皮屑和羽毛也可能是致敏原。

Q: 过敏性结膜炎有哪些症状?

所有类型的过敏性结膜炎患者均会出现双眼强烈瘙痒和烧灼感。双眼症状通常相同，如结膜发红，有时肿胀，使眼球表面呈现结膜水肿状态，揉擦可导致眼睑皮肤发红、肿胀和多褶皱。

季节性过敏性结膜炎通常双眼发病，起病迅速，在接触致敏原时发作，脱离致敏原后症状很快缓解或消失。最常见的症状为眼痒，几乎所有的患者均可出现，轻重程度不一。也可有异物感、烧灼感、流泪、畏光及黏液性分泌物等表现，高温环境下症状加重。许多患者有过敏性鼻炎及支气管哮喘病史。

常年性过敏性结膜炎眼部症状与季节性过敏性结膜炎类似，但通常比其症状轻微。

春季性结膜炎主要的症状是眼部奇痒。在白天经过刺激或环境诱发后，如灰尘、头皮屑、亮光、风、汗渍和揉擦，夜间症状加重；其他症状还有疼痛、异物感、畏光、烧灼感、流泪和黏性分泌物增多。

Q: 过敏性结膜炎如何治疗?

1. 一般治疗：包括脱离过敏原、眼睑冷敷、生理盐水冲洗结膜囊等手段。

2. 药物治疗：常用的有抗组胺药（氮卓斯汀滴眼液）、肥大细胞稳定剂（色苷酸钠）、非甾体类抗炎药（普拉洛芬滴眼液）及血管收缩剂，对于病情严重，使用其他药物治疗无效的患者可以考虑短期使用糖皮质激素（地塞米松滴眼液），多局部用药。对于合并有眼外症状者可以全身使用抗组胺药、非甾体类抗炎药及糖皮质激素。

3. 脱敏治疗：如果致敏原已经明确，可以考虑使用脱敏治疗。对于因植物花粉及杂草引起的过敏性结膜炎其效果相对较佳。但对于许多其他原因引起的过敏性结膜炎患者，其治疗效果往往并不理想。

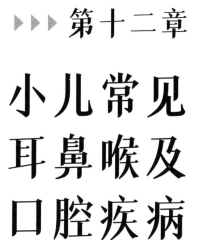

▶▶▶ 第十二章

小儿常见耳鼻喉及口腔疾病

第一节　扁桃体炎

Q: 何谓扁桃体？

扁桃体位于消化道和呼吸道的交汇处，此处的黏膜内含有大量淋巴组织，是经常接触抗原引起局部免疫应答的部位。按其位置分别称为腭扁桃体、咽扁桃体、舌扁桃体、咽鼓管扁桃体等。通常所说的扁桃体其实就是腭扁桃体。腭扁桃体位于腭舌弓和腭咽弓之间，表面是一层致密的结缔组织，把扁桃体与邻近器官隔开，有阻止腭扁桃体感染扩散的作用。

Q: 扁桃体为什么会变大？

儿童期自身淋巴系统比较敏感，容易发生急性上呼吸道感染等疾病，当有严重的感染或者急性感染时，淋巴细胞的免疫应答会更加敏感，从而引起腺体组织变大，如果腺体反复增生不能自行萎缩，就会逐渐变为扁桃体肥大。换句话说扁桃体肥大是身体自我保护的一种反应。

Q: 扁桃体肿大与扁桃体炎有什么区别？

家长一看见孩子张口时咽部有两个肿疙瘩就容易误认为孩子得了扁桃体炎，其实不然，扁桃体肥大和扁桃体炎有着本质的区别。扁桃体肥大又被称为生理性肥大，因为扁桃体是咽淋巴环的一个重要部分，是人体重要的免疫器官，4岁以前扁桃体还没有充分发育，扁桃体发生炎症的机会不多，这时候一般表现为单纯的肥大，4岁以后逐渐发育完善，到了10岁达到高峰，以后逐渐退化。检查时扁桃体没有充血，也没有分泌物。而扁桃体发炎时孩子一般表现为发热、咽痛等症状，检查时扁桃体充血、有脓性分泌物，这种情况一般发生于孩子受凉、疲劳或局部受物理或化学因素所致，遇见这种情况要及早就医给予相应治疗。

Q: **扁桃体炎有哪些临床表现？**

扁桃体炎的临床表现可以分为全身症状和局部症状。全身症状：起病急、畏寒（怕冷）、高热（可达 39 ~ 40 ℃，尤其是幼儿可因高热而抽搐）、呕吐或昏睡、食欲不振、便秘及全身酸软等。局部症状：咽痛明显，吞咽时更为厉害，剧烈疼痛者可放射至耳部，幼儿常因不能吞咽而哭闹不安。扁桃体肿大影响呼吸时可妨碍患儿睡眠，夜间常惊醒、多动以及睡眠打鼾、出汗多、尿床等。

Q: **急性扁桃体炎需要与哪些疾病鉴别？**

小儿急性扁桃体炎还需要与小儿易患的其他疾病来鉴别，如小儿白喉、急性会厌炎、咽后脓肿、猩红热及传染性单核细胞增多症等，因而遇到症状比较重的咽痛，那就需要找医生来帮助了，尤其是急性会厌炎若得不到及时的治疗是可以危及生命的。

Q: **急性扁桃体炎该怎么治疗？**

很多家长可能觉得，治疗扁桃体炎就用抗生素。但事实上，抗生素只在 1 种情况下可以使用，那就是细菌引发的扁桃体炎，而大部分孩子的扁桃体炎都是病毒引起，不仅不用抗生素，也不用特殊治疗。要想判断孩子的扁桃体发炎是细菌还是病毒引起的，就应该去医院检查。医生会根据检查的详细结果，给孩子确定治疗方案。一旦医生诊断为细菌性扁桃体炎，开具了抗生素，家长也要注意让孩子吃完"完整的"疗程，只有坚持整个疗程（口服抗生素的常规疗程为 10 日），才能达到咽部相关细菌的最大根除率。如果经过初步诊断，发现孩子的扁桃体发炎是病毒引起的，那就不需要额外吃药，只需要观察局部症状及体温好转情况，如果没有明显的病情变化及体温反复，则做好日常护理即可（患儿要充分休息、远离起病诱因、清淡饮食、进流食、多饮水、加强营养及疏通大便）。因该病具有一定传染性，请做好居家隔离，外出要戴口罩。

Q: **哪些扁桃体炎需要手术切除扁桃体？**

1. 化脓性扁桃体炎反复发作：近 1 年发作 7 次及以上；近 2 年平均每年发作超过 5 次及以上；近 3 年平均每年发作超 3 次及以上；或曾患扁桃体周围脓肿，炎症波及邻近器官，经常发生中耳炎及颈淋巴结炎，以及扁桃体常见干酪状分泌物，患儿口臭不适。

2.扁桃体重度肥大，导致睡眠呼吸暂停综合征，妨碍呼吸、吞咽和发音，引起睡眠不安。

3.扁桃体肥大导致长期张口呼吸，影响颌面骨发育，引起牙列不齐及特殊面容。

4.慢性扁桃体炎引起风湿热及肾炎等疾病。

5.慢性扁桃体炎引起长期低热、食欲减退，影响生长发育。

总之出现上述情况之一时，应该考虑行扁桃体切除术。

Q: 切除扁桃体会影响免疫功能吗？

扁桃体作为淋巴组织，可抑制细菌在呼吸道黏膜的黏附、生长和扩散，对病毒有中和与抑制扩散作用，其免疫力在小儿期（3～5岁）最活跃。在婴幼儿阶段，机体具有一定的免疫防御功能，这就是为什么4岁以内的儿童一般不会轻易考虑手术治疗。4岁以上的儿童随着年龄的增长，身体免疫系统不断完善，扁桃体起的作用就会弱化，这个时候手术切除不会影响孩子的免疫力。

Q: 儿童扁桃体炎的护理建议有哪些？

1.漱口：炎症早期可以用温盐水漱口，这样可以起到一举两得之功效，既能起到局部舒缓作用，又能提高抗炎药杀死病毒和细菌的能力。

2.多补充维生素：要多吃含维生素C的水果，这样可以帮助修复黏膜，促使疾病早点恢复。

3.咽痛严重的话可以喝点偏凉的液体，但不可太多，少量喝点冷饮一来可以暂时缓解吞咽痛；二来也可以补充水分，有利于炎症消退。

4.伴有发热或有颈部淋巴结肿大的患儿可以用温热毛巾敷贴颈部，既可以散热，又可以缓解疼痛。

5.患儿的日常用品尽量要和家人的物品分开，因为一部分扁桃体炎是病毒性的，它的传染性很强，用后要消毒。

6.要吃清淡、易消化饮食，咽痛明显时要吃流食，不要吃辛辣刺激性食物，并且要保证食品多样化，做到营养均衡，这样既可以提高机体的抵抗力，又可以早点促进吞咽，促使疾病恢复。

Q: 儿童扁桃体炎如何预防?

1. 加强体育锻炼,增强体质,通过运动,尤其是户外运动既可以促进钙的吸收,又可以增加肌肉的力量,从而提高抵抗力。

2. 根据温度变化给孩子增减衣服,因为孩子对冷暖表述不清,家长要及时注意这些事情。这样可以避免孩子受凉、感冒。

3. 要让孩子劳逸结合,学龄期儿童学习负担日益加重,家长必须让孩子有合理的休息时间,这样既能保证学习的效率,又不至于拖垮孩子的身体。

4. 注意保持口腔卫生,养成良好的卫生习惯,饭前便后要洗手,要早点教会孩子刷牙,及时治疗邻近组织的疾病,如龋齿等。

5. 营养要均衡,平时要多吃含维生素多的水果,注意蛋白质的补充,不要挑食、偏食。

6. 避免在呼吸系统、消化系统疾病流行之际带儿童到公共场所,非去不可的话要做好个人防护,如戴口罩。

7. 建议按时接种相关疫苗以预防小儿常见传染病。

第二节　鼻炎、鼻窦炎

Q: 我国儿童鼻炎、鼻窦炎患病现状如何？

在我国，儿童、青少年平时课业繁重、运动少、缺乏锻炼、休息时间少、经常熬夜，有的人偏食、挑食或者经常吃一些"垃圾"食品，因而削弱了他们的免疫力，再加上生病了看病时间有限，因而更加容易被病毒和细菌感染引发鼻炎、鼻窦炎。鼻炎、鼻窦炎是儿童青少年较为常见的耳鼻喉疾病，据统计，患有鼻炎、鼻窦炎的学生占未成年人的大部分，鼻炎、鼻窦炎严重威胁着儿童、青少年的身体健康。急性鼻炎就是我们熟知的感冒，慢性鼻炎最普通、最常见的就是过敏性鼻炎。21 世纪又被称为过敏世纪，过敏性鼻炎多发生于 2 岁以上的孩子，4 岁以上发病率逐渐增加，到 8 岁左右发病率高达 14%，也就是说七、八个孩子中可能就有一个得过过敏性鼻炎，而且这些数字还在逐年上升。

Q: 鼻炎、鼻窦炎有什么联系？

鼻子有两个通气的孔，通气的这一部分在医学上叫作鼻腔，除了鼻腔之外，实际上在鼻腔以外的每一侧还有 4 个空腔，叫作鼻窦，这就好比是一个楼里面，鼻腔相当于楼道，而鼻窦则相当于楼道旁边的房间。当楼道发生炎症而不影响到楼道旁边的房间时，这便是日常所说的鼻炎；而如果楼道的炎症蔓延到房间里去，房间里出现了炎症，那就是鼻窦炎了。

Q: 什么是鼻炎？有哪些症状？

儿童鼻炎主要是指急性鼻炎和慢性鼻炎。急性鼻炎在中医内科学中被称为感冒，在西医内科中被称为上呼吸道感染，在耳鼻喉科被称为急性鼻炎。感冒是由病毒或细菌导致的呼吸道感染，主要原因是人体本身免疫力下降，全身症状较明显，如发冷、发热、四肢乏力、肌痛、咽痛、头痛、胃肠道不适等。其病程较短，通常为 1～2 周，因此"感冒"病程一旦超过 2 周就要考虑"鼻炎"的问题了。慢性鼻炎就是鼻腔黏膜的慢性炎症，其中最常见、最重要就是过敏性鼻炎。无论是急性鼻炎或慢性鼻炎都可引起鼻黏膜肿胀产生鼻塞、鼻腔分泌物增加而出现流涕等症状。

Q: 什么是鼻窦炎？有哪些表现？

儿童鼻窦炎是耳鼻喉科的常见病，孩子的免疫机制不完善、抵抗力差，很容易患上鼻窦炎。鼻窦炎是指鼻窦黏膜或黏膜下组织的化脓性炎症，常常伴有鼻腔黏膜的炎症，习惯称鼻-鼻窦炎。一般有以下临床表现。

1. 持续性流涕，尤其是流脓涕。
2. 慢性鼻阻塞，长时间持续鼻塞。
3. 鼻后孔分泌物增多。
4. 咳嗽尤其是睡眠和起床时加重。
5. 呼气时有臭味。
6. 头痛。
7. 生活习惯的改变，如注意力下降、学习成绩下降、易烦躁、易激惹等。
家长平时应密切关注，切勿耽误诊断和治疗。

Q: 鼻炎家族成员有多少？

鼻炎分为急性鼻炎和慢性鼻炎，急性鼻炎就是通常所说的"感冒"，而慢性鼻炎的成员就很多了，可以分为慢性单纯性鼻炎和慢性肥厚性鼻炎；也可分为过敏性鼻炎、感染性鼻炎、非感染性非过敏性鼻炎。过敏性鼻炎可以分为常年性和季节性，非感染性非过敏性鼻炎又可分为血管运动性鼻炎、药物性鼻炎、激素性鼻炎、职业性鼻炎等。而对于儿童来说最常见的慢性鼻炎是过敏性鼻炎。

Q: 如何区分感冒与过敏性鼻炎？

所谓"感冒"就是急性鼻炎，而过敏性鼻炎属于慢性鼻炎的一种，它们有很多不同之处（见表 12-1）。

表 12-1　普通感冒与过敏性鼻炎的区别

	普通感冒	过敏性鼻炎
诱因方式	由病毒或细菌引起	多由致敏物质引起
喷嚏方式	通常不会连续性喷嚏	常为连续性喷嚏
鼻涕颜色	清水样涕，2～3天后变稠、黄	清水样涕
持续时间	自限性疾病，一般持续1周	可数分钟内消失也可持续数周
伴随症状	通常伴有喉咙疼，咳嗽严重的还可发热、头疼、全身疼痛	可伴发眼痒等眼部过敏症状，还会有黑眼圈等

Q: **孩子出现不同颜色鼻涕时该怎么办？**

正常的鼻涕是无色透明的，不会流出鼻腔，主要成分是水，还有蛋白质、碳水化合物及一些脱落细胞，在孩子哭闹或受到冷空气刺激时就流这样的鼻涕。

感冒早期常流清水样鼻涕，这样有利于机体把鼻腔里的病原体冲刷干净。感冒后2～3天之后鼻涕可能变稠。对于病毒性感冒和细菌性感冒而言，鼻涕变稠可能预示不一样的结局。对病毒性感冒而言，鼻涕变稠后估计患儿就要快好了；而细菌性感冒就不一样了，鼻涕变稠后患儿可能进入炎症高峰期。如果患儿一直是清水样鼻涕、量多，还打喷嚏、鼻痒，很有可能得了过敏性鼻炎。

若出现粉色或红色鼻涕，提示鼻腔出血了，大多与干燥、外伤、炎症等导致鼻黏膜破损有关（少量出现不要紧，大量出现要及时就诊）。

若发现鼻涕变黑了，大多原因有吸入较多粉尘如煤灰，或长期吸二手烟、三手烟。如果没有明显外因却出现黑色鼻涕提示可能存在真菌感染。

鼻涕颜色只能辅助家长们提示一下病情，孩子有不适症状要及时看医生。

Q: **过敏性鼻炎有哪些表现呢？**

过敏性鼻炎一般表现有：①流鼻涕、清水样鼻涕；②阵发性的喷嚏；③鼻塞；④鼻痒⑤咳嗽；⑥眼痒、揉眼睛；⑦对多种物质产生过敏反应；⑧睡眠差、精神受损。还可出现儿童特应性的表现：鼻部横向皱痕，是用手反复向上揉鼻导致的鼻部皱纹；过敏性黑眼圈，因为鼻甲肥大压迫导致下眼睑静脉回流不畅，出现淤血、扩张。

Q: 儿童过敏性鼻炎如何诊断及治疗？

过敏性鼻炎一般根据典型的临床表现和一些特征性的表现不难诊断。若症状比较重（鼻塞重、张口呼吸，甚至出现特殊面容）、发病时间长、年长儿可以到医院行鼻内镜检查，可以观察到有没有鼻息肉、鼻中隔偏曲及鼻腔结构异常和腺样体有无肥大等器质性病变。因为这些病变是需要及时处理的。若没有这些病变，可以寻找过敏原，寻找过敏原的方法很多，现在一般用抽血化验的方法，还可以做皮肤点刺实验，病情复杂一点的话还可以进行鼻腔分泌物化验。

过敏性鼻炎的治疗包含4个方面：避免接触过敏原、药物治疗、脱敏治疗、健康教育。首先避开过敏原，脱离过敏环境，温热海盐水清洗鼻腔，把过敏原、鼻涕冲走。药物治疗是对症治疗缓解症状，首选药物为鼻用糖皮质激素，该类药品直接治疗鼻腔的过敏性炎症效果最好，还可以使用抗组胺药、抗白三烯药、减充血剂、肥大细胞稳定剂等；脱敏治疗是对因治疗，也是最接近根治的一种疫苗式免疫治疗方法。

Q: 常见的过敏原有哪些？

过敏原一般分为吸入性过敏原和食入物过敏原，前者包含粉尘螨、屋尘螨、宠物（猫、狗）皮毛、桦树花粉、艾蒿等。后者包含花生、鸡蛋、鱼虾、牛肉等。

Q: 如何检测过敏原？

过敏原的检测方法分为体内实验和体外实验。体内实验包括皮肤点刺试验、斑贴试验和激发试验；体外实验是通过抽外周血检测血中特异性IgE水平。

Q: 何为脱敏治疗？

脱敏治疗全称是过敏原特异性免疫治疗，是患者明确导致过敏性疾病的过敏原后，使用过敏原提取物做成的疫苗，由低浓度到高浓度，由低剂量到高剂量，逐渐累积到患者可耐受的最高浓度和剂量后，长期维持治疗，从而导致体内IgE的产生下降，而IgG和IgA的产生增多，随着机体对过敏原的免疫耐受增强，患者过敏症状减轻甚至消失。脱敏治疗的给药方式有舌下含服和皮下注射两种方法，疗程不少于3年，疗效长达5～8年，有效率高达70%～80%。

Q: 过敏性鼻炎会遗传吗?

过敏性鼻炎是会遗传的。父母均无过敏性疾病,下一代患过敏性疾病的概率是很低的;如果父母一方患有过敏性鼻炎,孩子患病的概率会明显增高,如果父母双方都患有过敏性鼻炎那孩子患过敏性鼻炎的概率就更大了。

Q: 儿童过敏性鼻炎不治疗会有什么后果?

过敏性疾病有自然发病进程,过敏体质的人在婴儿期会出现食物过敏、湿疹、特异性皮炎,随着年龄的增加,会出现过敏性鼻炎、支气管哮喘等。过敏若不积极控制,还会出现其他部位的过敏性疾病。

Q: 过敏性鼻炎能不能根治?

过敏性鼻炎发作与多种因素有关,在目前看来,要想根治是不现实的,因为它的发生和遗传、环境、心理状态、情绪发作、不健康的生活方式等因素有关。况且过敏是机体的免疫防御反应,通俗地讲应该是一种本能反应,所以理论上讲,完全根治是不可能的,但该疾病可以得到很好的控制。有的患者离开过敏原环境,如换一个环境生活、工作,可能会出现不治自愈的效果。我们需要学会过敏性鼻炎的慢病管理,健康教育尤为重要,采用有效的综合治疗,才能取得满意的控制效果。

Q: 中医是怎么认识过敏性鼻炎的?

过敏性鼻炎的主要症状是打喷嚏、鼻痒、流清水样鼻涕和鼻塞,这些症状在我国中医文献中早有记载,早在《黄帝内经》中就有描述,称为"鼻鼽"。中医认为其主要发病原因是人体正气内虚、正不胜邪导致风、寒、湿等邪气趁机侵犯鼻窍,引起鼻痒、喷嚏、鼻塞等症状,具体病机如下。

1.肺气虚:肺主气、司呼吸,肺开窍于鼻、外合皮毛。肺气亏虚,卫外门户不固,风、寒、湿等趁机侵犯鼻窍导致鼻鼽。

2.脾气虚:脾主运化水谷精微,由脾将水谷精微传输至肺,保持肺的正常功能。

3.肾气不足:肾为先天之本,主生长发育,良好的肾功能既要先天禀赋好,又要后天的濡养。脾为后天之本,后天之本不足,则肾功能得不到充养,肾精不足,温煦失职,则会损伤肺气,导致肺肾两虚,它们两者是金水相生的关系,肺气亏虚也导致肾气不足,而招致外邪侵犯发生鼻鼽。

Q: 过敏性鼻炎怎么预防?

过敏性鼻炎和许多因素有关,预防就要从多方面入手,不可改变的因素如遗传,对比可能无能为力,但加强体育锻炼、增强体质、营养均衡、改变不良的生活方式、不要过度装修等是能做到的。不要总是用消毒的方式保持所谓的"卫生",日常生活中使用了太多的消毒剂,尤其是疫情期间,把微生物都杀死了。孩子们接触不到这些微生物,体内病原体少,免疫系统就没有什么用武之地,那它会变态的,变态后就把进入体内的不该杀的东西也杀,进而损伤自己的组织、器官,这就是过敏反应。

如果是季节性的,如对花粉过敏就尽量少外出,如果外出一定要佩戴口罩和眼罩,这样就能减少过敏了。药物预防对于季节性过敏性鼻炎患儿,在鼻炎开始前的 2 ~ 4 周预防性地使用鼻喷激素,每日 1 次,每次 1 喷就行。若有过敏性结膜炎,还可以提前 2 周使用色甘酸钠滴眼剂。

Q: 如何区分感冒与过敏性鼻炎呢?

我们知道所谓"感冒"就是急性鼻炎,而过敏性鼻炎属于慢性鼻炎的一种,它们有很多不同之处。

普通感冒一般是由病毒或细菌引起的,而过敏性鼻炎一般多由致敏物质引起;普通感冒通常不会出现连续性喷嚏,而过敏性鼻炎常为连续性喷嚏;普通感冒早期一般为流清水样涕,2 ~ 3 天之后鼻涕常变稠、黄,过敏性鼻炎则为清水样鼻涕;普通感冒一般 1 周左右痊愈,呈自限性疾病,但过敏性鼻炎可数分钟内消失也可持续数周;普通感冒通常伴有喉咙痛,有时伴有发热、头疼等症状,过敏性鼻炎有时可伴发眼痒等过敏症状,还会有黑眼圈。

Q: 缓解小儿鼻塞有哪些居家护理方法?

如果鼻腔分泌物在鼻腔较浅位置,可用棉签轻轻将分泌物卷出。用热毛巾敷贴外鼻及前额,每次 10 ~ 15 分钟,通过热敷可让鼻腔通畅,而且黏稠的鼻涕也容易水化而流出。温热盐水洗鼻,根据患儿的症状选用不同浓度的盐水洗鼻既可以缓解鼻塞,又可以起到脱敏作用。用食指、拇指在鼻翼两侧自上而下按摩揉压 3 分钟,再揉压迎香穴(位于鼻翼外缘中点鼻唇沟中)每隔 2 ~ 3 小时做一次,这样也可缓解患儿鼻塞。

Q: 过敏性鼻炎的治疗有哪些误区？

1. 治不治无所谓：尤其是季节性过敏性鼻炎患者认为发作时忍受一下，过敏季节一过症状全无，不需要治疗，殊不知这是大错特错，因为它会引起更严重的疾病。

2. 把过敏性鼻炎当感冒：因为过敏性鼻炎的症状和普通感冒的症状差不多，所以有些人就按感冒去治疗。这样的坏处是不但没有治好鼻炎，反而造成滥用药物导致严重的不良反应。

3. 滥用减充血剂：有些家长盲目追求效果而给患儿长期应用局部减充血剂，如呋麻滴鼻液、羟甲唑啉滴鼻剂、萘甲唑啉滴鼻剂等，导致药物性鼻炎发生。

4. 不按疗程用药：一些患者只在犯病期间用药，症状稍一缓解就停药，导致过敏性鼻炎时好时坏，甚至愈来愈重。

5. 生活的环境并不是越干净越好，尤其是现代人用消毒的方式追求"卫生"却不知在太干净的环境中反而更容易得过敏性疾病。这是因为在太干净的环境中，人体的免疫系统得不到锻炼，这就好像士兵一样，平时不注意拉练演习，那他就不会打仗。

6. 擅自购买鼻炎药水、鼻炎喷雾剂等，殊不知其主要成分是鼻用抗组胺药和鼻用减充血剂，短期使用效果显著，频繁或长期使用易造成药物性鼻炎。

7. 听信偏方、追求根治。

8. 拒绝激素：许多家长惧怕激素，谈激素色变。有些家长宁愿相信虚假宣传的所谓不含激素的"祖传秘方"，都不愿意使用激素鼻喷剂，殊不知好多所谓的"秘方"里添加了激素而且是非常超量的。

第三节　　腺样体肥大

Q: 什么是腺样体，有什么作用？

腺样体也叫增殖体，是由一些淋巴组织等组成的免疫器官，和扁桃体在本质上是一致的，因其位于鼻咽部，所以也叫咽扁桃体。它和其他扁桃体组织在咽部组成一个环，这个环就相当于防御最前线的兵营，负责消灭吸入和吞入的病原，具有防御、黏附、过滤、清洁等作用。

Q: 腺样体为什么会变大？

腺样体为了发挥其功能，经受各种病原洗礼、刺激就会变大。这种增大，不仅能产生良好的保护功能，还不影响呼吸，可以称为生理性肥大。婴儿出生后腺样体逐渐增大，6 ~ 7 岁时最大，大部分在 10 岁后逐渐萎缩，成人几乎看不到。

Q: 什么是腺样体肥大？

简单说，就是腺样体出现了肥大，并且出现影响生活的症状。可由感染性或非感染性因素引起，如果反复发生炎症，腺样体就会不停地肿大，出现过度的、持久的增生，阻塞鼻咽处，引起鼻塞、打鼾等症状，就称为腺样体肥大。

Q: 腺样体肥大分为几度？

腺样体肥大分为四度。一度：腺样体阻塞后鼻孔 < 25%；二度：腺样体阻塞后鼻孔在 26% ~ 50%；三度：腺样体阻塞后鼻孔在 51% ~ 75%；四度：腺样体阻塞后鼻孔 > 75%。

Q: 腺样体肥大有哪些表现?

耳部症状:咽鼓管咽口受阻,将并发分泌性中耳炎,导致听力减退和耳鸣,有时可引起化脓性中耳炎。

鼻部症状:常并发鼻炎、鼻窦炎,说话时呈闭塞性鼻音,睡眠时打鼾、张口呼吸,严重者可引起阻塞性睡眠呼吸暂停低通气综合征。

咽喉及下呼吸道症状:分泌物刺激呼吸道黏膜常引起咳嗽,易并发气管炎。

颜面部症状:长期张口呼吸可影响颌面骨发育,引起上颌骨变长、腭骨高拱、牙列不齐、上切牙突出、唇厚、缺乏表情,出现所谓"腺样体面容"。

全身症状:表现为营养不良、反应迟钝、注意力不集中、夜惊、磨牙、遗尿等。

Q: 腺样体面容就是腺样体肥大引起的吗?

不一定,凡是引起张口呼吸的疾病,长期不干预最终都能引起腺样体面容,如门齿前突、上唇上翘、硬腭高拱和下颌向后、向下等。

Q: 腺样体肥大需要与哪类疾病鉴别?

孩子出现憋气、打呼、张口呼吸等症状,除了考虑腺样体肥大还应考虑另外一种疾病:舌根囊肿。舌根囊肿一般为先天性疾病,一般认为与胚胎发育第4周时前肠分化紊乱有关,有些是甲状舌管囊肿的舌内型。囊肿小时可无症状,囊肿长大后会出现吞咽不畅、言语含糊不清、呼吸困难,甚至窒息。

Q: 怎样检查才能明确腺样体是否肥大?

建议到医院耳鼻喉科确诊,一般通过鼻咽内镜和鼻咽侧位片就可以诊断。

Q: 腺样体肥大一定需要手术吗?有年龄限制吗?

需不需要手术主要取决于患儿的临床症状。如果保守治疗有效,可以继续治疗半年,如果无效或反复发作且引起多种并发症,那就建议进行手术。切不切是根据症状来决定的,而不是根据年龄,所以没有什么年龄限制,3岁以下也能手术。

Q: 腺样体肥大如何手术？全麻有影响吗？

现在多进行的是鼻内镜下低温等离子射频腺样体切除术。操作精准、简单，并且几乎不流血，手术时间短、效果非常棒。麻醉是个伟大的发明，不会对智力有影响，孩子不会变傻的，不用担心。

Q: 术后饮食护理有哪些注意事项？

术后患儿因咽部疼痛，可能会拒绝进食，可给患儿食用一些冷流质饮食，如冰淇淋或者冷酸奶，有利于缓解疼痛与减少术后出血，同时增强患儿的治疗配合度。第二天可以食用半流质食物，3天后可进食软食，禁忌较粗糙、坚硬及辛辣的食物，1周后恢复正常饮食。注意不要使用吸管以免口腔内出现负压，导致伤口再出血。

Q: 腺样体要不要和扁桃体一起切除？

要不要切除扁桃体，应根据扁桃体切除的指征来，有以下指征的建议同时切除：①孩子2岁以上、扁桃体肥大、有阻塞性睡眠呼吸暂停表现。②咽喉部感染：在之前的1年内发作超过7次及以上；在之前的2年内平均每年发作超过5次及以上；在之前的3年内平均每年发作超过3次及以上。

Q: 腺样体通常在10岁左右开始萎缩，那能不做手术等它自己萎缩吗？

不行，正常的腺样体是在10岁左右逐渐萎缩的，但已经病理性肥大的，不断受到刺激可能会越来越大，而这种肥大对孩子健康影响大，因此如果达到了手术指征，就别老想用保守治疗的方法了，以免浪费时间、延误治疗。

Q: 腺样体切除后免疫功能是否受损？

手术切除后不会对免疫功能有明显损害，因为机体还有其他的免疫器官发力，能很快把缺的功能补充上。

第四节　中耳炎

Q: 为什么宝宝比大人更容易得中耳炎？

目前认为咽鼓管功能障碍是大部分儿童中耳炎的主要病因，当然还有中耳局部感染和变态反应因素参与，在小儿时期常常伴有腺样体肥大、肥厚性鼻炎以及鼻窦炎等因素，这些是导致咽鼓管功能障碍常见的机械性因素。再加上小儿免疫系统尚未完全发育成熟，这可能也是小儿中耳炎发病率高的原因。儿童咽鼓管较成人短、平，且咽鼓管肌肉收缩无力，软骨弹性差，咽鼓管软骨段管壁容易塌陷，因此发病率较成人高，且小儿机体免疫力较低，容易发生呼吸道感染。据统计 10 岁以下儿童中 80% 的孩子至少得过一次中耳炎伴积液。

Q: 婴幼儿的中耳炎如何早期识别？

急性中耳炎是指由细菌或病毒感染引起中耳腔的炎症。患儿常伴有耳痛、发热等症状，严重时影响听力。但低龄患儿常常不能表达耳痛的症状，这就需要家长细心观察宝宝的异常举动以便早期发现，以免延误治疗。

一旦出现这些症状应该高度怀疑是得了中耳炎，一定要带宝宝及时看医生：①宝宝异常地拽拉耳朵；②耳痛常表现为哭闹，尤其是仰卧时更明显；③比平时哭闹厉害、变得比较烦躁；④睡眠困难；⑤失去平衡；⑥食欲不好；⑦对声响反应不敏感；⑧体温高于 38 ℃；⑨耳朵流脓。

Q: 哪些儿童易患中耳炎？

1. 既往有过敏性鼻炎，鼻孔通气不良，阻塞咽鼓管，易患中耳炎。

2. 体质较差，如感冒，身体抵抗力下降，增加了患病风险。

3. 幼儿喂养时姿势不当，婴儿平躺喝奶，较易患病。

4. 气压突然变化，乘坐飞机时，宝宝大哭不停，家长需警惕其中耳炎的发生。

5. 婴幼儿消化系统未发育完全，食物经胃反流或呛咳进咽鼓管引发。

6. 先天的发育畸形，如腭裂，以及先天的免疫功能低下，如先天性胸腺缺如。

Q: 如何初步诊断中耳炎？

1. 高热不退，体温在 39 ℃以上。

2. 宝宝听力下降或突然丧失。

3. 耳痛，感冒过后经常哭闹，或用手扯耳朵。

4. 耳朵流出脓性分泌物。

5. 睡觉长期打呼，反复有脓鼻涕、鼻塞。

Q: 儿童中耳炎分为那几类？

急性中耳炎：常在感冒后 48 小时内急性发病。急性中耳炎又分为急性非化脓性中耳炎和急性化脓性中耳炎。

分泌性中耳炎：特点为中耳积液和听力下降，是中耳的非化脓性炎性疾病。

慢性化脓性中耳炎：指耳内长期反复流脓、鼓膜穿孔及听力下降等。

Q: 哪些疾病最需要和中耳炎鉴别？

主要有两种疾病需要鉴别：一个是中耳胆脂瘤，另一个是大疱性鼓膜炎。此外，还需要与耵聍栓塞进行鉴别。

Q: 什么是中耳胆脂瘤？

中耳胆脂瘤是由鼓室或乳突腔内的鳞状上皮细胞、上皮下结缔组织及角化碎片形成的团块样组织，分为先天性中耳胆脂瘤和获得性中耳胆脂瘤。目前认为先天性中耳胆脂瘤是胚胎发育过程中外胚层上皮组织异常存留于颞骨中，日后逐渐生长堆积而成；获得性胆脂瘤是由咽鼓管功能不良和中耳炎引起的。

Q: 中耳胆脂瘤有什么表现？有什么严重后果？如何治疗？

儿童中耳胆脂瘤大部分以耳流脓且脓液多有臭味、听力下降、耳痛为主要症状，部分年长患儿还有耳鸣、眩晕症状。胆脂瘤可使骨质吸收，导致听骨链、乳突区等处骨质破坏，也可引起颅内外并发症，如脑膜炎、脑脓肿，二者都是颅内较常见且严重的并发症，可危及生命，因此需要及时治疗。目前中耳胆脂瘤尚无有效的治疗药物，手术切除是首选方法，完璧式乳突根治术加鼓室成形术为儿童中耳胆脂瘤的优先选择术式。

Q: 急性大疱性鼓膜炎有哪些发病特点？治疗特点有哪些？

急性大疱性鼓膜炎常见于儿童，冬季多见，常伴发上呼吸道感染，有时呈流行性发病，流感期间发病增多，单侧耳痛，偶可累及双耳，表现为突然发生的耳痛，出现血疱是急性大疱性鼓膜炎的特征。对于婴儿、儿童来说难以获得准确的症状，症状不具有特异性，可出现急性的中耳积液、耳痛、发热、上呼吸道感染症状，以及睡眠障碍、过度哭喊、食欲差。听力损失通常是短暂的。急性大疱性鼓膜炎治疗上与急性化脓性中耳炎不同，切勿盲目使用抗生素或滴耳剂治疗。治疗原则为缓解疼痛、防止感染。切忌将一切儿童持续性耳痛当作急性中耳炎，要想到大疱性鼓膜炎这个疾病，若不警惕可发生鼓膜穿孔及脑膜炎等并发症。

Q: 为什么会发生耵聍栓塞？

"耵聍"就是我们所说的耳屎，是耳朵的正常分泌物，就如同我们身体其他部位的皮肤一样，每天也都有各自的不同表象的分泌物。但由于外耳道位置特殊，我们很少能通过洗脸和洗澡的方式对其进行清洁，因此，耵聍也经常被留存下来。耵聍由外耳道软骨部皮肤的耵聍腺分泌。大多数人的耵聍呈干性片状，易于随头部或下颌关节活动自行脱落、排出。少部分人的耵聍黏稠，不易排出。正常情况下，耵聍对外耳道和鼓膜有一定的保护作用。但在少数情况下，耵聍分泌过多或排出受阻，在外耳道聚集，阻塞外耳道，即耵聍栓塞，可引起耳痛、耳鸣、听力下降等临床症状。

Q: 吃耳屎会变哑巴吗？

我们先了解一下耳屎的主要成分，它是由耵聍腺和皮脂腺分泌的物质组成的。它由蛋白质、脂类、氨基酸、矿物质组成，以及还有皮脂腺分泌的皮脂、灰尘、皮屑及细菌等。这些物质即使不小心经口进入消化道，也会在胃内被消化或排出体外，况且入口的量又极少，因此不会对正常人体造成不良反应。

况且，一个人要变为哑巴那可不是简单的事情。发音需要动力器官、发音器官、共鸣器官的共同努力下才能完成，缺一不可，而且需要大脑的鼎力支持，所以说小小的一团耳屎并不是有毒有害物质，它没有那么大的威力，是无法毒哑一个人的。

Q: 耳屎用不用经常掏？

我们说过耳屎是由外耳道皮脂腺分泌的皮脂和耵聍腺分泌的耵聍组成的，是外耳道正常的分泌物，它对于维持外耳道的弱酸性环境具有重要的意义，具有杀菌和润肤的功能，还能保护外耳道不受感染，并提供屏障，黏附外物，阻止昆虫和尘埃的进入。所以耳屎不但不是我们的敌人，反而是我们的朋友，对我们的健康有利，千万不要经常掏。

Q: 干耳、油耳是怎么回事？

其实外耳道的皮肤和身体其他部位的皮肤一样，有多种腺体，它们要分泌多种物质，每个人都不一样，有干性和湿性之分，这受多种因素影响，和所处的环境也有关系。潮湿的环境和干燥的环境也不一样，也和平时的饮食习惯有关系，过食辛辣刺激和油腻食物与饮食清淡也不一样，所以不必纠结干耳和油耳。

Q: 儿童得中耳炎了为什么要控制鼻炎、鼻窦炎？

儿童中耳炎的治疗原则是控制感染、通畅引流及病因治疗，早期应用足量抗生素控制感染。儿童中耳炎多由呼吸道感染引起，长期鼻炎、鼻窦炎以及腺样体肥大也是大多数儿童分泌性中耳炎的好发原因。慢性中耳炎常继发于急性中耳炎，鼻喷剂及滴鼻液可以减轻咽鼓管咽口肿胀，以利于引流。因此应积极治疗鼻咽或鼻腔疾病，积极对因治疗。

Q: 有哪些常用的小儿中耳炎耳痛的止疼方法？

1. 调整姿势，尽量让患儿坐着，患耳朝上，教孩子做吞咽动作缓解疼痛。
2. 热敷：热毛巾敷患耳，减轻耳部张力，缓解疼痛。
3. 按压耳门穴：耳门穴位于耳前部，耳屏上切迹的前方，张口有凹陷处，可以用食指或拇指稍微用力按压来缓解疼痛。

Q: 儿童中耳炎应如何预防?

1. 不要擅自用耳勺或棉签给孩子掏耳朵，如果刺伤孩子耳内的皮肤黏膜，可能引起中耳炎。

2. 请勿吸烟。吸烟家庭中的孩子，由于接受二手烟，更容易发生中耳腔感染。

3. 婴幼儿尽量母乳喂养，母乳喂养可以增强小儿抵抗能力，能够减少中耳腔感染。

4. 按国家疫苗接种计划给孩子按时、准确接种疫苗，可明显减少感染性疾病的发生。

5. 积极治疗腺样体肥大、呼吸道感染（如鼻炎、鼻窦炎）等疾病。

6. 合理补充维生素 D，可减少过敏性鼻炎的发生，继而降低中耳炎的发生概率。

7. 遇到气压突然变化的情况，如乘飞机，可张口呼吸以减轻对中耳的影响。

8. 加强锻炼，增强机体抵抗力，防止感冒。

Q: 什么是"六龄齿"？

儿童在 6 周岁左右，在乳牙列的最末端，即第二乳磨牙的后方会有一颗新长出的恒磨牙，上下左右共四颗，即第一磨牙，它们是口腔中最先萌出的恒牙，不再被替换，也是人一生中使用时间最长的恒牙，因为是在 6 岁左右萌出，所以被称为"六龄齿"。六龄齿萌出前没有乳牙脱落，故易被家长忽视，容易发生龋坏。六龄齿是恒牙列中最强壮的，它的牙冠最大、牙尖最多，咀嚼面积最宽，在口内承担的咬合力和咀嚼功能都比其他恒牙大。六龄齿位于整个牙弓的中部，是牙弓的主要支柱，对于保持上下颌牙齿的正常排列、维持正确的咬合关系及保证颌面部的正常发育都具有重要的意义。

Q: 如何保护六龄齿？

六龄齿及第一磨牙，刚长出来时，𬌗面有较深的窝沟点隙，容易积攒食物残渣，6 岁左右的小孩子清洁不到位，所以常见发生龋坏。当龋坏很深，甚至涉及牙髓的时候，会引起剧烈的疼痛，孩子不敢进食或饮水，从而影响孩子的身心发育。如果不能及时治疗，继续发展到牙髓炎、根尖炎，严重的甚至需要拔掉。六龄齿缺失后更会引发一系列的问题，如邻牙和对颌牙替换异常。所以提倡对适龄儿童进行窝沟封闭等措施，并且在保持好口腔卫生的基础上，定期到口腔门诊检查，一旦有问题可以得到及时的治疗。

Q: 什么是窝沟封闭？

对龋有易感倾向的乳磨牙及年轻恒磨牙，可对其窄深的窝沟早期使用窝沟封闭剂封闭，来预防窝沟龋的发生，从而保护牙齿不受细菌侵蚀。窝沟封闭是一种无创、无痛的有效预防窝沟龋的技术。对窝沟深的乳磨牙一般建议 3 ～ 4

岁进行窝沟封闭，6 ~ 7 岁应对完全萌出的第一磨牙进行窝沟封闭，11 ~ 13 岁时可以进行第二磨牙的窝沟封闭。但做了窝沟封闭仍然不能忽视每天认真刷牙和其他口腔保健方法。

Q: 如何刷牙，刷牙要注意什么？

要做到早、晚刷牙，饭后漱口。成人推荐使用巴氏（Bass）刷牙法，儿童推荐使用圆弧刷牙法。

堆积在牙齿表面的细菌，不仅会导致龋病，也会引起牙龈炎，因此有效清除细菌是保护牙齿最关键的核心，刷牙是去除牙齿表面细菌最有效的方法之一。

每天应该刷牙 2 次，早上起床后、晚上睡觉前各一次。每次刷牙要持续 2 ~ 3 分钟，还应做到一人，一刷，一杯，家人之间不可共用一个口杯，更不能共用一把牙刷。除了做到每天早晚刷牙外，还应在每餐饭后漱口，及时去除口腔内的食物残渣，保持口腔清洁，特别强调的是使用任何漱口水都不能代替刷牙。

Q: 儿童为什么要减少吃甜食次数，少喝碳酸饮料？

口腔中的细菌会利用食物中的糖分产生酸，破坏牙齿中的矿物质，形成龋齿，那么，是不是完全不能吃糖呢？并不是。儿童处在生长发育期，需要摄入足够的糖分以保证营养需求，而预防龋齿的关键在于合理科学地吃糖。

如果持续进食或短时间内多次进食含糖的食品、饮料，口腔环境就会一直维持在酸性条件下，从而促进龋齿的形成。因此含糖食品、饮料最好随正餐一起食用，不要在两次正餐之间分多次吃。吃完含糖的食品、饮料要用清水或白开水漱口，以减少糖分在牙面停留时间。特别需注意的是，晚上睡觉前万万不可再吃含糖食品、饮料。若进食含糖食物，一定要刷完牙再睡觉。因为入睡后牙齿表面的细菌格外活跃，如果带着这些糖分睡觉，那么牙齿就要遭殃了。

Q: 什么是乳牙外伤？有哪些危害？

乳牙外伤多发生在 1 ~ 2 岁儿童，约占乳牙外伤的 1/2。主要由于 1 ~ 2 岁儿童才开始学习走路，运动、反应能力等都正处在发育阶段，容易摔倒或撞在物体上造成牙外伤。近年有报道称 2 ~ 4 岁儿童乳牙外伤有增加趋势。

乳牙外伤后需考虑对继承恒牙胚的影响，可能会造成恒牙胚的发育不全，导致继承恒牙畸形、阻生，严重时不得不拔除。乳牙硬组织折断和牙周组织损伤还可继发牙髓、牙周组织感染，如不能及时治疗同样会危害恒牙胚的正常发育。另外，在婴幼儿时乳牙外伤后严重的松动或全部脱出，若处理不当可能造成误吸或误吞。

Q: 什么是恒牙外伤？有哪些危害？

年轻恒牙外伤多发生于 7 ~ 9 岁儿童，占恒牙外伤的 50% ~ 70%。随着年龄增长恒牙外伤发生率降低。年轻恒牙外伤发生率高于乳牙。年轻恒牙外伤多发生于上颌中切牙，其次为上颌侧切牙，下颌切牙较少见，且常伴有口唇黏膜撕裂，有时伴有颌骨骨折或牙槽骨骨折。

恒牙外伤可造成牙齿折断或松动、移位，影响咀嚼功能。牙齿缺损较多时可造成牙本质或牙髓暴露，牙齿松动、移位严重时可造成根尖牙髓和血管的损伤，如牙髓损伤严重或处理不当会造成牙髓炎症，甚至根尖周组织炎症，严重时可影响年轻恒牙牙根的正常发育，甚至导致牙齿丧失，对牙齿、咬合等生长发育会产生影响。若牙齿缺失后不及时修复或做间隙保持器，造成牙殆畸形，则成年后会永久修复困难。

参考文献

［1］陈同辛，洪莉，王华，等 . 中国婴儿轻中度非 IgE 介导的牛奶蛋白过敏诊断和营养干预指南 . 中华实用儿科临床杂志，2022，37（4）：241-250.

［2］陈荣华，赵正言，刘湘云 . 儿童保健学 .5 版 . 南京：江苏科学技术出版社，2017.

［3］杨婷，江米足 . 儿童功能性便秘的诊治进展 . 中华儿科杂志，2020，58（7）：611-614.

［4］王天有，申昆玲，沈颖 . 诸福棠实用儿科学 .9 版 . 北京：人民卫生出版社，2022.

［5］全国卫生专业技术资格考试用书编写专家委员会 . 全国卫生专业技术资格考试指导 . 儿科学 . 北京：人民卫生出版社，2019：337-339，343-346，520-521.

［6］王卫平，孙琨；常立文 . 儿科学 .9 版 . 北京：人民卫生出版社，2018.

［7］曾娜，许静，罗志红，等 . 基于多中心研究的川崎病儿童住院治疗费用测算 . 中国药物评价，2021，38（3）：191-195.

［8］中华医学会儿科学分会心血管学组，中华医学会儿科学分会风湿学组，中华医学会儿科学分会免疫学组，等 . 川崎病诊断和急性期治疗专家共识 . 中华儿科杂志，2022，60（1）：6-13.

［9］中华医学会内分泌学分会 . 成人甲状腺功能减退症诊治指南 . 中华内分泌代谢杂志，2017，33（2）：4.

［10］国家卫生健康委员会，国家中医药管理局办公室 . 儿童急性感染性腹泻病诊疗规范（2020 年版）. 全科医学临床与教育，2020，18（11）：964-967.

［11］陈烨 . 儿童幽门螺杆菌感染处理指南与共识进展 . 中华消化杂志，2018，38（4）：217-218.

［12］顾大君 . 儿童白血病 . 北京：人民卫生出版社，2017：297-319.

［13］国家卫生健康委员会 . 儿童原发性免疫性血小板减少症诊疗规范（2019 年版）. 全科医学临床与教育，2019，17（12）：1059-1062.

［14］中国儿童原发性免疫性血小板减少症诊断与治疗指南改编工作组，中华医学会儿科学分会血液学组，中华儿科杂志编辑委员会 . 中国儿童原发性免疫性血小板减少症诊断与治疗改编指南（2021 版）. 中华儿科杂志，2021，59（10）：810-819.

［15］中国抗癌协会小儿肿瘤专业委员会 . 中国儿童急性早幼粒细胞白血病诊疗指南 . 中华实

用儿科临床杂志，2022，37（2）：81-88.

[16] 中华医学会儿科学分会心血管学组，中华儿科杂志编辑委员会. 川崎病冠状动脉病变的临床处理建议（2020年修订版）. 中华儿科杂志，2020，58（9）：718-724.

[17] 中华医学会儿科学分会肾脏学组. 紫癜性肾炎诊治循证指南（2016）. 中华儿科杂志，2017，55（9）：647-651.

[18] 杨浩，陈涛. 过敏性紫癜的诊治进展. 医学综述，2020，26（19）：3854-3859.

[19] 乌·乌日娜，苏日古嘎，孙志强. 糖皮质激素要去系统应用的副作用及规避对策. 中国医学文摘：皮肤科学，2015，32（3）：248-252.

[20] 刁庆春，刘毅. 湿疹（湿疮）中医诊疗专家共识. 中国中西医结合皮肤性病学杂志，2021，20（5）：517-521.

[21] 中华医学会儿科学分会内分泌遗传代谢学组，《中华儿科杂志》编辑委员会. 中枢性性早熟诊断与治疗共识（2015）. 中华儿科杂志，2015，53（6）：412-418.

[22] 李彩云，黄璐，郑淑云，等. 儿童湿疹病因及其与食物过敏的相关性研究进展. 山东医药，2021，61（7）：107-110.

[23] 金星明，静进. 发育与行为儿科学. 北京：人民卫生出版社，2014.

[24] 喻斌，郭莉. 饮食管理对儿童过敏性紫癜的重要意义. 当代护士：下旬刊，2020，27（8）：15-17.

[25] 杨培增，范先群. 眼科学. 9版. 北京：人民卫生出版社，2018：97-101.

[26] 阎洪禄，高建鲁. 小儿眼科学. 北京：人民卫生出版社，2002：136-139.

[27] 刘家琦，李凤鸣. 实用眼科学. 3版. 北京：人民卫生出版社，2016：262.

[28] 肖水方，张罗，高志强. 耳鼻咽喉头颈外科学. 2版. 北京：人民卫生出版社，2021.

[29] 葛立宏. 儿童口腔医学. 4版. 北京：人民卫生出版社，2015.

[30] 台保军，冯希平，林焕彩，等. 口腔健康 从我做起：第四次全国口腔健康流行病学调查结果解读大众版. 北京：人民卫生出版社，2020.

[31] 郑跃杰，张单霞，李永柏，等. 儿童预防接种禁忌症基层筛查及转诊建议（深圳）. 中华实用儿科临床杂志，2021，36（16）：1201-1204.